Langenbecks Archiv
für Chirurgie

Supplement 1974

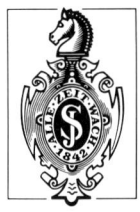

Chirurgisches Forum '74
für experimentelle und klinische Forschung

91. Kongreß der Deutschen Gesellschaft für Chirurgie, München, 8.-11. Mai 1974

Wissenschaftlicher Beirat
F. Linder (Vorsitzender)
O. Boeckl, Salzburg
H. G. Borst, Hannover
W. Brendel, München
F. W. Eigler, Essen
F. Largiadèr, Zürich
J. Schmier, Heidelberg
L. Schweiberer, Homburg
E. Wolner, Wien

Schriftleitung
F. Linder, H.-D. Röher

Herausgeber
H. Junghanns, Generalsekretär der
Deutschen Gesellschaft für Chirurgie

Springer-Verlag Berlin Heidelberg New York

ISBN 3-540-06696-9 Springer-Verlag Berlin Heidelberg New York

The exclusive copyright for all languages and countries, including the right for photomechanical and other reproductions, also in microform, is transferred to the publisher.

The use of registered names, trademarks, etc. in this publication does not imply, even in the absence of a specific statement, that such names are exempt from the relevant protective laws and regulations and therefore free for general use.

Alle Rechte, einschließlich das der Übersetzung in fremde Sprachen und das der fotomechanischen Wiedergabe oder einer sonstigen Vervielfältigung, vorbehalten. Jedoch wird gewerblichen Unternehmen für den innerbetrieblichen Gebrauch nach Maßgabe des zwischen dem Börsenverein des Deutschen Buchhandels e. V. und dem Bundesverband der Deutschen Industrie abgeschlossenen Rahmenabkommens die Anfertigung einer fotomechanischen Vervielfältigung gestattet. Wenn für diese Zeitschrift kein Pauschalabkommen mit dem Verlag vereinbart worden ist, ist eine Wertmarke im Betrage von DM 0,40 pro Seite zu verwenden. *Der Verlag läßt diese Beträge den Autorenverbänden zufließen.*

Die Wiedergabe von Gebrauchsnamen, Handelsnamen, Warenbezeichnungen usw. in dieser Publikation berechtigt auch ohne besondere Kennzeichnung nicht zu der Annahme, daß solche Namen im Sinne der Warenzeichen- und Markenschutz-Gesetzgebung als frei zu betrachten wären und daher von jedermann benutzt werden dürften.

Printed in Germany by Offsetdruckerei J. Beltz OHG, Weinheim
© by Springer-Verlag Berlin Heidelberg 1974
Library of Congress Catalog Card Number: 74-2788

Vorwort

Zum dritten Mal liegt hiermit der Sonderband des Chirurgischen Forums für experimentelle und klinische Forschung vor, dessen Auswahl (77 von 185 Einsendungen) der Forum-Kommission der Deutschen Gesellschaft für Chirurgie (Zusammensetzung Heft 3/1973 der Mitteilungen) zu danken ist. Wie bisher ist die Drucklegung wieder vor der Tagung fertiggestellt worden, um die Diskussion beim Kongreß im interessierten Kreise zu fördern. Damit die ebenfalls wertvolle Aussprache nicht ganz verloren geht, soll diese später in geraffter Form im eigentlichen Kongreßband erscheinen.

Der chirurgische Fortschritt als letztes Ziel der Forschung verdankt seinen Ursprung der Beobachtung von causalen Interrelationen, die experimentellen oder klinischen Untersuchungen entnommen wurden. Arbeiten aus beiden Bereichen sind gleich wertvoll. Der vornehmlich klinische Chirurg kann am Krankenbett ebenso wie der mehr theoretische Experimental-Chirurg im Laboratorium sein Ziel verfolgen und umgekehrt. Um so besser, wenn beide in gemeinsamem ärztlichen Bemühen dem kranken Menschen Hilfe bringen wollen.

Zur Methodologie der experimentellen und klinischen Forschung seien einige klassische Beispiele aus der klinischen Historie der großen Meister angeführt. So verdanken der Morbus Bright, die Anti- und Asepsis (Semmelweiß, Lister, Bergmann et al.) oder der Blasenkrebs der Anilin-Arbeiter (L. Rehn) ihre Entdeckung der Sternstunde einer spontanen Beobachtung. Die Leitungsanaesthesie des Oberarmplexus (Halsted), die Lumbalanaesthesie (A. Bier) oder die Chromocystographie (F. Völcker) wurden durch den Selbstversuch maßgebend gefördert. Tierversuche mit der experimentellen Pankreatektomie haben wertvolle Hinweise (Minkowski) für die pankreatogene Entstehung des Diabetes mellitus ebenso wie die Versuche von Huggins für die antiandrogene Therapie des Prostata-Carcinoms gegeben. Schließlich ermöglichen kontrollierte Sammelstudien aus verschiedenen Kliniken mit standardisierter Klassifikation (Mamma- oder Knochentumoren etc.) eine schnellere Analyse chirurgischer Ergebnisse als bisher. Nicht zuletzt bietet die Übernahme von Erkenntnissen aus den Nachbar-Disziplinen (Antibiotika, Haematologie, Biophysik, Kunststoffe etc.) Antriebsmomente, ohne die der Fortschritt der Chirurgie nicht denkbar wäre. Und ebenso weit gespannt ist der Wunsch der Forum-Kommission für den Rahmen des Forums.

Die redaktionelle Bearbeitung dieses dritten Bandes lag ausschließlich in den bewährten Händen von Herrn Priv. Doz. Dr. H.-D. Röher, während unsere Kliniksekretärin Fräulein Barbara Jakob die Maschinenarbeiten in gewohnter Akkuratesse ausführte. Die Bedingungen für die Annahme von Beiträgen zum Forum 1975 finden sich auf den Seiten 351/352 dieses Bandes ebenso wie in Heft 3/1974 der Mitteilungen der Deutschen Gesellschaft für Chirurgie.

Heidelberg, März 1974

F. Linder
für die Forum-Kommission

Inhaltsverzeichnis

Cardiovasculär

1. Krug, A., Wentrup, P.:
   Untersuchungen zum makroskopischen Nachweis des frischen Herzinfarktes ... 1
2. Hetzer, R., Balten, U., Nevermann, L., Vykoupil, K. F., Borst, H. G.:
   Histochemische Studien über die Infarktausdehnung bei temporärer regionaler Myocardischämie beim Schwein ... 5
3. Geppert, E., Menge, M., Vogel, V., Isselhard, W.:
   Myokardialer Stoffwechselstatus und Enzymveränderungen im Herzinfarkt in Abhängigkeit von der Restdurchblutung ... 11
4. Sadony, V., Stephan, K., Meesmann, W.:
   Die Ischämieveränderungen im epikardialen Elektrokardiogramm nach experimentellem Koronarverschluß in Abhängigkeit vom Sauerstoffbedarf und Kollateralenstatus des Herzens ... 15
5. entfällt
6. Schulte, H. D., Herzer, J. A., Krian, A., Ulrich, B., Rademacher, J., Verté, M.:
   Vergleich neuerer Bubble- und Membranoxygenatoren im in vitro-Rezirkulationsversuch ... 21
7. Krautzberger, W., Clevert, D., Keilbach, H., Kleine, H., Affeld, K., Hennig, E., Mohnhaupt, A., Mohnhaupt, R., Große-Sistrup, C., Weidemann, H., Unger, V., v. Blumenthal, N., Oh, T. K., Bücherl, E. S.:
   Über die Hämodynamik nach Totalersatz des Herzens mit künstlichen Blutpumpen ... 25
8. Keilbach, H., Clevert, D., Kleine, H., Krautzberger, W., Affeld, K., Hennig, E., Mohnhaupt, A., Mohnhaupt, R., Große-Sistrup, C., Weidemann, H., Unger, V., v. Blumenthal, N., Oh, T. K., Bücherl, E. S.:
   Allgemeine Ergebnisse nach Totalersatz des Herzens mit inkorporierten Blutpumpen ... 29
9. Deutsch, M., Chiariello, L., Edmonds, C. H., Migliore, J. J., Robinson, W. J., Norman, J. C.:
   Experimentelle Untersuchungen zum Ersatz des linken Ventrikels mit Hilfe einer ventrikulo-aortalen Pumpkammer ... 33
10. Fasching, W., Deutsch, M., Enenkel, W., Stellwag, F., Thoma, H., Unger, F., Wolner, E., Navrátil, J.:
    Vergleichende hämodynamische Untersuchungen mit drei Formen der arteriellen Gegenpulsation: intraaortale Ballonpumpe, intraaortaler Hilfventrikel und aortaler Windkesselventrikel mit Stauerballon ... 37
11. Sunder-Plassmann, L., Dieterle, R., Jesch, F., Meßmer, K.:
    Totaler Blutaustausch bei hypothermer extrakorporaler Zirkulation ... 41
12. Hempelmann, G., Piepenbrock, S., Karliczek, G., Borst, H. G.:
    Serienmessungen von Kreislaufparametern in der Frühphase nach Aortenklappenersatz ... 47
13. Heimisch, W., Kreuzer, E., Meisner, H., Schaudig, A., Sebening, F.:
    Die Funktionserwartung implantierter Herzschrittmacher in Abhängigkeit von der Gewebsimpedanz ... 53
14. Piepenbrock, S., Hempelmann, G., Schäfer, R., Walter, P.:
    Hämodynamik nach Dopamin bei herzchirurgischen Patienten ... 57
15. Turina, M.:
    Gefäßersatz im Wachstumsalter ... 63

Magen-Darm-Chirurgie

16. Fuchs, K., Arnold, R., Becker, H.-D., Meier, G., Creutzfeld, W.:
    Untersuchungen zur vagalen Gastrinfreisetzung bei Patienten mit Ulcus duodeni
    und Normalpersonen ... 67
17. entfällt
18. Lehmann, L., Klein, H. D., Blumenberg, D., Maiwald, L.:
    Pentagastrintest (BAO, PAO, Sekretvolumen) nach selektiver proximaler Vagotomie
    und Pyloroplastik – Langzeitverhalten ... 73
19. Säuberli, H., Largiadèr, F., Deyhle, P., Vetter, W., Nüesch, H. J., Jenny, S., Amman, R.:
    Serumgastrinanalyse zur Beurteilung des Vagotomie-Erfolges ... 77
20. Brückner, W. L., Karra-Kostis, K., Holle, F.:
    Über Veränderungen in der Pepsin-Sekretion nach selektiver proximaler Vagotomie
    und Pyloroplastik ... 81
21. Rüppell, V., Nüsser, C. J., Hell, E., Brackebusch, H. D.:
    Untersuchungen zur protektiven Wirkung von Vagotomie und Pyloroplastik bei der
    experimentellen Erzeugung von Stress-Ulcera durch haemorrhagischen Schock ... 85
22. Schellerer, W., Schwille, P. O., Hermanek, P., Samberger, N. M., Reitzenstein, M., Scholz, D., Wagner, W.:
    Neue Vorstellungen zur Pathogenese des Stressulcus ... 91
23. Schult, H., Lorenz, W., Troidl, H., Rohde, H., Schluck, M., Rück, M.:
    Probleme bei der Bestimmung der proteolytischen Aktivität des menschlichen Magensaftes ... 97
24. Klempa, I., Malluche, H., Feurle, G., Wünsch, E.:
    Hypergastrinämie, Hypercalcämie und Magensekretion (Untersuchungen bei chronischen Dialysepatienten mit sekundärem Hyperparathyreoidismus vor und nach Parathyreoidektomie) ... 101
25. Feifel, G., Kemkes, B., Geier, E.:
    Klinische Untersuchungen zur Problematik und Gefährdung beim Insulintest ... 107
26. Werner, B., Dahm, K.:
    Neue Aspekte zur Karziogenese im resezierten Magen ... 113
27. Castrup, H. J., Fuchs, K.:
    Vergleichende wachstumskinetische Untersuchungen bei entzündlichen Magenschleimhauterkrankungen und beim Magencarcinom ... 117
28. Loth, R.:
    Der Einfluß der Hemicolektomie auf die Ausbildung von Dickdarmtumoren nach subkutaner Injektion von 1,2-Dimethylhydrazin ... 123
29. Kock, N. G., Baumgartner, D., Geroulanos, S., Hahnloser, P., Schauwecker, H., Säuberli, H.:
    Kontinente Kolostomie – eine experimentelle Studie an Hunden ... 127
30. Lenner, V., Schier, J., Strube, H.-D.:
    Tierexperimentelle Beiträge zum kontinenzerhaltenden Durchzugsverfahren mit und ohne Mukosektomie ... 131

Leber – Galle – Pankreas

31. Tauber, R., Lorenz, W., Schmal, A., Dormann, P., Mann, G., Uhlig, R., Maroske, D.:
    Histaminfreisetzung beim Hund durch Trypsin und Kallikrein; Frage einer pathophysiologischen Bedeutung bei der akuten Pankreatitis ... 135
32. Becker, H. D., Fuchs, K.:
    Der Einfluß der Vagotomie auf die Pankreassekretion ... 139
33. Klein, H. D., Antony, M., Lehmann, L., Steinhäusser, M. J.:
    Der Einfluß der selektiven proximalen Vagotomie und Pyloroplastik auf die exokrine Pankreassekretion, untersucht am Miniaturschwein ... 143

34. Bode, C., Zelder, O., Middeler, A., Bode, J. C.:
Einfluß einer portocavalen Anastomose (PCA) auf die Aktivität cytoplasmatischer, mitochondrialer und mikrosomaler Enzyme in der normalen und in der cirrhotischen Rattenleber ... 149
35. Maroske, D., Lange, E., Priesack, W., Arnold, B. W., Bauer, E.:
Nierenfunktion vor und nach portocavaler Seit-zu-Seit-Anastomose während des Verschlußikterus ... 153
36. Lie, T. S., Seifert, G., Nakano, H., Böhmer, F., Fasske, G., Ebata, H.:
Lymphostase der Hundeleber – Erprobung einer neuen Methode ... 157
37. Brölsch, C. E., Lee, S., Sgro, J. C., Charters, A. C., Meyer, W., Orloff, M. J.:
Einfluß portaler Blutzufuhr auf Regeneration der transplantierten Leber ... 163

Prae- und postoperative Therapie

38. Krischak, G., Burri, C.:
Klinische und physikalische Untersuchungen über die Abhängigkeit der Komplikationen vom Material des Cava-Katheters ... 167
39. Trentz, O., Zech, G., Behrens, S., Barthels, M., Bockslaff, H., Dowidat, H. J., Wuppermann, T.:
Thrombosefrüherkennung mit markiertem Fibrinogen nach alloplastischem Hüftgelenksersatz ... 171
40. Jesch, F., Webber, L. M., Dalton, J. W., Carey, J. S.:
2,3 Diphosphoglyzerat und Sauerstoffaffinität des Haemoglobins nach Infusion von Vollblut, konserviert in ACD oder CPD ... 175
41. Herzer, J. A., Krian, A., Schulte, H. D., Brüster, H., Bircks, W.:
Extrakorporale Blutfilter: Veränderungen der Lactatdehydrogenase-Gesamt- und -isoenzymaktivität und der Gerinnungsfaktoren F I und F VIII unter arteriellen Flußbedingungen ... 179
42. Bauer, H., Pichlmaier, H., Ott, E., Klöverkorn, W. P., Sunder-Plassmann, L., Meßmer, K.:
Autotransfusion durch akute, praeoperative Haemodilution – erste klinische Erfahrungen ... 185
43. Ring, J., Seifert, J., Lob, G., v. Bibra, H., Stoephasius, E., Probst, J., Brendel, W.:
Verhalten von 125-J-Albumin im Intravasalraum von Querschnittsgelähmten ... 191
44. Stremmel, W.:
Die Insulinsekretion unter Stress ... 195
45. Kraas, E., Bittner, R., Roscher, R., Beger, H. G.:
Die Änderung der Insulinsekretion nach abdominellen Operationen ... 199
46. Moritz, E., Holle, J., Thoma, H., Lischka, A.:
Eine neue Methode der rhythmisch wechselnden Elektrostimulation von Fasergruppen eines Nerven ... 205

Trauma

47. Klapp, F., Poeplau, P., Hertel, P., Baldauf, G., Braun, J. S.:
Gaschromatographischer Nachweis eines Antibiotikums bei chronischer Osteomyelitis ... 209
48. Kinzl, L., Perren, S., Burri, C.:
Veränderungen mechanischer Qualität der unter Druckplatten liegenden Knochencorticalis (Stressprotection) ... 215
49. Ritter, G., Grünert, A.:
Belastungsversuche zu Biomechanik und Stabilität von Kombinationsosteosynthesen am Schenkelhals ... 217

50. Muhr, G., Stockhusen, H., Scartazini, R.:
    Biologische Stabilisierung von Kunststoffimplantaten am Schafhüftgelenk ... 221
51. Wolter, D., Hutzschenreuter, P., Burri, C.:
    Einbaustudien autologer Spongiosa am Kompaktknochen in Abhängigkeit von der übertragenen Menge und des anliegenden Gewebes ... 225
52. Neher, M., Lemmel, E. M.:
    Über das Auftreten von Gewebsantikörpern bei Patienten mit Polytraumen ... 229
53. Holle, J., Freilinger, G., Gruber, H., Lischka, A., Mayr, R.:
    Tierexperimentelle Untersuchungen zur freien autologen Muskeltransplantation ... 235

Wundheilung

54. Henningsen, B. Holz, W.:
    Histochemische Untersuchung zur Aktivität der Succinat-Dehydrogenase im Ablauf der ungestörten Wundheilung am Fasciengewebe des Kaninchens ... 241
55. Blümel, J., Köhnlein, H. E., Krieg, G., Kutschera, R.:
    Einfluß der therapeutischen Defibrinierung und Faktor-XIII-Substitution auf die Wundreißfestigkeit im Tierversuch ... 245
56. Spängler, H. P., Holle, J., Braun, F.:
    Prinzip der Fibrinklebung ... 249
57. Moldt, U., Klein, P.:
    Experimentelle Untersuchung über Heilungszeiten von Verbrennungswunden nach verschiedenen Behandlungsmethoden (Schorf, Napaltan, Nährlösung) ... 253
58. Bohmert, H., Petzold, D., Schmidtler, F., Simon T., Schleuter, B.:
    Experimentelle und klinische Testung von Polyurethanschaumstoff (Epigard) bei Verbrennungen ... 257
59. Mester, E., Bácsy, E., Korényi-Both, A., Kovács, I., Spiry, T.:
    Klinische elektronoptische und enzymhistochemische Untersuchungen über die Wirkung der Laserstrahlen auf die Wundheilung ... 261
60. Müßiggang, H., Rother, W., Brückner, W., Bauer, H., Ehlers, J.:
    Erfahrungen über Operationen mit Laserlicht ... 267
61. Grotelüschen, B., Bödecker, V.:
    Morphologische Befunde beim Schneiden mit Laserstrahlen ... 271

Schock

62. Hausdörfer, J., Heller, W., Junger, H., Oldenkott, P.:
    Das Verhalten des Kohlehydrat- und Fettstoffwechsels im Schock nach experimentellem Schädelhirntrauma ... 275
63. Tölle, W., Lohninger, A., Blümel, G.:
    Lungenphospholipide und Lungenfunktion im experimentellen posttraumatischen Geschehen ... 279
64. Becker, H., Linder, M. M., Hartel, W., Alken, P.:
    Der Pulmonalkreislauf des Hundes im haemorrhagischen Schock nach Retransfusion, Haemodilution und Zusatztherapie von Corticoiden ... 283
65. Saggau, W. W., Ulmer, H.:
    Veränderungen der Blutgerinnung bei der pulmonalen Mikroembolie nach experimentellem Trauma ... 289
66. Balogh, A., Bertók, L.:
    Experimente zur Abwehr des haemorrhagischen Schocks bei Hunden durch Vorbehandlung mit „strahlendetoxifiziertem Endotoxin" ... 293
67. Rahmer, H., Kessler, M.:
    Die korrigierte Messung der NAD(P) H'-Fluorescenz der Rattenleber in vivo am Modell des haemorrhagischen Schocks ... 297

68. Sinagowitz, E., Rahmer, H., Rink, R., Kessler, M.:
Die Sauerstoffversorgung von Leber, Pankreas, Duodenum, Niere und Muskel während des haemorrhagischen Schocks 301
69. Karpf, M., Stock, W., Gebert, E., Kruse-Jarres, J. D., Zimmermann, W.:
Stoffwechselveränderungen und Restitution nach temporärer Tourniquet-Ischämie beim Menschen 307

Transplantation

70. Grundmann, R., Kirchhoff, R., Pichlmaier, H.:
Nierenkonservierung durch pulsierende und nicht-pulsierende Perfusion 313
71. Tidow, G., Wonigeit, K., Herbst, I., Atay, Z., Schmitz-Feuerhake, I., Sponholz, P. U., Coburg, A. J., Pichlmayr, R.:
Überwachung nierentransplantierter Patienten: Ergänzung der Abstoßungsdiagnostik durch Messung der Nierenrindendurchblutung und Urincytologie 319
72. Mönch, H., Hölscher, M., Zühlke, V.:
Die Ischämietoleranz der Rattenniere und ihre Beeinflussung durch Na-Cu-Chlorophyllin 325
73. Seifert, J., Ring, J., Liebich, H. G., Lob, G., Coulin, H., Spelsberg, F., Pichlmaier, H., Brendel, W.:
Die Drainage des Ductus thoracicus als chirurgischer Beitrag zur immunosuppressiven Therapie 329
74. Salem, G., Keller, A., Kreuzer, W., Radaskiewicz, T., Navrátil, J.:
Haemodynamische Aspekte der Abstoßung nach Homotransplantation der Lunge am Hund 333
75. Zelder, O., Paidlick, A., Bode, C., Bode, J. C., Jerusalem, C. R., Hamelmann, H.:
Aktivitätsänderungen von Enzymen verschiedener zellulärer Lokalisation nach heterotoper auxiliärer Lebertransplantation der Ratte 337
76. Thiede, A., Sonntag, H. G., Leder, L. D., Müller-Hermelink, H. K., Müller-Ruchholtz, W.:
Die Anwendung von Antimakrophagenserum zum Nachweis zytogenetischer Zusammenhänge 343
77. Klaue, P., Renner, G., Notz, U., Mayerhofer, R.:
Die Wirkung von Corticosteroiden auf Kaninchenhaut-Xenotransplantate bei Ratten 347

Contents

Cardiac and Vascular Surgery

1. Krug, A., Wentrup, P.:
   Macroscopic proof of acute myocardial infarction ... 1
2. Hetzer, R., Balten, U., Nevermann, L., Vykoupil, K. F., Borst, H. G.:
   Histochemical studies on the extent of myocardial infarction following temporary regional ischemia in pigs ... 5
3. Geppert, E., Menge, M., Vogel, V., Isselhard, W.:
   Status of myocardial metabolism and enzyme alterations in infarctions depending on remaining blood circulation ... 11
4. Sadony, V., Stephan, K., Meesmann, W.:
   Ischemic changes in the epicardial ECG following experimental coronary occlusion in relation to oxygen requirement and status of myocardial collateralisation ... 15
5. Not published
6. Schulte, H. D., Herzer, J. A., Krian, A., Ulrich, B., Rademacher, J., Verté, M.:
   Comparison of new bubble and membrane oxygenators by in vitro recirculation studies ... 21
7. Krautzberger, W., Clevert, D., Keilbach, H., Kleine, H., Affeld, K., Hennig, E., Mohnhaupt, A., Mohnhaupt, R., Große-Sistrup, C., Weidemann, H., Unger, V., v. Blumenthal, N., Oh, T. K., Bücherl, E. S.:
   Hemodynamic problems after total heart replacement by artificial blood pumps ... 25
8. Keilbach, H., Clevert, D., Kleine, H., Krautzberger, W., Affeld, K., Hennig, E., Mohnhaupt, A., Mohnhaupt, R., Große-Sistrup, C., Weidemann, H., Unger, V., v. Blumenthal, N., Oh, T. K., Bücherl, E. S.:
   General results after total heart replacement by incorporated blood pumps ... 29
9. Deutsch, M., Chiariello, L., Edmonds, C. H., Migliore, J. J., Robinson, W. J., Norman, J. C.:
   Experimental studies on the replacement of the left ventricle by a ventricular-aortic pumping chamber ... 33
10. Fasching, W., Deutsch, M., Enenkel, W., Stellwag, F., Thoma, H., Unger, F., Wolner, E., Navrátil, J.:
    Comparative hemodynamic studies with three types of arterial counterpulsation: intraaortic balloon-pump, intraaortic assist ventricle and aortic "Windkessel"-ventricle with balloon control ... 37
11. Sunder-Plassmann, L., Dieterle, R., Jesch, F., Meßmer, K.:
    Total blood exchange in hypothermic extracorporeal circulation ... 41
12. Hempelmann, G., Piepenbrock, S., Karliczek, G., Borst, H. G.:
    Serial measurements of hemodynamic parameters in the early phase following aortic valve replacement ... 47
13. Heimisch, W., Kreuzer, E., Meisner, H., Schaudig, A., Sebening, F.:
    Functional expectance of incorporated pacemakers depending on tissue impedance ... 53
14. Piepenbrock, S., Hempelmann, G., Schäfer, R., Walter, P.:
    Hemodynamic response to dopamin in cardiac surgical patients ... 57
15. Turina, M.:
    Vascular prosthesis in growing individuals ... 63

Gastro-Intestinal-Surgery

16　Fuchs, K., Arnold, R., Becker, H.-D., Meier, G., Creutzfeldt, W.:
　　Investigations of vagal gastrin secretion in patients with duodenal ulcer and normal controls　67
17.　Not published
18.　Lehmann, L., Klein, D. H., Blumenberg, D., Maiwald, L.:
　　Pentagastrin test following selective proximal vagotomy and pyloroplasty – long term behaviour　73
19.　Säuberli, H., Largiadèr, F., Deyhle, P., Vetter, W., Nüesch, H. J., Jenny, S., Amman, R.:
　　Serum gastrin analysis for the assessment of vagotomy success　77
20.　Brückner, W. L., Karra-Kostis, K., Holle, F.:
　　Changes of pepsin secretion after selective proximal vagotomy and pyloroplasty　81
21.　Rüppell, V., Nüsser, C. J., Hell, E., Brackebusch, H. D.:
　　Examinations concerning the protective influence of vagotomy and pyloroplasty against the development of experimental stress ulcers in hemorrhagic shock　85
22.　Schellerer, W., Schwille, P. O., Hermanek, P., Samberger, N. M., Reitzenstein, M., Scholz, D., Wagner, W.:
　　A new theory of the pathogenesis of stress ulcers by rats　91
23.　Schult, H., Lorenz, W., Troidl, H., Rohde, H., Schluck, M., Rück, M.:
　　Problems in the determination of proteolytic activity of human gastric secretion　97
24.　Klempa, I., Malluche, H., Feurle, G., Wünsch, E.:
　　Hypergastrinemia, Hypercalcemia and gastric secretion: examinations in patients with secondary hyperparathyreoidism undergoing chronic hemodialysis before and after parathyreoidectomy　101
25.　Feifel, G., Kemkes, B., Geier, E.:
　　Prospective clinical studies on problems and danger of the insulintest　107
26.　Werner, B., Dahm, K.:
　　New aspects of carcinogenesis in the resected stomach　113
27.　Castrup, H. J., Fuchs, K.:
　　Comparative studies of growth kinetics in gastritis and carcinoma of the stomach　117
28.　Loth, R.:
　　The influence of hemicolectomy on the development of large bowel tumors following subcutaneous injection of 1,2-dimethylhydrazine　123
29.　Kock, N. G., Baumgartner, D., Geroulanos, S., Hahnloser, P., Schauwecker, H., Säuberli, H.:
　　Continent colostomy – an experimental study in dogs　127
30.　Lenner, V., Schier, J., Strube, H.-D.:
　　Experimental contributions to the continence preserving pull-through method with and without mucosectomy　131

Liver – Bile Duct – Pancreas

31.　Tauber, R., Lorenz, W., Schmal, A., Dormann, P., Mann, G., Uhlig, R., Maroske, D.:
　　Histamin deliberalisation by trypsin and kallikrein in dogs; a question of pathophysiologic importance in case of acute pancreatitis　135
32.　Becker, H. D., Fuchs, K.:
　　The influence of vagotomy on pancreas secretion　139
33.　Klein, H. D., Antony, M., Lehmann, L., Steinhäusser, M. J.:
　　The influence of selective proximal vagotomy and pyloroplasty on the exocrine pancreas secretion in miniature pigs　143
34.　Bode, C., Zelder, O., Middeler, A., Bode, J. C.:
　　The influence of a porto-caval anastomosis on the activity of cytoplasmatic mitochondrial and microsomal enzymes in normal and cirrhotic rat livers,　149

35. Maroske, D., Lange, E., Priesack, W., Arnold, B. W., Bauer, E.:
    Renal function before and after porto-caval side-to-side anastomosis during occlusive jaundice — 153
36. Lie, T. S., Seifert, G., Nakano, H., Böhmer, F., Fasske, G., Ebata, H.:
    Lymphostasis of canine liver – test of a new method — 157
37. Brölsch, E. C., Lee, S., Sgro, J. G., Charters, A. C., Meyer, W., Orloff, M. J.:
    Influence of portal blood supply on regeneration of the transplanted liver — 163

Pre- and Postoperative Therapy

38. Krischak, G., Burri, C.:
    Clinical and physical examinations on the dependence of complications on the material of vena-cava-catheters — 167
39. Trentz, O., Zech, G., Behrens, S., Barthels, M., Bockslaff, H., Dowidat, H. J., Wuppermann, T.:
    Early recognition of thrombosis by labeled fibrinogen after alloplastic hip joint replacement — 171
40. Jesch, F., Webber, L. M., Dalton, J. W., Carey, J. S.:
    2,3-diphosphoglycerate and oxygen affinity of hemoglobin after transfusion of whole blood, preserved by acd or cdp — 175
41. Herzer, J. A., Krian, A., Schulte, H. D., Brüster, H., Bircks, W.:
    Extracorporeal blood filters: alterations of total lactate dehydrogenase and isoenzyme activity and of coagulation factors I and VIII under arterial flow condition — 179
42. Bauer, H., Pichlmaier, H., Ott, E., Klövekorn, W. P., Sunder-Plassmann, L., Meßmer, K.:
    Autotransfusion by acute preoperative hemodilutions – early clinical experiences — 185
43. Ring, J., Seifert, J., Lob, G., v. Bibra, H., Stoephasius, E., Probst, J., Brendel, W.:
    Behaviour of 125-J-albumin in the intravascular space of paraplegic patients — 191
44. Stremmel, W.:
    Insulin secretion in stress — 195
45. Kraas, E., Bittner, R., Beger, H. G.:
    The alteration of insulin secretion following abdominal operations — 199
46. Moritz, E., Holle, J., Thoma, H., Lischka, A.:
    A new method of rhythmic intermittant electrostimulation of fibre groups of a nerve — 205

Traumatology

47. Klapp, F., Poeplau, P., Hertel, P., Baldauf, G., Braun, J. S.:
    Detection of an antibiotic substance in chronic osteomyelitis by gas chromatography — 209
48. Kinzl, L., Perren, S., Burri, C.:
    Changes in the mechanical quality of the bone cortex under compression plates (stress protection) — 215
49. Ritter, G., Grünert, A.:
    Analysis of the biomechanics and stability of combination osteosynthesis of the femoral neck under stress conditions — 217
50. Muhr, G., Stockhusen, H., Scartazini, R.:
    Biological stabilization of synthetic implants in the hip joint of sheep — 221
51. Wolter, D., Hutzschenreuter, P., Burri, C.:
    Studies on the incorporation of autologous spongiosa into the compact bone in relation to the quantity inserted and to the adjacent tissue — 225
52. Neher, M., Lemmel, E. M.:
    The manifestation of tissue antibodies in the polytraumatized patient — 229
53. Holle, J., Freilinger, G., Gruber, H., Lischka, A., Mayr, R.:
    Experimental animal studies on the autologous transplantation of muscle — 235

Wound Healing

54. Henningsen, B., Holz, W.:
 Histochemical analysis of succinate dehydrogenase activity during the course of undisturbed wound healing in the rabbit aponeurosis 241
55. Blümel, J., Köhnlein, H. E., Krieg, G., Kutschera, R.:
 The influence of therapeutic defibrination and factor-VIII substitution on scar tear resistance in animals 245
56. Spängler, H. P.:
 The principle of fibrin "gluing" 249
57. Moldt, U., Klein, P.:
 Experimental studies on the healing time of burn wounds with various methods of treatment (eschar, Napaltan, nutritional solutions) 253
58. Bohmert, H., Petzold, D., Schmidtler, F., Simon, H., Schleuter, B.:
 Experimental and clinical testing of polyurethane foam (Epigard) in burn wounds . . . 257
59. Mester, E., Bácsy, E., Korényi-Both, A., Kovács, I., Spiry, T.:
 Clinical, electron-optical and enzyme-histochemical studies on the effect of laser beams on wound healing 261
60. Müßiggang, H., Rother, W., Brückner, W., Bauer, H., Ehlers, J.:
 Experiences with operations using laser beams 267
61. Grotelüschen, B., Bödecker, V.:
 Morphological features of cutting with laser beams 271

Shock

62. Hausdörfer, J., Heller, W., Junger, H., Oldenkott, P.:
 Carbohydrate and lipid metabolism during shock following cerebral trauma 275
63. Tölle, W., Lohninger, A., Blümel, G.:
 Phospholipids and function of the lung during the post-traumatic phase 279
64. Becker, H., Linder, M. M., Hartel, W., Alken, P.:
 Canine pulmonary circulation after hemorrhagic shock, the effects of treatment with retransfusion, hemodilution and additional application of corticosteroids 283
65. Saggau, W. W., Ulmer, H.:
 Changes of blood clotting in the presence of pulmonary micro-embolism following experimentally inflicted trauma 289
66. Balogh, A., Bertók, L.:
 Experimental prevention of hemorrhagic shock in dogs by pre-treatment with "radio-detoxified endotoxine" 293
67. Rahmer, H., Kessler, M.:
 Corrected measurements of NAD(P)H'-fluorescence in rat livers in vivo during hemorrhagic shock 297
68. Sinagowitz, E., Rahmer, H., Rink, R., Kessler, M.:
 Oxygen supply to liver, pancreas, duodenum, kidney and muscle during hemorrhagic shock 301
69. Karpf, M., Stock, W., Gebert, E., Kruse-Jarres, J. D., Zimmermann, W.:
 Changes in metabolism and its recovery after temporary tourniquet ischemia in man . . 307

Transplantation

70. Grundmann, R., Kirchhoff, R., Pichlmaier, H.:
 Kidney conservation by pulsatile and non-pulsatile perfusion 313

71. Tidow, G., Wonigeit, K., Herbst, I., Atay, Z., Schmitz-Feuerhake, I., Sponholz, P. U., Coburg, A. J., Pichlmayr, R.:
    Monitoring of patients after renal transplantation: Definement in diagnosis of rejection by assay of renal cortex circulation and urine cytology 319
72. Mönch, H., Hölscher, M., Zühlke, V.:
    The tolerance of rat kidneys to ischemia and the influence exerted by Na-Cu-Chlorophylline 325
73. Seifert, J., Ring, J., Liebich, H. G., Lob, G., Coulin, H., Spelsberg, F., Pichlmaier, H., Brendel, W.:
    The drainage of the thoracic duct, a surgical contribution to immuno-suppressive therapy 329
74. Salem, G., Keiler, A., Kreuzer, W., Radaskiewicz, T., Navrátil, J.:
    Hemodynamic aspects of rejection after homologous transplantation of canine lungs 333
75. Zelder, O., Paidlick, A., Bode, C., Bode, J. C., Jerusalem, C. R., Hamelmann, H.:
    Changes in the activity of enzymes of various cellular localization following auxiliary heterotopic liver transplantation in the rat 337
76. Thiede, A., Sonntag, H. G., Leder, L. D., Müller-Hermelink, H. K., Müller-Ruchholtz, W.:
    The application of anti-macrophage serum in the detection of cytogenetic interactions 343
77. Klaue, P., Renner, G., Notz, U., Mayerhofer, R.:
    The effect of corticosteroids on rabbit skin xenografts in rats 347

Cardiovasculär

1. Untersuchungen zum makroskopischen Nachweis des frischen Herzinfarktes[+]

A. Krug und P. Wentrup

Chirurgische Universitätsklinik Kiel (Direktor: Prof. Dr. B. Löhr)

Ein frischer bis zu 8 Stunden alter Herzinfarkt kann mit den üblichen morphologischen Methoden im Herzen nicht nachgewiesen werden. Uns interessierte deshalb der Vergleich zwischen 2 Spezialmethoden, mit deren Hilfe es möglich sein soll, den frischen, einige Stunden alten Herzinfarkt nachzuweisen; und zwar einer makroskopischen Infarkt-Nachweismethode, bei der Änderungen der Dehydrogenasen-Aktivität mit und ohne Substratzusatz erfaßt werden (Nachlas und Shnitka 1963) und einer selbst entwickelten Methode, bei der Änderungen der Wasserstoffionenkonzentration $[H^+]$ im Myokard erkannt werden können (Krug 1965).

Methode: Bei Ratten und Katzen wurden die Herzinfarkte in Nembutalnarkose und bei künstlicher Beatmung durch Unterbindung des Ramus descendens der li. Coronararterie erzeugt und die Herzen nach unterschiedlicher Unterbindungsdauer (1o Minuten bis 12 Stunden) entnommen, nachdem 3 Minuten vor Versuchsende der Fluoreszenzfarbstoff Acridinorange (5 mg/kg) intravenös injiziert wurde. Ein 5 mm dicker unfixierter Herzquerschnitt wurde 3o Minuten in einer o,1 molaren phosphatgepufferten (pH 7,4) Nitro-BT-Lösung (o,1 mg/ml) mit und ohne Succinat-Zusatz bei 37° inkubiert. Das übrige Herz wurde mit Kohlensäureschnee eingefroren und im Kryostaten 4o µ dicke unfixierte Herzquerschnitte angefertigt. Auf einen derartigen gerade auftauenden Herzgefrierschnitt wurde pH-Indikatorpapier (pH-Bereich 5,4 bis 7,o und 6,8 bis 8,o)[++] aufgedrückt. Zonen mit unterschiedlicher $[H^+]$ ergeben eine unterschiedliche Verfärbung des Indikatorpapieres. An weiteren unfixierten Herzgefrierschnitten konnte im UV-Licht die Ausdehnung des Ischämiebereiches aufgrund der vorausgegangenen Intravitalfluorochromierung mit Acridinorange kontrolliert werden (Korb und Mitarbeiter 1965).

[+] mit Unterstützung der Deutschen Forschungsgemeinschaft
[++] Firma Merck, Darmstadt

Ergebnisse: Der Infarktbereich im Herzen ist auf dem pH-Indikatorpapier bereits 1o Minuten nach der Coronarligatur aufgrund der Gewebesäuerung abgrenzbar. Der nicht infarcierte Herzmuskelbereich weist einen pH-Wert von 6,8 bis 7,o auf. Im ischämischen Bereich liegt der pH-Wert unter 6,o. Diese Gewebesäuerung ist in sehr ausgedehnten transmuralen Infarkten bis zu 4 Stunden nachweisbar. Ab 6o bis 9o Minuten nach Ischämiebeginn erfolgt, in der Ischämierandzone beginnend, eine zunehmende Alkalisierung (pH~7,5). Diese Gewebsalkalisierung erfaßt schließlich den gesamten Ischämiebereich. Die pH-Veränderungen betreffen stets den gesamten Ischämiebereich, der nach der Intravitalfluorochromierung auch kein Acridinorange enthält und dadurch im UV-Licht ohne weiteres im Herzen abgegrenzt werden kann. Bei der makroskopischen Überprüfung der Dehydrogenasen-Aktivität ohne Substratzusatz zeigt sich, daß der Infarkt sicher nur erkannt werden kann, wenn der Ischämiebereich alkalisch reagiert. Die noch sauer reagierenden Ischämiebereiche ergeben auch ohne Substratzusatz noch eine positive Enzymreaktion und können deshalb nicht sicher von der normalen Herzmuskulatur abgegrenzt werden.

Somit wird der Infarktnachweis mit der enzymatischen Makroreaktion erst ab einer Infarktdauer von 4 Stunden möglich. Frischere Infarkte entgehen dem Nachweis. Wird der Inkubationslösung das Substrat Succinat zugesetzt, dann kann auch ein 12 Stunden alter Infarkt nicht nachgewiesen werden.

Zusammenfassung: Vergleich zweier Spezialmethoden zum makroskopischen Nachweis des experimentellen frischen Herzinfarktes bei Ratten und Katzen. Durch Gewebsabdruck auf pH-Indikatorpapier kann der experimentelle Herzinfarkt auch in den ersten Stunden nach Ischämiebeginn sicher im Herzen abgegrenzt werden. Dagegen gelingt mit dem makroskopischen Dehydrogenasennachweis dies erst ab einer Infarktdauer von 4 Stunden.

Summary: Comparison of macroscopic identification of early experimental myocardial infarctions in rats and cats by alterations in dehydrogenase activity and by changes of hydrogen ion concentration $[H^+]$ shows that in the first 4 hours of myocardial ischemia the ischemic region can be recognized by the change of $[H^+]$ but not by alterations in dehydrogenase activity.

Literatur:

1. Korb, G., Krug, A., Bechtelsheimer, H.: Fluorochromierungsstudien am Herzmuskel zur Darstellung der gestörten Durchblutung an Schnittpräparaten. Beitr. path. Anat. <u>131</u>, 281 - 289 (1965)

2. Krug, A.: Der Frühnachweis des Herzinfarktes durch Bestimmung der Wasserstoffionenkonzentration im Herzmuskel mit Indikatorpapier. Virchows Arch. path. Anat. 338, 339 - 341 (1965)

3. Nachlas, M.M., Shnitka, T.S.: Macroscopic identification of early myocardial infarcts by alterations in dehydrogenase activity. Am. J. Path. 42, 379 - 4o5 (1963)

Dr. A. Krug
Chirurgische Universitätsklinik
23oo Kiel
Hospitalstr. 4o

2. Histochemische Studien über die Infarktausdehnung bei temporärer regionaler Myocardischämie beim Schwein

R. Hetzer, U. Balten, L. Nevermann, K. F. Vykoupil und H. G. Borst

Klinik für Thorax-, Herz- und Gefäßchirurgie (Direktor: Prof. Dr. H. G. Borst) und Institut für Pathologie (Direktor: Prof. Dr. A. Georgii) der Medizinischen Hochschule Hannover

Ziel der zu schildernden Untersuchungen war es, nach temporärer Ischämie eines umschriebenen Myocardbereiches das nach längerer Reperfusion resultierende Verhältnis von toten und revitalisierten Herzmuskelzellen zu studieren. Dieses Verhältnis sollte dem Ausmaß der Kontraktionsfähigkeit des betroffenen Muskelbezirks gegenübergestellt werden (2).

Methodik: Bei 32 jungen Schweinen von 2o - 25 kg KG wurde der Ramus diagonalis der linken Kranzarterie temporär oder permanent okkludiert. Eine Woche nach der Okklusion wurden an der Okklusionsstelle 2o ml des Fluoreszenzfarbstoffs Lichtgrün in 1%iger Lösung in die betrachtete Arterie mit einem dem individuellen Aortenmitteldruck angenäherten Perfusionsdruck injiziert (4). Die Herzen wurden sofort exzidiert, in 1 cm dicke Scheiben senkrecht zur Herzachse zerlegt und bei -18° eingefroren. Aus diesen Scheiben wurden mit einer am hiesigen Pathologischen Institut entwickelten Methode Gefrierschnitte des gesamten Herzquerschnitts einer Schichtdicke von 4o - 5o μ angefertigt.
Von aufeinanderfolgenden Schnitten nahmen wir je einen als Nativpräparat für die Darstellung des mit Lichtgrün markierten Versorgungsgebiets der Arterie, weitere zur Färbung der intrazellulären Succinyldehydrogenase (SDH) (nach Pearse 1961) und der Glutamat-Oxalacetat-Transaminase (GOT) (nach Lee 1968) (Lit. bei Desselberger 197o), wobei der negative Nachweis dieser Enzyme als Zeichen des Zelluntergangs gewertet wurde (1). Bei 2o Tieren wurden gleichzeitig die Bewegungen intramyokardialer Metallmarker in der Randzone des Versorgungsgebietes röntgenkinematografisch vor, während und bis zu einer Woche nach der Okklusion beobachtet (2).

Tabelle 1:

Okklusionsdauer:	15′	30′	45′	60′	90′	180′	chron.
Anzahl der Tiere mit Markern:			5	4	4	5	2
Anzahl der Tiere ohne Marker:	2	2	1	1	4	1	1

Ergebnisse: Das Versorgungsgebiet der betrachteten Arterie nahm eine errechnete Größe von 9,6 $\pm$ 2,5% des Volumens der linken Ventrikelmuskulatur ein. Je nach Länge dieses Versorgungsgebiets standen uns zwei bis drei Schnittebenen von je 1 cm Abstand zur Verfügung.
Die GOT-freien Flächen lagen immer innerhalb des Versorgungsgebietes, zumeist mittelständig und waren recht scharf gegen das enzymhaltige Gewebe abgegrenzt.
Bei 15 min Ischämie war an einem Herz keine Nekrose nachweisbar, bei einem anderen trat schon ein kleiner zentraler Enzymdefekt auf.
Bei längerer Okklusionszeit nahmen die planimetrisch bestimmten GOT-negativen Flächen (A_N) einen immer größeren Anteil der korrespondierenden Versorgungsgebietfläche (A_V) ein, wobei sich die Nekrosen vom Zentrum her ausbreiteten und zum Teil schon bei 45 min Ischämie transmurale Ausdehnung zeigten.
Die Anteile von A_N in Prozenten von A_V der einzelnen Schnitteebenen sind in Abb. 1 aufgetragen. In Abb. 2 sind die systolisch-diastolischen Abstandsdifferenzen der implantierten Metallmarker nach einer Woche in Prozenten des Ausgangswerts (3%) dem Flächenverhältnis A_N/A_V der Schnitte durch die Ebene der Markerimplantation gegenübergestellt. Tabelle 2 zeigt die zugrundeliegenden Werte.

Tabelle 2:

Okklusionsdauer t(min)	n	$A_N/A_V \cdot 100$	3 %
45	5	27,9 $\pm$ 7,8	44,9 $\pm$ 16,0
60	4	32,4 $\pm$ 4,5	34,1 $\pm$ 7,7
90	4	51,3 $\pm$ 7,2	0 $\pm$ 0
180	5	64,0 $\pm$ 8,3	1,7 $\pm$ 3,8
chron.	2	84,2 $\pm$ 2,6	0 $\pm$ 0

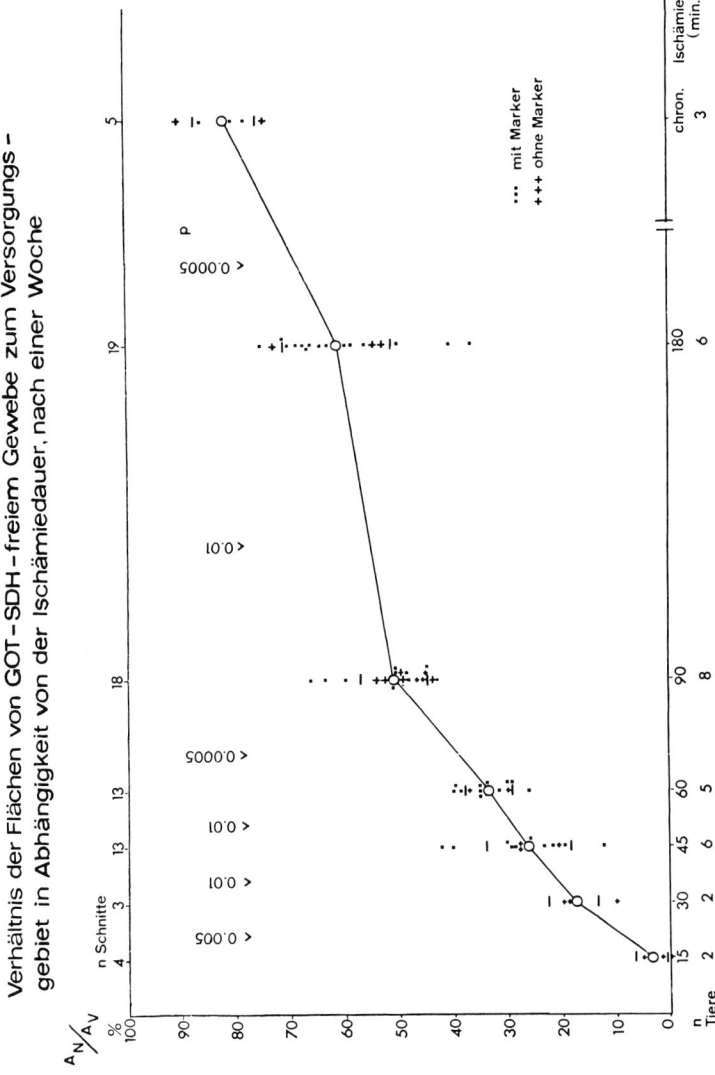

Abb. 1

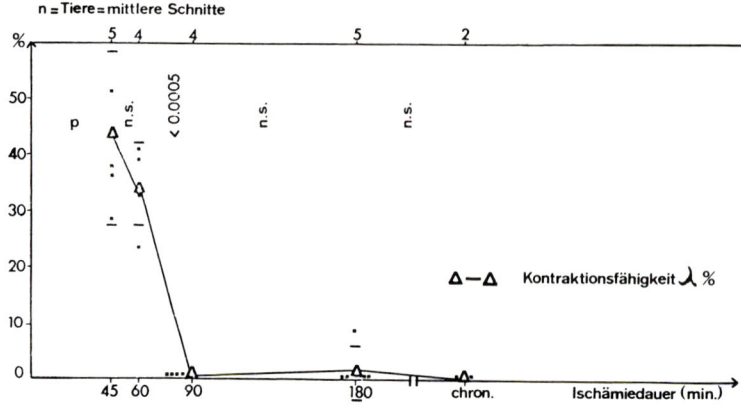

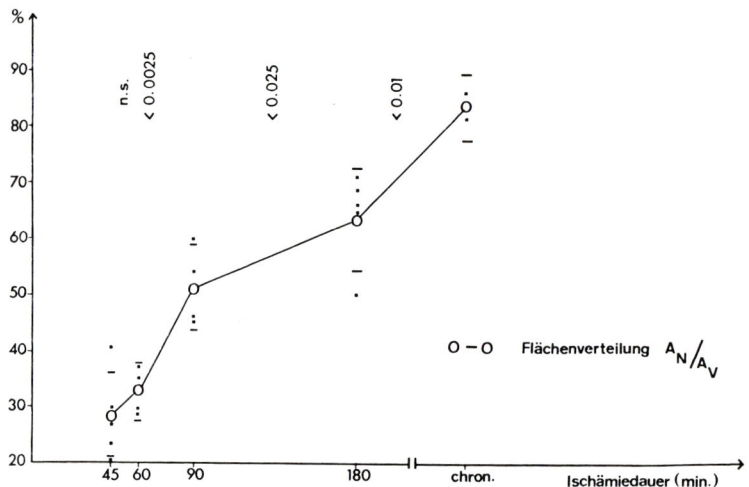

Abb. 2

Diskussion: Der Versuch, temporäre Ischämiefolgen mit morphologischen Methoden quantitativ zu erfassen, ist durch Imponderabilien erschwert, die durch Schwankungen in der Infarktgröße und der Individualität der lokalen Durchblutungsverhältnisse entstehen. Solche Schwankungen sind auch bei der weitgehenden Standardisierung des vorliegenden Versuchsmodells hinzunehmen. Immerhin zeigen unsere Befunde, daß die temporäre Unterbrechung der Durchblutung im Versorgungsgebiet einer mittleren Koronararterie des jungen Schweines schon nach 15 min, sicher aber nach

3o min Okklusionsdauer zum Untergang von Herzmuskelzellen führt. Die weitere Ausdehnung dieser vom Ischämiezentrum ausgehenden Nekrosen steht im direkten Zusammenhang mit der Ischämiedauer. Eine solche Beziehung beobachteten Jennings und Mitarbeiter 1963 (3) am hinteren Papillarmuskel des Hundes. Transmurale Infarkte, wie wir sie schon nach 45 min Durchblutungsstop sahen, fanden Krug und Korb 1966 (5) an Katzen erst nach 18o min. Dies dürfte an speziesbedingten Unterschieden der Kollateralversorgung liegen. Aus der Gegenüberstellung von Infarktausdehnung und Kontraktionsfähigkeit des gesamten ursprünglich ischämischen Bezirks läßt sich ableiten, daß bei Ausfall von 25 - 3o% der lebenden Muskelzellen innerhalb eines Areals schon eine drastische Leistungsminderung zu verzeichnen ist, beträgt der nekrotische Ballast jedoch mehr als 5o% der Muskelmasse, kann das gesamte Areal keinen sinnvollen Kontraktionsbeitrag mehr liefern.

Zusammenfassung: Nach temporärer lokaler Ischämie des Schweineherzens von mehr als 15 - 3o min Dauer kommt es zu Nekrosen im Zentrum des Versorgungsgebiets der okkludierten Arterie, deren Ausdehnung in direktem Verhältnis zur Okklusionsdauer steht. Die verbleibende Kontraktionsfähigkeit des gesamten temporär ischämischen Areals ist abhängig von dessen Anteil an nekrotischem Gewebe.

Summary: When regional temporary ischemia in the pig myocardium lasts longer than 15- 3o minutes, necrosis appears in the centre of the area supplied by the afflicted artery. The extent of this necrosis is directly related to the duration of ischemia. The percentage of necrosis within a temporary ischemic area shows marked influence on the resulting capability of contraction of this area.

Literatur:

1. Desselberger, Z., H.H. Schneider: Über das Verhalten der Glutamat-Oxalacetat-Transaminasen beim experimentellen Herzinfarkt der Ratte. Virchows Arch. Abt. A Path. Anat. 351, 347 (197o)

2. Hetzer, R., K. Atuahene, U. Balten, R. Sippel, H. Hundeshagen, P. Walter, H.G. Borst: Röntgenkinematografische Studien über das Kontraktionsverhalten temporär ischämischer Myocardareale des Schweins. Thoraxchirurgie 21, 3o1 (1973)

3. Jennings, R., J.P. Kaltenbach, H.M. Sommers, G.F. Bahr, W.B. Wartmann: Studies of the Dying Myocardial Cell. In: The Ethiology of Myocardial Infarction, Churchill, London (1963)

4. Krug, A., G. Korb: Durchblutungsstörungen und histologisch sowie enzymhistochemische Frühveränderungen am Katzenherzen nach temporärer Unterbindung von Coronargefäßen. Beitr. path. Anat. 134, 29 (1966)

5. Krug, A., G. Korb: Morphologische Spätbefunde im Myocard der Katze nach temporärer Coronargefäßunterbindung. Beitr. path. Anat. 134, 480 (1966)

Dr. R. Hetzer
Klinik für Thorax-, Herz- und
Gefäßchirurgie der Medizinischen Hochschule
3ooo   Hannover
Karl-Wiechert-Allee 9

3. Myokardialer Stoffwechselstatus und Enzymveränderungen im Herzinfarkt in Abhängigkeit von der Restdurchblutung

E. Geppert, M. Menge, W. Vogel und W. Isselhard

Abteilung für Experimentelle Chirurgie (Direktor: Prof. Dr. W. Isselhard) der Universität Köln

Einleitung: Mit dem Ziel, Grundlagen für eine chirurgische Therapie des akuten massiven Infarktes zu erarbeiten, wurden neben der Bestimmung des myokardialen Stoffwechselstatus in Abhängigkeit von der Restdurchblutung auch die Aktivitäten einiger Enzyme des linksventrikulären Myokards untersucht.

Methodik: Die Experimente wurden an Bastardhunden von durchschnittlich 2o kg Körpergewicht und verschiedenen Alters und Geschlechts durchgeführt. Ein Infarkt von 1o - 12 cm^2 Ausdehnung wurde durch Ligaturen eines oder mehrerer Seitenäste des Ramus descendens arterior der linken Koronararterie und einer wahlweisen Unterbindung von Anastomosen mit dem Ramus circumflexus der linken Kranzarterie erzeugt. Die Restdurchblutung im Infarkt wurde durch lokale Injektionen von radioaktivem Krypton 85 gemessen. Vier oder acht Stunden nach Infarktbeginn wurde Gewebe aus dem infarzierten und dem nichtinfarzierten Gebiet des linken Ventrikels entnommen. Die Metabolite und Substrate des Adenylsäure-Phosphokreatin - Systems, als auch Glykogen, Glucose und Laktat wurden enzymatisch bestimmt. Als Enzyme des Emden-Meyerhof-Weges und des Zitronensäure-Zyklus wurde GOT, GPT, LDH, MDH, GAPDH, 3PGK und HK bestimmt; weiterhin CPK und die Enzyme des Hexosemonophosphat-Shunts, G6PDH und 6PGHD. Die Enzymaktivitäten wurden in Anlehnung an die Methode von E. Schmidt und F.W. Schmidt (1) bestimmt und auf Units pro Gramm Trockengewicht berechnet.

Ergebnisse: Mit sinkender Restdurchblutung trat eine zunehmende Störung im Stoffwechselstatus des Infarktgebietes auf, wobei ein Bezug der Stoffwechselanalysen auf den niedrigsten, während der Beobachtungszeit gemessenen Restfluß die engsten Korrelationen zwischen Veränderungen im Stoffwechselstatus und Restdurchblutung ergab. Mit sinkender Restdurchblutung verstärkte sich die Abnahme der Gewebsgehalte an ATP, der Summe der Adeninnucleotide (Abb. 1), des Phosphokreatins, des Gesamtkreatins (Abb. 2) und des Glykogens und die Zunahme des Gewebsgehaltes an Laktat. Nach 4 Stunden Infarkt betrug der ATP-Gehalt noch ca. 7o% und

Sum of adenine nucleotides (SAN), ATP, ADP and AMP in infarcted and non-infarcted left ventricular canine myocardium as a function of the residual blood flow in the infarcted area

infarcted (●) and non-infarcted (◆) myocardium after 4 hrs
infarcted (○) and non-infarcted (◇) myocardium after 8 hrs

[mean values ± standard deviations]

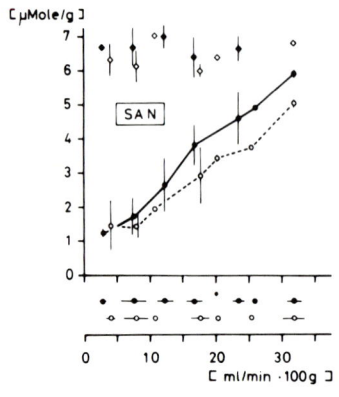
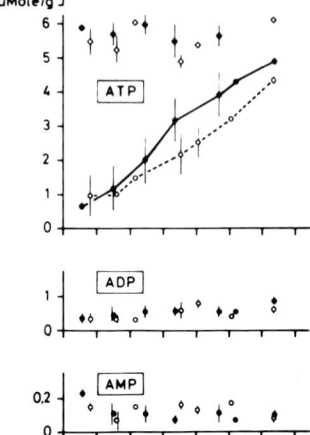

n (4 hrs): 2 7 10 6   6 1   2
n (8 hrs): 3 7 1   3 2   1   3

Abb. 1

Creatine phosphate and total creatine in infarcted and non-infarcted left ventricular canine myocardium as a function of the residual blood flow in the infarcted area

infarcted (●) and non-infarcted (◆) myocardium after 4 hrs
infarcted (○) and non-infarcted (◇) myocardium after 8 hrs

[mean values ± standard deviations]

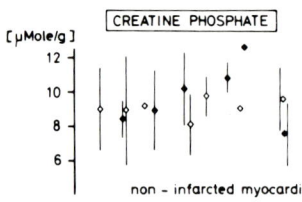
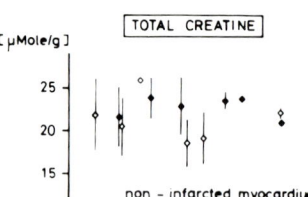
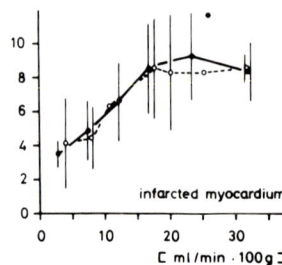
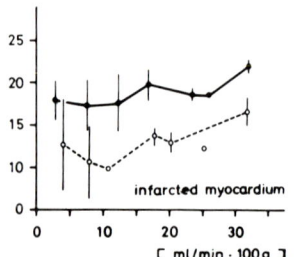

Abb. 2

35% der Norm bei 23,5 bzw. 12 ml/min · 1oo g Feuchtgewicht. Nach 8 Stunden waren die Veränderungen nur wenig stärker ausgeprägt als nach 4 Stunden eingeschränkter Durchblutung. Alterationen des normalen Stoffwechselstatus, vor allem des Status der Adeninnucleotide traten erst bei einer Senkung der Restdurchblutung von unter 35 ml/min · 1oo g FG auf. Der Stoffwechselstatus des nicht infarzierten Myokards unterschied sich nicht signifikant von demjenigen in unbelasteten Kontrollherzen. Hier stehen wir im Widerspruch zu Gudbjarnarson und Mitarbeitern (2), die auch im nicht infarzierten Myokard einen Abfall der energiereichen Phosphate gefunden haben.

Nach einer 4-stündigen Infarktdauer kam es bei einer Restdurchblutung von unter 1o ml/min · 1oo g FG zu einer Abnahme der Enzymaktivitäten . Lediglich die G6PDH und 6PGDH zeigten im Infarkt einen Aktivitätsanstieg. Der Quotient Infarkt/nicht infarziertes Gewebe stieg bei der G6PDH auf 2,74, bei der 6PGDH auf 1,44 an. Den stärksten Quotientenabfall zeigte CPK mit o,80. Zwischen den einzelnen Graden der Restdurchblutung wurden keine signifikanten Veränderungen festgestellt. Bei 8-stündiger Infarktdauer konnte mit zunehmender Einschränkung der Restdurchblutung eine signifikante Abnahme bei der GPT, CPK und LDH festgestellt werden. Bei einer Durchblutung von unter 1o ml/min 1oo g FG war der Enzymaktivitätsverlust von CPK mit einem Quotienten von o,69 am stärksten. Der Quotient von G6PDH hatte sich vervierfacht (4,3), der von 6PGDH war weiter leicht angestiegen (1,53). Im Vergleich von Normherzen zu dem nicht infarzierten Myokard bei 4- und 8-stündiger Versuchsdauer zeigte sich ein signifikanter Anstieg der GAPDH, 3PGK, G6PDH und 6PGDH im nicht infarzierten Myokard.

<u>Zusammenfassung:</u> An Bastardhunden wurde die Restdurchblutung im Myokardinfarkt mit Krypton 85 gemessen. Es wurden signifikante Zusammenhänge zwischen der Abnahme der Restdurchblutung und dem Abfall der energiereichen Phosphate gefunden. Im nichtinfarzierten Myokard waren die Metabolite und Substrate des Adenylsäure-Phosphokreatin-Systems im Normbereich. Bei den vorliegenden Versuchsbedingungen ist unterhalb 35 ml/min · 1oo g Feuchtgewicht eine Veränderung der Enzyme und der energiereichen Phosphate zu erwarten. Im nichtinfarzierten Myokard kommt es zu einem Enzymaktivitätsanstieg bei der GAPDH, 3PGK, G6PDH und 6PGDH. Bei 8-stündiger Infarktdauer wurde eine Abhängigkeit zwischen der Restdurchblutung und der Abnahme der Enzymaktivität bei der GPT, CPK und LDH gefunden.

<u>Summary:</u> The collateral blood flow was measured in myocardial infarktions with Kr 85. A correlation was found between the residual blood flow and the break down of energy-rich phosphates. In the non-infarcted myocardium the metabolites and substrates of the adenylic acid - creatine phosphate system were within

normal range. Enzymatic and metabolic changes occured with a residual blood flow below 35 ml/min · 1oo g ww. In the non-infarcted myocardium there was an increase in enzymatic activity of GAPDH, 3PGK, G6PGH and 6PGDH. After 8 hours of infarction there was a close correlation between the residual blood flow and the decrease in the activity of GPT, CPK and LDH.

Literatur:

1. Schmidt, E., F.W. Schmidt: Enzymol biol. clin. 3, 8o-86 (1963)

2. Gudbjarnason, S., Puri, P.S., Mattes, P.: J. Mol. cell cardiol 2, 253 - 276 (1971)

Dr. E. Geppert
Abteilung für Experimentelle
Chirurgie der Chirurgischen
Universitätsklinik
5ooo   Köln   41
Robert-Koch-Str. 1o

4. Die Ischämieveränderungen im epikardialen Elektrokardiogramm nach experimentellem Koronarverschluß in Abhängigkeit vom Sauerstoffbedarf und Kollateralenstatus des Herzens

V. Sadony, K. Stephan und W. Meesmann

Institut für Pathologische Physiologie, Universitätsklinikum Essen (Direktor: Prof. Dr. W. Meesmann), Abteilung für Thorax-, Herz- und Gefäßchirurgie, Universitäts-Kliniken Frankfurt / Main (Leiter: Prof. Dr. P. Satter)

Ein Einfluß der Frequenz und der Kontraktilität des Herzens auf das Ausmaß einer Myokardischämie nach Koronarverschluß ist in experimentellen und klinischen Untersuchungen nachgewiesen worden (2, 3, 4). Beide hämodynamischen Parameter sind wesentliche Determinanten des myokardialen Sauerstoffverbrauches. Über die schon bekannten Befunde hinaus sollte daher untersucht werden,

1. ob diese Beziehungen korrelationsstatistisch quantifizierbar sind,
2. in wieweit ein direkter Zusammenhang zwischen Ischämieausmaß und linksventrikulärem Sauerstoffbedarf nachzuweisen ist, und
3. welcher Einfluß den Spontankollateralen des Herzens zukommt.

Die Bearbeitung der Fragestellung setzt ein standardisiertes experimentelles Modell voraus, das folgende Anforderungen erfüllt:

1. Weitgehend isolierte Variationsmöglichkeit der wichtigsten Determinanten des myokardialen Sauerstoffbedarfes,
2. keine wesentliche Beeinträchtigung der Gesamtdynamik des Herzens durch den Koronarverschluß und
3. völlige Reversibilität der Ischämiezeichen im EKG nach Freigabe der Koronardurchblutung.

Methodik: Bei 17 mischrassigen Hunden (Morphium-Urethan-Chloralose-Narkose) wurde durch peripheren - auf 5 min begrenzten - Verschluß des Ramus descendens der linken Kranzarterie eine kleine Myokardischämie erzeugt. Als Parameter für das Ausmaß der Myokardischämie wurde die mittlere ST-Anhebung ($\overline{ST}$) in 9 epikardialen EKG-Ableitungen am Ende der 5-minütigen Verschlußperioden gewertet. Je nach Ausprägung der koronaren Spontankollateralen (postmortale selektive Koronarangiographie) wurden zwei Gruppen gebildet: Tiere mit funktionell wirksamen (Gruppe I, n=5)

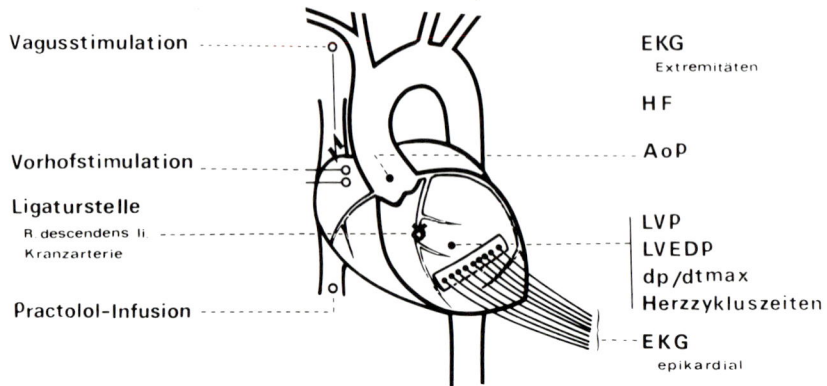

Abb. 1: Versuchsanordnung

und solche mit gering ausgeprägten Kollateralen (Gruppe II, n=12).

Die Herzfrequenz (HF) wurde durch rechtsatriales Pacen sowie durch Vagusstimulation variiert. Dp/dt_{max} wurde durch eine Betasympathikolyse mit Practolol (Dosis 1 mg/kg x h) vermindert. Aus den hämodynamischen Parametern jeweils unmittelbar vor Koronarokklusion wurde dann der myokardiale Sauerstoffverbrauch nach der von Bretschneider (1) angegebenen Formel berechnet und als Sauerstoffbedarf des linken Ventrikels während der Verschlußperiode gewertet (Versuchsanordnung s. Abb. 1).

Ergebnisse:

1. Bei Kontroll-Verschluß ohne äußere Einwirkung auf HF und dp/dt_{max} unterschieden sich die beiden Kollektive in den einzelnen hämodynamischen Parametern nicht signifikant. Tiere mit funktionell wirksamen Kollateralen (Gruppe I) wiesen jedoch eine signifikant niedrigere mittlere ST-Anhebung ($\overline{ST}$) auf, als Tiere der Gruppe II ($p < 0.001$).

2. Durch Vagus- und Vorhofstimulation wurden nur die Herzfrequenz, nicht aber die anderen hämodynamischen Parameter signifikant beeinflußt. Tiere beider Kollektive zeigten eine lineare Abhängigkeit der mittleren ST-Anhebung ($\overline{ST}$) von der HF. Ein Vergleich beider Regressionskoeffizienten miteinander ergibt keinen signifikanten Unterschied. Die Regressionsgerade ist jedoch bei der Gruppe I gegenüber der Gruppe II in den Bereich höherer Herzfrequenzen, d.h. rechts verscho-

Die mittlere ST-Anhebung nach 5 min. Koronarverschluß in Abhängigkeit vom Energiebedarf

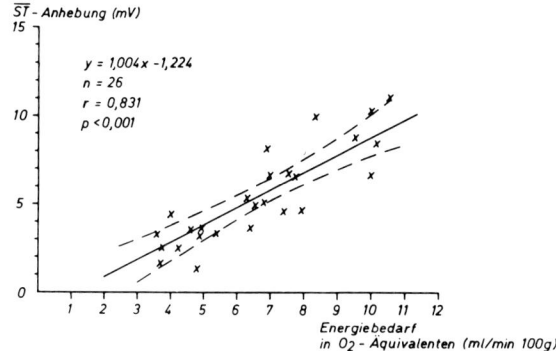

Abb. 2: Beziehung zwischen Ausmaß der Myokardischämie und Sauerstoffbedarf des linken Ventrikels der Gruppe II (Tiere mit nur gering ausgeprägten Spontankollateralen): es besteht eine direkte proportionale Abhängigkeit der Myokardischämie vom kalkulierten linksventrikulären Sauerstoffbedarf

ben. Das bedeutet, ausgeprägte Ischämiezeichen traten bei den gut kollateralisierten Tieren erst im Bereich höherer Herzfrequenzen auf.

3. Durch die Betasympathikolyse mit Practolol wurde dp/dt_{max} reduziert, die anderen hämodynamischen Parameter, insbesondere die HF, änderten sich nicht signifikant. Für beide Gruppen ließ sich eine lineare Beziehung zwischen $(\overline{ST})$ und dp/dt_{max} nachweisen. Die beiden Regressionskoeffizienten unterschieden sich jedoch hochsignifikant, d. h. es besteht ein signifikanter Einfluß der Spontankollateralen auf die Beziehung zwischen Ischämieausmaß und dp/dt_{max}. Auch hier ist die Regressionsgerade der gut kollateralisierten Tiere gegenüber den Tieren der Gruppe II in den Bereich höherer dp/dt_{max}-Werte, d. h. rechts verschoben.

4. Die Gegenüberstellung von kalkuliertem linksventrikulärem Sauerstoffbedarf und Ausmaß der Myokardischämie ergab für beide Gruppen eine hochsignifikante Korrelation ($p < 0.001$). Ein Vergleich der Regressionskoeffizienten ergibt jedoch einen hochsignifikanten Unterschied ($p < 0.001$): Tiere der Gruppe I haben eine signifikant geringere Abhängigkeit der mittleren ST-Anhebung $(\overline{ST})$ vom errechneten Sauerstoffbedarf als Tiere der Gruppe II. Auch hier ist die Regressionsgerade bei der Gruppe I gegenüber der Gruppe II nach rechts verschoben, d. h. ausgeprägte Ischämiezeichen traten bei den gut kollateralisierten Tieren erst im Bereich hoher Sauerstoffbedarfs-Werte auf (Abb. 2).

Zusammenfassung: Die Ergebnisse belegen eine enge Abhängigkeit des Ausmaßes der Ischämieveränderungen im epikardialen EKG nach experimentellem Koronarverschluß von der Frequenz und von der Kontraktilität des Herzens. Darüberhinaus läßt sich zwischen Ischämieausmaß und linksventrikulärem Sauerstoffbedarf eine hochsignifikante Korrelation nachweisen, es besteht ein signifikanter Einfluß der Spontankollateralen auf diese Beziehung. Sowohl unter den Bedingungen der Kontroll-Okklusion ohne äußere Einwirkung auf die hämodynamischen Parameter als auch unter der Beeinflussung von Frequenz und Kontraktilität des Herzens weisen die Ergebnisse die Spontankollateralen als wesentlichen mitbestimmenden Faktor für das Ausmaß der Myokardischämie aus.

Summary: The experimental data indicate a close correlation between the extent of myocardial ischemia (epicardial electrocardiographic mapping technique) after coronary artery occlusion in the dog and both heart rate and myocardial contractility. Furthermore, there exists a statistically significant correlation between the extent of myocardial ischemia and the calculated left ventricular oxygen requirement. This correlation is significantly influenced by spontaneous collateral vessels of the heart. Under various hemodynamic conditions the collateral vessels represent an important factor influencing the extent of myocardial ischemia.

Literatur:

1. Bretschneider, H.J., L.A. Cott, I. Hensel, D. Kettler, J. Martel: Ein neuer komplexer haemodynamischer Parameter aus 5 additiven Gliedern zur Bestimmung des O_2-Bedarfes des linken Ventrikels. Pflügers Arch. ges. Physiol. 319, R 14 (1970)

2. Libby, P., P.R. Maroko, J.W. Covell, Ch.I. Maloch, J. Ross, jr., E. Braunwald: Effect of practolol on the extent of myocardial ischaemic injury after experimental coronary occlusion and its effects on ventricular function in the normal and ischaemic heart. Cardiovasc. Res. 7, 167-173 (1973)

3. Pelides, L.J., D.S. Reid, M. Thomas, J.P. Shillingford: Inhibition by β-blockade of the ST segment elevation after acute myocardial infarction in man. Cardiovasc. Res. 6, 295 - 301 (1972)

4. Redwood, D.R., E.R. Smith, St. E. Epstein: Coronary artery occlusion in the conscious dog: effects of alterations in heart rate and arterial pressure on the degree of myocardial ischemia. Circulation XLVI, 323 - 332 (1972)

      Dr. V. Sadony. Zentrum für Chirurgie der Universitätskliniken 6000 Frankfurt/M, Theodor-Stern-Kai 7

Langenbecks Arch. Chir. Suppl. Chir. Forum 1974

Vortrag Nr. 5 entfällt.

6. Vergleich neuerer Bubble- und Membranoxygenatoren im in vitro-Rezirkulationsversuch[+]

H. D. Schulte, J. A. Herzer, A. Krian, B. Ulrich, J. Rademacher und M. Verté

Chirurgische Universitätsklinik Düsseldorf: Direktoren: Prof. Dr. W. Bircks, Prof. Dr. K. Kremer)

Im Hinblick auf ihre Eignung für Operationen am offenen Herzen, aber auch für länger dauernde intraoperative Perfusionen bzw. Unterstützungsperfusionen, wurden im in vitro-Rezirkulationsversuch je zwei neuere Gasdispersions-(Bubble-) und Membranoxygenatoren bezüglich ihrer bluttraumatisierenden Wirkung überprüft und die Ergebnisse miteinander verglichen.

Untersucht wurden der Bentley-Temptrol-(Bete, Q-11o, 5 Versuche) und der Harvey-(Harv, 3 Versuche) Bubbleoxygenator sowie der Kolobow-Spiral-(SCKO; 2,5 m^2, 4 Versuche) und der General-Electric-Dualung (GEDL; 6 m^2, 3 Versuche) Membranoxygenator. Die Rezirkulationsbedingungen waren für alle Oxygenatoren praktisch gleich und wie folgt festgelegt:
Füllvolumen: 2oo ml ACD-Frischblut vom Menschen; Minutenvolumen: 25oo ml/min; Bluttemperatur: 34°C; Rezirkulationszeit: 6 Stunden.

Alle Versuche wurden mit derselben Einzelrollerpumpe (Mayo-Gibbon-Typ) und gleichem Schlauchsystem durchgeführt. Als Beispiel ist die Versuchsanordnung beim Kolobow-Spiral-Membranoxygenator dargestellt (Abb. 1).
Blutproben wurden bei Versuchsbeginn und jeweils nach einer Stunde (z. T. zweistündlich) entnommen und folgende Laborwerte bestimmt: Hämoglobin; freies Plasma-Hämoglobin; Elektrolyte (K, Na, Ca); Blutgase; Säure-Basen-Haushalt; Laktatdehydrogenase (LDH), Laktatdehydrogenase-1-Isoenzym (alpha-HBDH).
Die rechnerischen Ergebnisse des Anstiegs des freien Plasma-Hämoglobins liegen mit Mittelwert und Standardabweichung in der Tabelle 1 vor.

[+] Mit Unterstützung der Deutschen Forschungsgemeinschaft (Sonderforschungsbereich Kardiologie Düsseldorf)

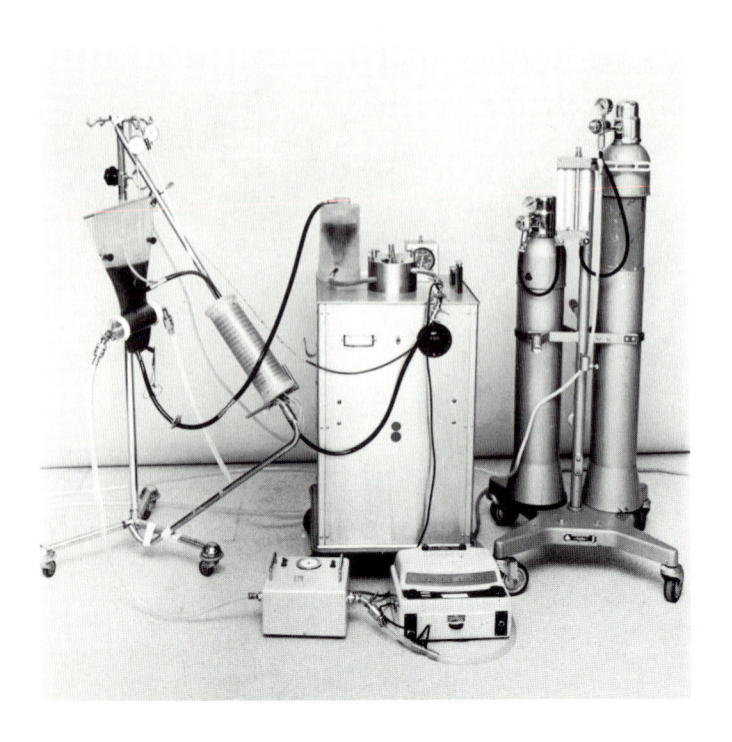

Abb. 1: Rezirkulations-Versuchsanordnung beim Kolobow-Spiral-Membranoxygenator.
Links :   Oxygenator mit Polystan-Wärmeaustauscher und Blutreservoir
Mitte: Einzelrollerpumpe mit Blutreservoir; Wasserdruckreduzierventil und Thermometer (unten)
Rechts: Sauerstoff- und Kohlendioxidflaschen

Tabelle 1: Anstieg des freien Plasma-Hämoglobins (mg%)
(Mittelwert und Standardabweichungen)

Zeit (Std.)	Bete	Harn	SCKQ	Gedl
1	19,1 ± 8,9	11,9 ± 2,3	6,3 ± 2,7	5,2 ± 1,4
2	4o,5 ± 18,4	24,o ± 3,3	11,4 ± 2,4	9,8 ± 1,5
3	75,5 ± 36,7	36,o ± 3,3	16,4 ± 4,o	13,3 ± 1,8
4	114,6 ± 52,2	45,6 ± 4,4	22,o ± 5,o	17,5 ± o,9
5	168,4 ± 84,6	58,8 ± 4,9	27,3 ± 6,5	21,4 ± 4,2
6	215,2 ± 87,9	7o,1 ± 7,8	3o,8 ± 7,4	27,6 ± 1,8

Das besondere Interesse galt der traumatisierenden Wirkung der Oxygenatoren auf das heparinisierte ACD-Frischblut vom Menschen als Perfusat. Dadurch war einerseits die Anzahl der Rezirkulationsversuche beschränkt, andererseits ergibt sich eine bessere Beurteilung hinsichtlich der klinischen Anwendung als bei der Verwendung von Hunde-, Rinder- oder Schafblut.

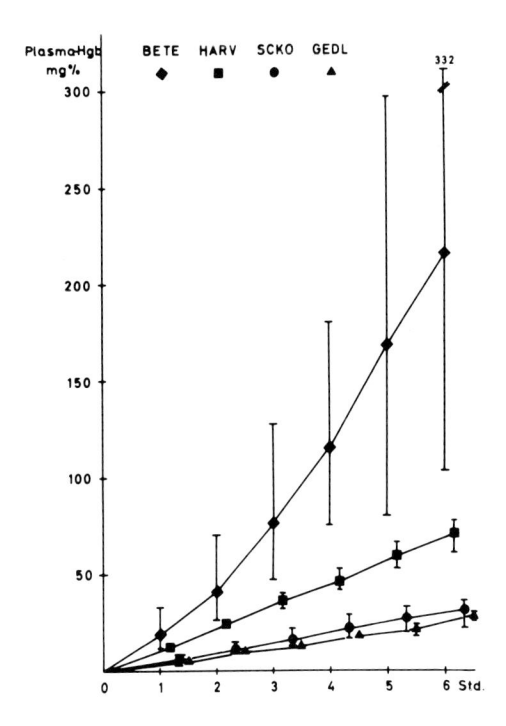

Abb. 2: Verhalten des Plasma-Hämoglobins während 6 Stunden Rezirkulation bei Bentley-Temptrol (BETE)- und Harvey-Bubble-oxygenatoren sowie bei den Kolobow-Spiral (SCKO) und General-Electric-Dualung-Membranoxygenatoren. (Mittelwert und Streubreite der Einzelergebnisse)

Bei der graphischen Darstellung des Plasma-Hämoglobin-Anstiegs (Abb. 2) sind jeweils die Mittelwerte und die Streubreiten der Einzelergebnisse eingezeichnet, aus denen sich ein besserer Überblick über das Verhalten bei den einzelnen Versuchen und Oxygenatoren ergibt als bei einer Darstellung mit den ermittelten Standardabweichungen. Der in der Tabelle 2 aufgeführte mittlere Anstieg des freien Plasma-Hämoglobins pro Passage für alle bisher von uns überprüften Oxygenatoren zeigt deutlich die Verbesserung der neueren Bubble- und Membranoxygenatoren bezüglich der Bluttraumatisierung an.

Ähnliche Ergebnisse finden sich bei der Analyse der LDH- und alpha-HBDH-Bestimmungen im Perfusat. Allerdings ließ sich auch bei unseren Untersuchungen eine Korrelation zwischen freiem Plasma-Hämoglobin und LDH nicht nachweisen.

Die Untersuchung der Thrombozytenzahlen während der sechsstündigen Rezirkulation ergab bei BETE, SCKO und GEDL relativ geringe Abfallquoten. Lediglich der Harvey-Oxygenator zeigte bereits nach einer Stunde einen erheblichen Abfall um im Mittel 2o4, 1o^3/mm^3 an. In den folgenden Stunden war der weitere Abfall nur geringfügig. Er betrug nach 6 Stunden 223, 1o^3/mm^3. Dennoch blieb im Perfusat eine im allgemeinen funktionell ausreichende Thrombozytenzahl um 50000/mm^3 nachweisbar.

Tabelle 2: Mittlerer Anstieg des freien Plasma-Hämoglobins pro Passage (mg/100 ml/Passage)

Bubble-Oxygenatoren		Schirmoxygenator		Membranoxygenatoren	
Travenol	1,10	Mayo-Gibbon II	0,66	Bramson	0,11
Rygg-Kyvsgaard	0,90			Landé-Edwards	0,08
Bentley-Temptrol	0,48			Kolobow	0,07
Harvey	0,16			General-Electric	0,06

Auf der Grundlage bereits früher durchgeführter Untersuchungen (Tabelle 2) zeigt sich bei den neueren Bubbleoxygenatoren Bentley-Temptrol und Harvey eine deutliche Minderung der bluttraumatisierenden Wirkungen. Diesser Effekt ist bei den neueren Membranoxygenatoren gegenüber denen von Bramson und Landé-Edwards geringer. Auch bei der Beurteilung der übrigen Parameter läßt sich dieser Trend feststellen.

Lediglich der von uns festgestellte, hochgradige Thrombocytenabfall beim Harvey-Oxygenator muß bei der klinischen Anwendung sorgfältig überprüft werden.

Zusammenfassung: Bei in vitro-Rezirkulationsversuchen wurden je zwei neuere Gasdispersions-(Bentley-Temptrol und Harvey) und Membran-Oxygenatoren (Kolobow-Spiral- und General-Electric-Dualung) hinsichtlich einer Anzahl hämatologischer Parameter überprüft und mit den Ergebnissen früherer Untersuchungen bei älteren Oxygenatoren verglichen. Es hat sich gezeigt, daß die neueren Bubble- und Membranoxygenatoren offensichtlich ein geringeres Bluttrauma verursachen.

Summary: The Bentley-Temptrol and Harvey-Bubbleoxygenators and the Kolobow spiral coil and General-Electric-Dualung membrane oxygenators were tested in in-vitro-recirculations. Some hematological parameters were investigated. The results were compared with earlier investigations of an older generation of oxygenators. It can be shown that the newer generation of bubble- and membranoxygenators apparently cause less trauma of the blood.

Professor Dr. H.D. Schulte Chirurgische Universitätsklinik B
4000 Düsseldorf   Moorenstr. 5

7. Über die Hämodynamik nach Totalersatz des Herzens mit künstlichen Blutpumpen

W. Krautzberger, D. Clevert, H. Keilbach, H. Kleine, K. Affeld, E. Hennig, A. Mohnhaupt, R. Mohnhaupt, Ch. Große-Sistrup, H. Weidemann, V. Unger, N. v. Blumenthal, T.K. Oh und E.S. Bücherl

Chirurgische Klinik und Poliklinik im Klinikum Westend der Freien Universität Berlin (Direktor: Prof. Dr. E. S. Bücherl)

Seitdem vermehrt Tiere den Totalersatz des Herzens durch eine inkorporierte Blutpumpe mehr als 2o Stunden überleben, ergeben sich zwangsläufig völlig neue Untersuchungsbefunde. Über die dabei besonders Interessierenden, nämlich die der Hämodynamik, soll im folgenden berichtet werden.

Methodik: Aus einer Serie von 25 Versuchstieren überlebten 1o Kälber (91 - 118 kg) mit Zeichen voller Vitalität den Totalersatz des Herzens durch eine intrathorakal implantierte zweikammerige, pneumatisch angetriebene Blutpumpe mehr als 2o Stunden.

Folgende Größen wurden zur Beurteilung der Hämodynamik herangezogen:

Drucke in beiden Vorhöfen	- in der unteren Hohlvene
in Aorta und Pulmonalis	- Antriebsdrucke des pneu-
Drucke in den künstlichen Ventrikeln	matischen Systems

(Statham- und Konigsberg/p 2o Druckrezeptoren, Brush-8 Kanalschreiber). Die Perfusionsvolumina wurden in einer Reihe von Versuchen bestimmt (Farbstoffverdünnungsmethode (Cardiogreen), antriebsseitige Messungen (Hitzfilmanimometrie ((2), elektromagnetisches Flowmeter (Statham) an der Pulmonalarterie).

Ergebnisse: Nach Anschluß der künstlichen Ventrikel an die Vorhöfe und Aorta bzw. Pulmonalis kam es stets zu einem relativ raschen Anstieg des linken Vorhofdruckes, verursacht durch den Blutstrom aus den Pulmonalvenen und einem gewissen Rückstrom durch die Aortenklappe. Um pulmonale Schädigungen (Lungenödem) zu vermeiden, ist ein sofortiger Pumpbeginn zunächst nur des linken Ventrikels notwendig. Die Aortendrucke lagen am Anfang zwischen 6o und 7o mm Hg und stabilisierten sich besonders nach Aufrechtlagerung der Tiere bei Mitteldruckwerten um 9o - 12o mmHg.

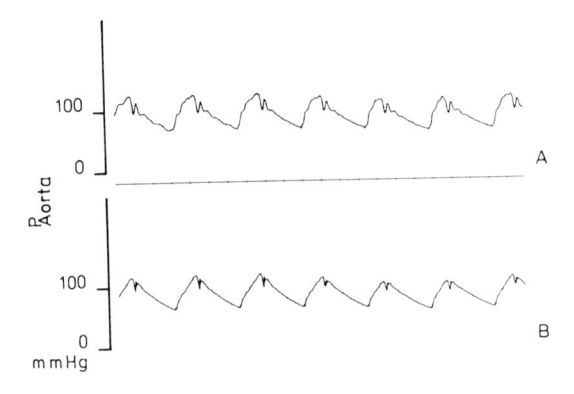

Abb. 1: Aortendruckkurve: Kalb Vers. Nr. 24/73
a) Messung mit externem Rezeptor (Statham)
b) Messung mit inkorporierbarem Druckrezeptor (Konigsberg p20)

Bei diesen Messungen interessierte besonders der Vergleich der konventionellen Druckmessung mit der Anwendung von implantierten Rezeptoren im Hinblick auf die Verwendung für die Pumpensteuerung. Die Antriebsdrucke links betrugen zwischen -1o bis -3o mm Hg diastolisch (Saugdrucke) und 2oo - 22o mm Hg systolisch, die Pumpfrequenz lag zwischen 8o und 11o/min. Die Pulmonalisdrucke, meist während der gesamten Versuchsdauer um 1o - 15 mm Hg, stiegen lediglich bei einzelnen Tieren bis 3o mm Hg an. Die Antriebsdrucke waren dabei -5 bis -1o diastolisch und 8o bis 11o mm Hg systolisch. Die Druckgradienten zwischen künstlichen Ventrikeln und Aorta bzw. Pulmonalis betrugen um 1o - 2o mm Hg.

Die Vorhofsdruckkurven waren meist gekennzeichnet durch recht ausgeprägte Amplituden, offensichtlich in Abhängigkeit von der Aktion der künstlichen Ventrikel. Die Mitteldrucke rechts und links lagen dabei zu Versuchsbeginn um 5 mm Hg im Mittel. Während sie sich im linken Vorhof nicht wesentlich änderten, konnte man in einer Reihe von Experimenten einen kontinuierlichen Anstieg im rechten Vorhof beobachten (Abb. 2).

Gleichzeitig war eine Steigerung der Perfusionsvolumina bis an die Leistungsgrenze der künstlichen Ventrikel notwendig, ohne daß sich der arterielle Mitteldruck wesentlich änderte. Der gesamte periphere Widerstand sank somit deutlich ab auf Werte bis o, 5 mm Hg/ml/sec, was etwa der Hälfte des Ausgangswertes entspricht. Die Regulation des Perfusionsvolumens innerhalb dieser Grenzen war möglich einmal durch antriebsseitige Änderungen der Pumpparameter: Frequenz, Antriebsdrucke bzw. diastolische Saugdrucke und das Systolen-/Diastolenverhältnis (meist 25-3o% Systolendauer). Dazu kam eine weitgehende Eigenregulation des Perfu-

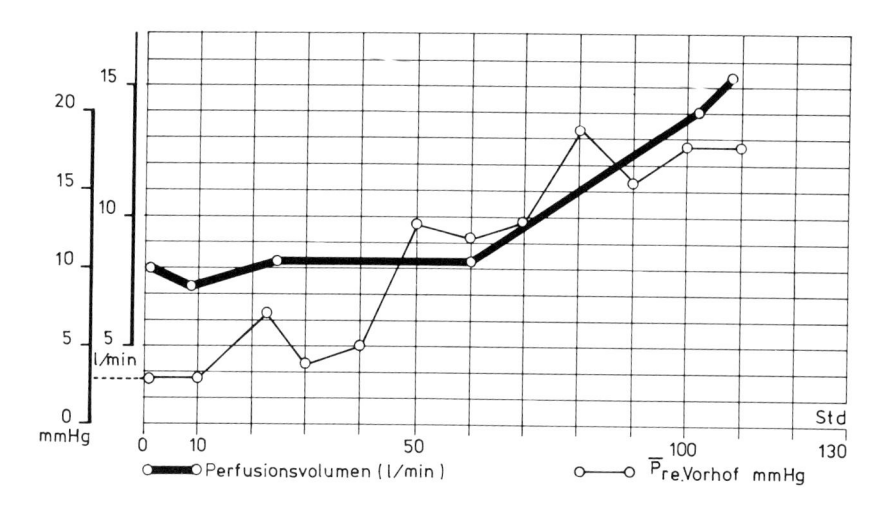

Abb. 2: Verhalten des Perfusionsvolumens und des Mitteldruckes im rechten Vorhof bei längerer Versuchsdauer. Kalb Vers. Nr. 22/73

sionsvolumens bei konstant gehaltenen Pumpparametern über den sog. STARLING-Mechanismus des künstlichen Herzens (2).

Diskussion: Durch genaue Beachtung des linken Vorhofdruckes in der Übergangsphase Herz-Lungen-Maschine-künstliches Herz hat sich die Zahl der pulmonalen Komplikationen deutlich senken lassen.

Es hat sich gezeigt, daß die künstlichen Ventrikel grundsätzlich in der Lage sind, auch über einen längeren Zeitraum ein für die Vitalität der Tiere erforderliches Perfusionsvolumen zu fördern.

Eine ausreichende Steuerung der Perfusionsvolumina ist zumindest für die derzeitigen Anforderungen, wo größere Belastungen noch nicht stattfinden, über einfache antriebsseitige Einstellungen und den sog. Starling-Mechanismus befriedigend möglich. An Modellen zur weitgehend automatischen Antriebsregelung, etwa über den Vorhofdruck und arteriellen Druck oder beispielsweise die O_2-Sättigung (Stanley) wird gearbeitet.

Die Deutung der bei länger überlebenden Tieren zu beobachtenden hämodynamischen Änderungen, wie steigender rechter Vorhofsdruck trotz Steigerung des Perfusionsvolumens und Verminderung des peripheren Widerstandes, ist noch schwierig. Diskutiert werden u.a. mögliche Eingriffe in die neuro-humorale Kreislaufregulation (3) durch unphysiologische Druckabläufe während der Aktion der bislang zur Verfügung stehenden Blutpumpen. Akutsu (4) mißt dem fast stets zu beobachtenden septischen Krankheitsbild eine hervorragende Bedeutung bei.

Zusammenfassung: Es wird über 1o Kälber berichtet, welche den Totalersatz des Herzens mit einer zweikammerigen Blutpumpe mehr als 2o Stunden überlebten. Die künstlichen Blutpumpen sorgten für ein der Vitalität der Tiere genügendes Perfusionsvolumen. Bei länger überlebenden Tieren findet sich ein Anstieg des rechten Vorhofdruckes und des Perfusionsvolumens bei Abfall des peripheren Widerstandes.

Summary: 1o experiments of total heart replacement on calves surviving more than 2o hours are described. The artificial bloodpumps are capable of supplying a sufficient cardiac output. In animals surviving a longer period of time an increase of right atrial pressure and a decrease of the total peripheral resistance was observed.

Literatur:

1. Mohnhaupt, R., Affeld, K., Mohnhaupt, A., Bücherl, E.S.: Über antriebsseitige Messungen von Kreislauf- und Antriebsgrößen an künstlichen Herzen. Tag. Dtsch. Ges. Biomed. Techn. S. 125 (1973)

2. Nosé, Y., Crosby, M., Woodward, K., Kwan-Gett, C.S. Hino, K., Kolff, W.: Respect the integrity of the large veins and starling's law. Trans. Amer. Soc. Artif. Int. Organs 8, 273 (1967)

3. Kennedy, J.H., DeBakey, M.E., Akers, W.W., Ross, J.W., O'Bannon, W., Baker, L.E., Greenberg, S.D., Wieting, D.W., Lewis, C.W., Adachi, M., Altrey, C.P., Spargo, W.J. Fugua, J.M.: Progress towards an orthotopic cardiac prosthesis. Biomat., Med. Dev., Artif. Organs 1, 3 (1973)

4. Akutsu, T., Takano, H., Takagi, H., Turner, M.D., Henson, E.C., Crowell, J.W.: Pathophysiology and new problems in total artificial heart. J. Thorax. Cardiovasc. Surg. 64, 762 (1972)

Dr. W. Krautzberger
Chirurgische Universitätsklinik
im Klinikum Westend der FU
1ooo Berlin 19
Spandauer Damm 13o

8. Allgemeine Ergebnisse nach Totalersatz des Herzens mit inkorporierten Blutpumpen

H. Keilbach, D. Clevert, H. Kleine, W. Krautzberger, K. Affeld, E. Hennig, A. Mohnhaupt, R. Mohnhaupt, Ch. Große-Sistrup, H. Weidemann, V. Unger, N. v. Blumenthal, T.K. Oh und E.S. Bücherl

Chirurgische Klinik und Poliklinik im Klinikum Westend der Freien Universität Berlin (Direktor: Prof. Dr. E.S. Bücherl)

Für den Totalherzersatz werden nach mannigfaltigen Entwicklungsstufen im Klinikum Westend der FU Berlin zur Zeit doppelkammerige Blutpumpen vom Diaphragmatyp verwendet, die aus dacronverstärktem Silastik gefertigt sind und Björk-Shiley-Ventile in Ein- und Auslaßposition besitzen.

Der aus 2 Kompressoren, Druckregel- und Umschaltventilen sowie einer elektronischen Ansteuereinheit bestehende extrakorporale Antrieb bewegt pneumatisch über Kunststoffschläuche die Diaphragmen in den zwei, die natürlichen Ventrikel ersetzenden Blutpumpen (Abb. 1).

Die auf ihre strömungsdynamischen und physikalischen Eigenschaften geprüften Pumpen wurden seit 1970 bei über 80 Tieren implantiert und ihre Funktion getestet.

Nach Vorversuchen findet seit 1972 das Kalb aus Gründen der chirurgischen Eignung, der Narkoseverträglichkeit, der Verfügbarkeit von Blut, der Zahmheit, der Medikamentenverträglichkeit, des Preises u.a. dabei Verwendung.
Fragen der Operationstechnik, der Hämodynamik, der Atmung, des Säure-Basen- und Elektrolytstoffwechsels, des Wasserhaushaltes, der Blutveränderungen und Blutgerinnung fanden besondere Beachtung.
Die umfangreiche Analytik und Registrierung bedingte eine zunehmende Computerisierung der Dokumentation und erbrachte dadurch eine aussagekräftige Bewertung der fixierten Befunde.

Nach medianer Sternotomie wird unter extrakorporaler Perfusion das natürliche Herz exzidiert, je ein Dacronfilzring auf die Vorhofsränder genäht und über Dacronprothesen Aorta bzw. Pulmonalisstumpf mit der jeweiligen Blutpumpe verbunden.

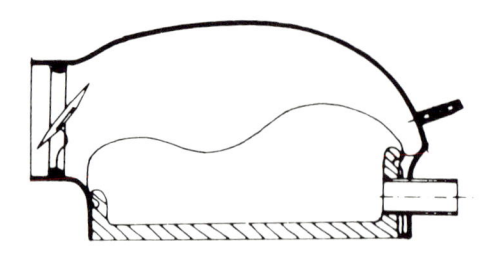

Abb. 1: Schematischer Aufbau einer Pumpkammer vom Diaphragmatyp

Überlebenszeit

1972 (n = 22)		1973 (n = 26)
2 Std.	: 9	4
2 - 1o Std.	: 5	6
1o - 45 Std.	: 8	11
45 - 126 Std.	: -	5 (48, 65, 88, 12o, 126)
m	8,2	26,8

Abb. 2: Überlebenszeit von 46 Kälbern mit inkorporierten doppelkammerigen Blutpumpen

Die Operationsdauer beträgt durchschnittlich 3 1/2, die Perfusionsdauer 1 1/2 Stunden. Eine Korrelation zwischen Operationsdauer und postoperativem Zustand des Versuchstieres besteht bei diesen Zeiten nicht.

Ergebnisse: Mit wachsender Erfahrung in der Tierselektion, Präkonditionierung, Narkose, Operationstechnik, Infusionstherapie und postoperativen Behandlung konnten die Ergebnisse kontinuierlich verbessert werden. Die Überlebenszeit 1972 und 1973 zeigt Abb. 2.

Deutlich zu sehen ist die wesentlich längere Überlebenszeit der 1973 operierten Tiere, auf die später näher eingegangen wird.

Betont werden muß, daß es sich hierbei um die Hauptcharakteristika der Todesursachen handelt, in deren Gefolge andere Störungen den letalen Ausgang mitbedingten.

Haupttodesursache von

1972		1973	
5	Luftembolien	9	Blutungen bzw. Gerinnungsstörungen
11	Blutungen bzw. Gerinnungsstörungen	5	technische Fehler
6	technische Fehler	7	zu kleines Perfusionsvolumen
		1	intraoperativer Herzstillstand
		1	nicht korrigierter Vorhofseptumdefekt
		1	Peritonitis, septischer Schock
		1	Ausriß des Pulmonalkatheters
		1	präoperative pulmonale Insuffizienz

Die länger überlebenden Kälber zeigten normales Reflexverhalten und konnten z. T. extubiert werden. 4 von ihnen standen ohne Unterstützung mehrmals bis zu 1o Stunden.
Nahrungsaufnahme in Form von Milchmischfutter war selbst bei liegendem Tubus möglich. Die Urinproduktion erreichte Normalwerte. Der in der ersten postoperativen Phase normale Stuhl wurde bei allen Tieren gegen Versuchsende durchfällig.

In einem Fall erfolgte 36 Stunden nach Totalherzersatz eine Rethorakotomie in Ketanestanalgesie zur Reimplantation eines herausgerissenen Pulmonaliskatheters. Postoperativ zeigte dieses Kalb normale Reflexe, war völlig wach, jedoch in seinem Allgemeinbefinden deutlich beeinträchtigt.

Die Todesursachen bei den länger als 48 Stunden lebenden Kälbern waren:

1. Peritonitis infolge Fehltroikatierung
2. Arterielle Hypoxämie durch fehlerhafte Beatmung
3. Falsche Antriebsregelung
4. Pulmonaliskatheterausriß, Rethorakotomie mit intraabdomineller Verblutung durch postmortal nicht erklärbare Leberruptur
5. Hypotension infolge gestörten venösen Rückflusses

Das Hauptcharakteristikum der makro-und mikroskopischen Morphologie ist ein Ödem von Leber, Nieren und Intestinum, dessen Ursachen hauptsächlich in einem gestörten venösen Rückfluß zu sehen sind.

Zusammenfassund lassen sich 3 Verlaufsgruppen unterscheiden:
1. Tiere, die praktisch während oder kurz nach der Operation

infolge präoperativ schon bestehender Gesundheitsstörungen oder technischer und operativer Komplikationen starben.

2. Tiere, die zwar die Operation und die erste postoperative Phase überstehen, aber zumeist infolge von nicht beherrschbaren Blutungen oder schlechtem venösen Rückfluß , häufig bedingt durch ein Mißverhältnis zwischen Pumpengröße und Thoraxvolumen, starben.

3. Tiere, die bei besten präoperativen Bedingungen und unkompliziertem Operationsverlauf normale vitale Reaktionen zeigen und aus unvorhergesehenen Ereignissen, deren Zahl mit Zunahme des Gesamtaufwandes ansteigt, plötzlich ad exitum kommen.

Die Schwierigkeiten, zunächst eine ausreichende Zirkulation aufrecht zu erhalten, sind vielschichtig. In der jetzigen Periode geht es darum, eingehend die Auswirkungen der veränderten Hämodynamik, die Beeinflussung der Blutbestandteile, aber auch Fragen der Anpassung des Perfusionsvolumens an die Bedürfnisse des Organismus zu studieren, was erstmals durch die längeren Überlebenszeiten möglich wird.

Summary: In 48 experiments of total heart replacement in calves the mean survival time 1972 was 8,2 hours in 22 animals, 1973 in 26 animals 26,8 hours. 5 animals lived more than 48 hours. 2 animals with normal vital reactions lived 5 days. Causes of death are mainly bleeding and technical failures.

> Dr. H. Keilbach
> Chirurgische Klinik und Poliklinik im Klinikum Westend
> der Freien Universität Berlin
> 1ooo Berlin 19
> Spandauer Damm 13o

9. Experimentelle Untersuchungen zum Ersatz des linken Ventrikels mit Hilfe einer ventrikulo-aortalen Pumpkammer

M. Deutsch, L. Chiariello, C. H. Edmonds, J. J. Migliore, W. J. Robinson und J. C. Norman

Cardiovascular Surgical Research Laboratories, Texas Heart Institute, St. Luke's und Texas Children Hospital Texas Medical Center, Thermo Electron Research and Develop Center, Waltham, Mass. und Cardiovaskuläre Abteilung Sears Surgical Research Laboratories, Harvard Medical School, Boston, Mass.

Von allen den Kreislauf assistierenden Systemen haben parallel oder in Serie geschaltete Bypass-Ventrikel bisher im Tierexperiment die besten hämodynamischen Wirkungen gezeigt. Wir haben eine implantierbare ventriculo-aortale Pumpkammer entwickelt (Abb. 1), die sich zur Unterstützung des linken Herzens selbst durch Wochen eignet. Der Anschluß an das Herz erfolgt über die Spitze des linken Ventrikels, in den der Einflußstutzen eingebracht wird. Das Blut wird über die infrarenale Aorta wieder dem Systemkreislauf zugeführt; das Pumpengehäuse kommt dabei ins linke Hypogastrium zu liegen. Der Antrieb des Systems erfolgt pneumatisch.

<u>Material und Methodik:</u> Alle Versuche wurden an Hunden beiderlei Geschlechts mit einem Gewicht von 29,3 ± 4,0 kg durchgeführt. Zur Einleitung der Narkose wurden 30 mg/kg Pentothal verwendet; die weitere Beatmung erfolgte mittels eines Ohio 560 Respirators mit reinem Sauerstoff. Die arteriellen Blutgase wurden regelmäßig kontrolliert und eine vorhandene Azidose sofort mit Natriumbikarbonat ausgeglichen. Durch eine mediane Sternotomie wurde das Herz freigelegt. Folgende Parameter wurden registriert: das EKG, der zentrale Aortendruck, der zentralvenöse Druck, der linksventrikuläre Druck, dp/dt, HZV, der Tension-Time-Index (TTI), der koronare Durchfluß und die Sauerstoffsättigung des arteriellen und Koronarsinus-Blutes.

Diese Studien wurden zum Teil aufgrund der Förderung durch USPHS Grant Nr. HL 14294-02, Kontrakt Nr. 4174-19-4999-801 und der Kelsey und Leary Stiftung ermöglicht.

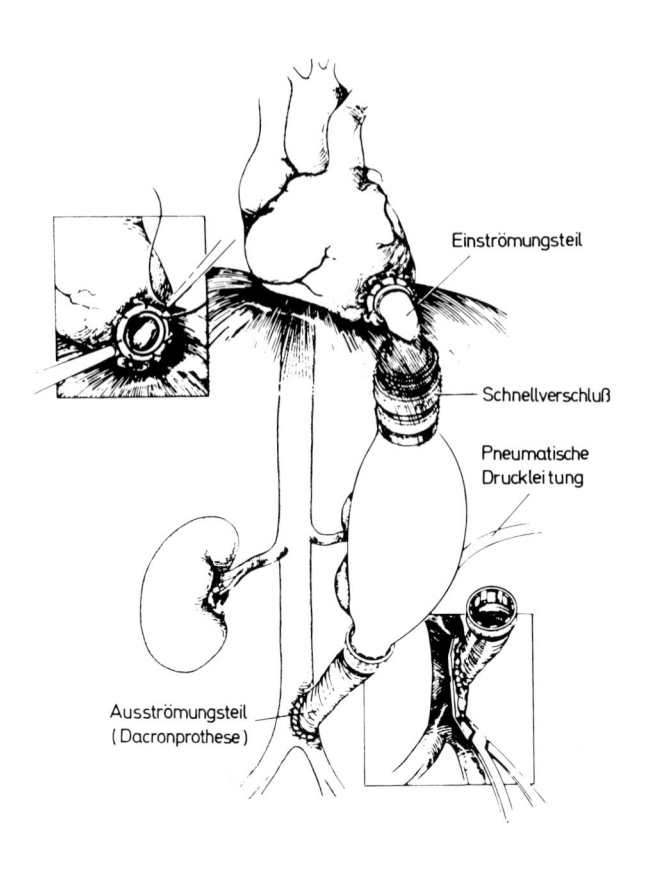

Abb. 1: Die vorwiegend infradiaphragmale Lage des Hilfsventrikels macht gegenüber der rein thorakalen Position eine größere Beweglichkeit im Bereich des Einströmungsteiles notwendig. Die Pumpe läßt sich ohne Thorakotomie entfernen. Dabei wird die Pumpkammer transabdominal vom Einflußstutzen abgehängt, der mit einem Schnellverschluß versehen und in situ belassen wird.

Ergebnisse: Unsere Untersuchungen am nicht geschädigten Herzen zeigen (Abb. 2) einen Anstieg des phasenverschobenen Aortendruckgipfels um 27%, der linksventrikuläre Druck sank um 68%, der TTI um 84%. Die entsprechenden Zahlenwerte für das geschädigte Herz sind für den Aortendruck 26%, 56% für den linksventrikulären Druck und 74% für den TTI. Die durch Quecksilber-Silastik-Dehnungsmeßstreifen registrierte Abnahme der enddiastolischen Segmentlänge um 4,9% und der Kontraktionsamplitude um 28% zeigt, daß bei laufender Pumpe sowohl die Druck als auch die Volumenarbeit der linken Kammer herabgesetzt werden. Der myokardiale Sauerstoffbedarf sank um 57%, der differenzierte Ventrikeldruck um 46%. Der Einfluß auf den koronaren Einstrom wurde durch elektromagnetische Messung des Circumflexa-Durchflusses erfaßt. Unter der Annahme, daß die an diesem Koronargefäß gemessenen

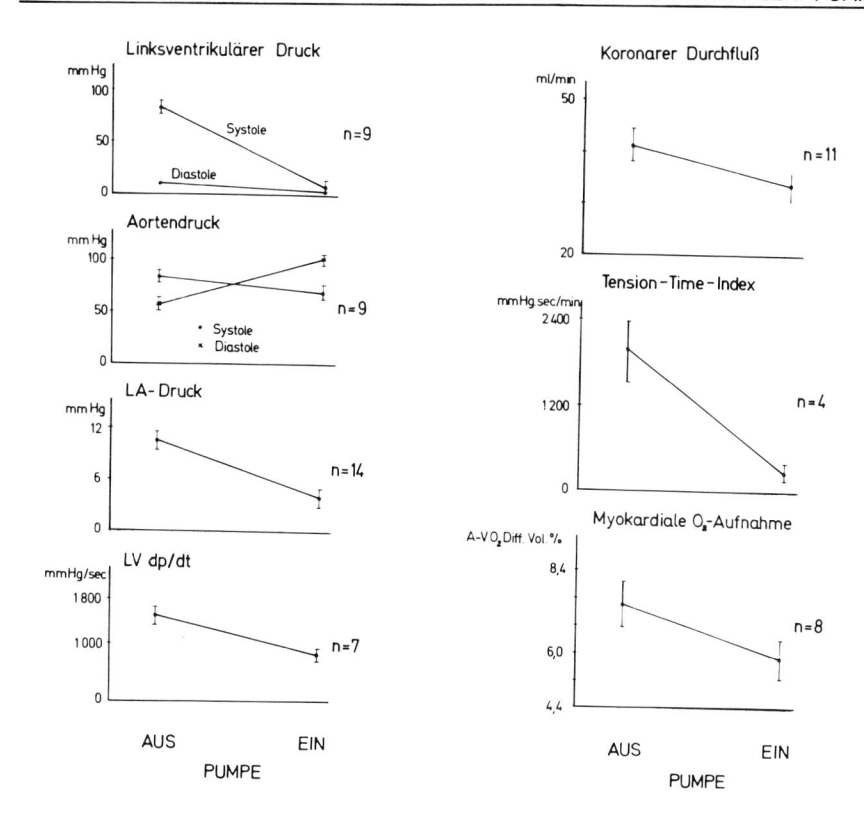

HÄMODYNAMISCHE WIRKUNGEN DER VENTRIKULO-ABDOMINOAORTALEN PUMPE

Abb. 2

Durchflußwerte repräsentativ für die Perfusion des koronaren Gefäßsystems sind, lassen sich aus dem Produkt von Durchfluß/min und der Sauerstoffsättigungsdifferenz des Koronarsinusblutes Rückschlüsse auf den myokardialen Sauerstoffverbrauch ziehen.

Diskussion: Die Möglichkeit einer Umleitung des Blutes aus dem linken Ventrikel in die thorakale Aorta durch Zwischenschaltung einer mit zwei Ventilen versehenen Pumpkammer ist durch die Versuche von Bernhard und La Farge eindrucksvoll dokumentiert. Trotzdem scheint uns die thorakoabdominale Variante dieses hämodynamischen Prinzips in Hinblick auf einen klinischen Einsatz aus folgenden Gründen günstiger zu sein:

1. Ist die Indikation zur mechanischen Kreislaufunterstützung im Rahmen einer Operation am offenen Herzen unter Einsatz einer Herz-Lungen-Maschine gegeben, so wäre neben der bereits durchgeführten medianen Sternotomie zusätzlich zur Freilegung der thorakalen Aorta eine linksseitige Thorakotomie notwendig.

2. Eine Beeinträchtigung der Funktion der linken Lunge ist durch die infradiaphragmale Position weitgehend ausgeschaltet.
3. Nach Beendigung der assistierenden Zirkulation ist die Entfernung der Pumpkammer durch einen rein transabdominalen Zugang möglich, wobei der kurze Einflußstutzen in situ belassen wird.

Bei getriggerter Arbeitsweise sind grundsätzlich zwei Arten der Koppelung möglich: Bei der kontrapulsierenden Form setzt der Antriebsdruck für den Bypass-Ventrikel am Ende der Systole ein; seine Auswurfzeit entspricht der Füllungszeit der linken Kammer. Die exakte Koppelung dieser beiden Arbeitsgänge gewährleistet eine maximale Entlastung des Herzens. Bei der kopulsierenden Synchronisierung kontrahieren sich beide Kammern gleichzeitig, d.h. die künstliche Kammer beginnt mit der Depolarisierungsphase der linken Kammer zu pumpen. Bei dieser Charakteristik der Arbeitsgänge bewährt sich die Anwendung eines negativen Druckes, um die Entleerung des linken Ventrikels möglichst vollständig zu machen. Dieser ist dann bei der folgenden Systole nicht imstande, einen Energie fordernden Eigendruck aufzubauen.

Zusammenfassung: Es wird eine implantierbare Pumpkammer beschrieben, die das Blut aus dem linken Ventrikel entnimmt und über die infrarenale Aorta in den Systemkreislauf zurück pumpt. Ihre hämodynamische Wirksamkeit wurde am nicht geschädigten und insuffizienten Herzen geprüft. Sie erwies sich als geeignet, die Funktion der linken Kammer temporär zu übernehmen.

Summary: An implantable ventriculo-aortic pumping chamber is described. The hemodynamic effects have been investigated in experiments in dogs under conditions of the failing and non-failing heart. The device proved itself suitable to replace the function of the left ventricle temporarily.

Literatur:
1. Bernhard, W.F. LaFarge, C.G., Bankole, M., Bornhorst, W., Button, L.: J. thorac. cardiovasc. Surg. 62, 859 (1971)
2. Migliore, J.J., A. Robinson W., Fuqua, J., Dave, G., Norman, J.C.: Clin Res. XX (5), 855 (1972)

Dr. M. Deutsch
II. Chirurgische Universitäts-Klinik Wien
A 1o9o Wien
Spitalgasse 23

10. Vergleichende hämodynamische Untersuchungen mit drei Formen der arteriellen Gegenpulsation: intraaortale Ballonpumpe, intraaortaler Hilfsventrikel und aortaler Windkesselventrikel mit Stauerballon[+]

W. Fasching, M. Deutsch, W. Enenkel, F. Stellwag, H. Thoma, F. Unger, E. Wolner und J. Navrátil

II. Chirurgische Universitätsklinik Wien (Vorstand: Prof. Dr. J. Navrátil)

Die intraaortale Ballonpumpe (IABP) und der interaortale Hilfsventrikel (IAHV) haben neben ihren vorteilhaften haemodynamischen Wirkungen auch unbestreitbare Nachteile, die ihren Einsatz beim hochgradigen Pumpversagen des Herzens, z.B. im Rahmen der Herzchirurgie, problematisch machen (1, 2, 3, 4). Denn einerseits sollte ein herzunterstützendes System eine sehr effektive und atraumatische Pumpaktion haben, andererseits sollte es ohne größeren chirurgischen Eingriff wieder entfernbar sein.

Deshalb wurde der aortale Windkesselventrikel mit Steuerballon (AWV StB) entwickelt, der aus einer mit der Aorta ascendens verbundenen Membranpumpe und einem distal davon in die Aorta gelegenen Steuerballon besteht. Während der Herzsystole saugt die Pumpe bei entfaltetem Steuerballon das linke Herz aus, um das Blut während der Diastole bei kollabiertem Steuerballon in den Körper weiterzugeben. Ziel dieser Arbeit soll ein Vergleich der Hämodynamik der 3 Methoden aufgrund eigener Ergebnisse sein.

Material und Methodik: Bei insgesamt 86 Bastardhunden beiderlei Geschlechts zwischen 15 und 34 kg wurde in Pentothal-Lachgasnarkose eine linksseitige Thorakotomie vorgenommen. Der arterielle Blutdruck und der linksventrikuläre Druck wurden blutig mit Elektromanometern bestimmt, wobei letzterer zusätzlich auf analogem Wege differenziert wurde. Das Herzzeitvolumen und die Koronardurchblutung wurden mit Hilfe von elektromagnetischen Flußmeßköpfen gewonnen. Die Applikation der Assistsysteme erfolgte folgendermaßen (siehe Abb. 1a, b, c).
a) IABP: Der längliche, 15 cm lange und o,8 cm im Durchmesser haltende Ballon wurde von der A. femoralis aus in die Aorta bis kurz distal des Aortenbogens vorgeschoben.

[+] Mit Unterstützung des Österreichischen Forschungsrates

A B C

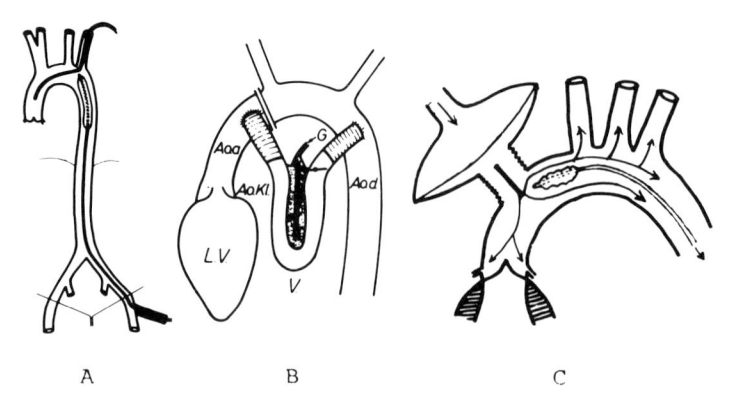

Abb. 1A: Schema der intraaortalen Ballonpumpe
1B: Schema des interaortalen Hilfsventrikels; LV: linker Ventrikel;
Ao. a.: Aorta ascendens; Ao. Kl.: Aortenklappe; V.: Hilfsventrikel;
G.: Gaszuleitung; Ao. d.: Aorta descendens
1C: Schema des aortalen Windkesselventrikels mit Steuerballon
in der Herzdiastole. Der Ventrikel pumpt das während der Systole angesaugte Blut in den Körper weiter. Der Steuerballon, der während der Systole d. h. Saugphase des Ventrikels aufgeblasen ist, um den Aortenrückfluß zu verhindern, ist während der Diastole ausgesaugt.

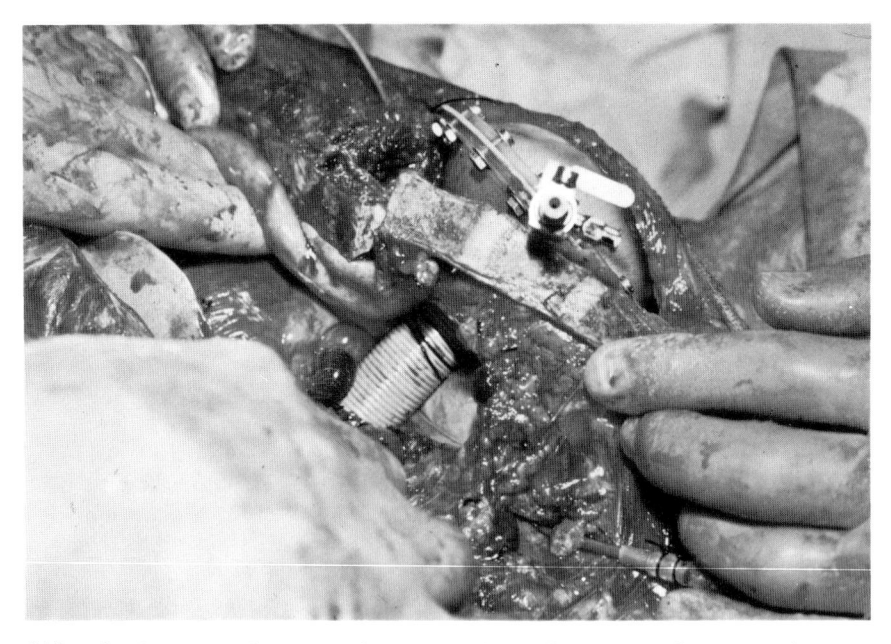

Abb. 2: Situs nach Sternofissur und Implantation des aortalen Windkesselventrikels mit Steuerballon. Die polyurethanverstärkte Gefäßprothese führt von der Aorta ascendens durch den 2. ICR zu dem subcutan gelegenen Ventrikel. Der Steuerballon ist hier von rechts über die A. carotis eingeführt

Tabelle 1

		IABP	IAHV	AWV StB
P_{art}	syst.	- 8 %	- 30 %	- 30 %
	diast.	+ 12 %	+ 46 %	+ 50 %
	mittel	± 0 %	+ 12 %	+ 15 %
P_{vent}	syst.	- 18 %	- 30 %	- 85 %
	endd.	- 10 %	- 30 %	- 40 %
	dp/dt max.	- 20 %	- 20 %	- 90 %
HZV		± 0 %	± 0 %	+ 15 %
$q_{coron.}$		+ 30 %	+ 15 %	+ 5 %

b) IAHV: Je eine Gefäßprothese wurde End-zu-Seit auf die Aorta ascendens und descendens aufgenäht. Nach Einführen der Ventrikelkonnektoren in die freien Prothesenenden und Entlüftung des Systems, wurde die Aortenzirkulation kurz hinter der proximalen Anastomose unterbrochen, so daß das gesamte Herzzeitvolumen den Ventrikel zu passieren hatte.

c) AWV StB: Eine polyurethanverstärkte Gefäßprothese wurde mit der Aorta ascendens End-zu-Seit anastomosiert. In deren freies Ende wurde der AWV eingeführt und entlüftet. Der kugelförmige Steuerballon wurde über die A. femoralis in die Aorta bis unmittelbar distal der Anastomose vorgeschoben.

Ergebnisse: Erwartungsgemäß wirkten sich alle drei Systeme haemodynamisch ähnlich aus, jedoch in verschiedener Intensität (siehe Tabelle 1).

Diskussion: Aus den gefundenen Werten ergibt sich, daß die IABP in ihrer Wirkung als Blutpumpe am schwächsten ist, daß aber die protektive Wirkung auf die Koronardurchblutung durch Wegfall des Saugeffekts während der Systole am größten ist. Der IAHV bietet neben seiner erheblichen Pumpleistung wegen des großen chirurgischen Eingriffes sowohl bei der Applikation als auch bei der Entfernung und wegen des hohen Eigenwiderstandes des Systems, durch das ja das gesamte Herzzeitvolumen passieren muß, gewisse Nachteile. Der AWV-StB bedingt zwar beim Einsetzen einen großen chirurgischen Eingriff, die Entfernung jedoch ist unproblematisch. Da die Gefäßprothese durch den 2. ICR aus dem Thorax herausgeleitet wird und der Ventrikel subcutan gelegen ist(Abb. 2), kann man diesen nach Verschluß der in situ bleibenden Gefäßprothese leicht entfernen. Die Leistung des Systems, besonders in Hinblick auf die Linksherzentlastung, ist den beiden anderen Systemen weit überlegen.

Zusammenfassung: Die intraaortale Ballonpumpe (IABP), der interaortale Hilfsventrikel (IAHV) und der neu entwickelte aortale Windkesselventrikel mit Steuerballon (AWV StB) wurden an 86 Bastardhunden haemodynamisch untersucht. Die IABP entlastet dabei das linke Herz am geringsten (18%), steigert aber die Koronarperfusion am meisten (3o%). Der AWV StB entlastet das Herz um 85%, steigert aber die Herzdurchblutung kaum (5%). Der IAWV nimmt eine Mittelstellung ein.

Summary: The intraaortic balloon pump (IABP), the interaortic bypass ventricle (IAHV) and the self designed aortal Windkessel ventricle with balloon valve (AWV StB) have been examined hemodynamically in 86 dogs. The IABP produced the lowest unloading of the left ventricle (18%), but the highest coronary perfusion (3o%). The AWV StB unloaded the heart with 85% and increased the coronary flow just slightly. The results of the IAHV lie between these extremes.

Literatur:

1) Fasching, W., Deutsch, M., Enenkel, W., Lechner, K., Pflüger, G., Unger, F., Thoma, H., Wolner, E., Navratil, J.: Wien.Med. Wschr. 85, 529 (1973)

2) Goldfarb, D., Conti, C.R., Brown, R.G., Gott, V.L.: J. Thorac. Cardiovasc. Surg. 51, 783 (1966)

3) Gradel, F., Akutsu, T., Chaptal, P.A., Kantrowitz, A.: Tr Asaio XI, 277 (1965)

4) Wolner, E.: Wien.Med.Wschr. 84, Suppl. 1 (1972)

Dr. W. Fasching
II. Chirurgische Universitäts-
Klinik Wien
A 1o9o Wien
Spitalgasse 23

11. Totaler Blutaustausch bei hypothermer extrakorporaler Zirkulation

L. Sunder-Plassmann, R. Dieterle, F. Jesch und K. Meßmer

Institut für Chirurgische Forschung an der Chirurgischen Universitätsklinik München

Die Technik der tiefen Hypothermie durch kurzzeitige, extrakorporale Blutkühlung in Kombination mit extremer Hämodilution besitzt gegenüber der Oberflächenkühlung entscheidende Vorteile, da sich auf Grund der Viskositätssenkung des Blutes auch bei tiefen Temperaturen eine hohe Perfusionsrate aufrechterhalten und so eine schnelle und homogene Organkühlung erzielen läßt. Bei Temperatursenkung bis $20°C$ ist die im Plasma physikalisch gelöste Sauerstoffmenge theoretisch für eine adäquate O_2-Versorgung der Gewebe ausreichend. Es sollte daher geprüft werden, ob bei schneller Kühlung und anschließender Wiedererwärmung die gesamte im Körper vorhandene Blutmenge ausgewaschen und kurzfristig durch künstliche Lösungen ersetzt werden kann.

Methodik: Bei 14 splenektomierten Bastardhunden wurde unter extrakorporaler Zirkulation (partieller Bypass ohne Thorakotomie) ein totaler Blutaustausch durchgeführt. (Abb. 1). Die Oxygenierung erfolgte mittels Gitteroxygenator (Füllung mit Ringer-Laktat). Hinter der arteriellen Pumpe befand sich ein Wärmeaustauscher, der über einen Ultrakryostaten gekühlt wurde. Nach kurzer Vorperfusion wurde das venös zurückströmende Blut verworfen und statt dessen vorgekühlte modifizierte Ringer-Laktat-Lösung dem Oxygenator zugeleitet und gleichzeitig mit der Kühlung des Wärmeaustauschers begonnen. War bei einer Kerntemperatur von ca $21°C$ der Hämatokrit auf unter 1 % abgesunken, wurde die Ringer-Laktat-Zufuhr gestoppt, 1000 ml Dextran 60[+] zugegeben und mit der Wiedererwärmung begonnen. Bei $25°C$ wurde durch gewaschene homologe Erythrozyten der Hämatokrit auf 20 - 30 % angehoben, bei $36°C$ die extrakorporale Zirkulation beendet.

Ergebnisse: (siehe Tabelle 1). Bei 10 technisch einwandfreien Versuchen überlebten 7 Tiere langfristig, 2 starben innerhalb der ersten 48 Stunden und zeigten histologisch massive Mikrothrombosierung der Lunge, eines verstarb am 3. Tag an massiver Hirnerweichung.

[+] Macrodex 6%, Knoll AG, Ludwigshafen

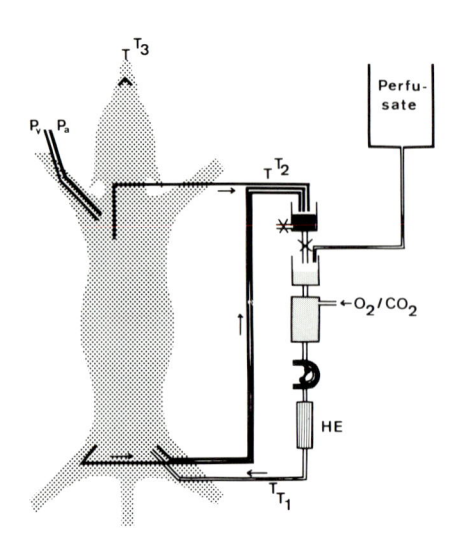

Abb. 1: Perfusionsanordnung für totalen Blutaustausch. T_1, T_2, T_3 = arterielle, venöse und Oesophagustemperatur, Druckmesskatheter (P_a, P_v), HE = Wärmeaustauscher; bei Austauschbeginn wird das venöse Blut verworfen und Ringer-Laktat-Lösung dem Oxygenator zugeleitet

Tabelle 1

I Kontrollwerte, II Ende der Auswasch- und Kühlperiode, III nach Dextran 60, IV nach homologen Erythrocyten, V Ende Bypass

	I	II	III	IV	V
Hkt %	39.9+2.2	<1.0	<1.0	18.1+1.4	22.4+1.9
T °C (Oesoph.)	36.2+0.5	22.5+0.9	24.9+0.9	35.6+0.3	36.0+0.6
P.art. mm Hg	157+4.4	50+6	76+8	122+6	121+10
P.ven. mm Hg	5.5+0.8	7.0+0.7	7.0+0.6	7.0+0.8	5.2+0.8
KOD cm H_2O	32+2	2.4+0.6	21+4	23+0.6	23+1.5
Viskosität* CP	5.1+0.5	1.5+0.2	2.3+0.2	2.7+0.3	2.9+0.3

* gemessen bei Oesophagustemperatur

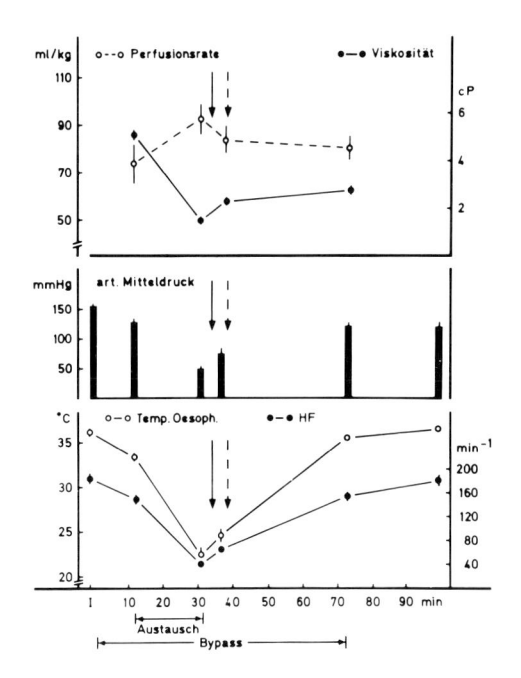

Abb. 2: Verhalten von Viskosität und Perfusionsrate (obere Bildhälfte) art. Mitteldruck (Bildmitte) sowie Herzfrequenz und Oesophagustemperatur (untere Bildhälfte) bei totalem Blutaustausch. (Mittelwerte $\pm$ SEM n =1o) ↓ Zugabe von 1ooo ml Dextran, ↓ Zugabe homologer Erythrozyten

Bei einer Kühlgeschwindigkeit von 1,1 $\pm$ o,2 °C/min war nach 11,2 min eine mittlere Kerntemperatur von 21,8 °C erreicht, der Hämatokrit betrug zu diesem Zeitpunkt < 1%. Trotz der Temperatursenkung ließ sich die Perfusionsrate von 74 auf 93 ml/kg signifikant steigern und verhielt sich somit zu jedem Zeitpunkt spiegelbildlich zur Blutviskosität, gemessen bei der jeweiligen Kerntemperatur (Abb. 2). In zwei Fällen trat bei 27 °C Herzflimmern auf, alle anderen Tiere zeigten gleichmäßige Herzaktion und Auswurfleistung mit Frequenzabfall von 184 auf 42 Schläge/min; bei Wiedererwärmung auf 36 °C war die Ausgangsfrequenz nahezu wieder erreicht. Trotz der hohen Perfusionsrate sank der arterielle Mitteldruck während des Austausches auf 5o mm Hg, stieg aber nach Erythrozytengabe wieder auf nahezu 8o mm Hg und war bei Versuchsende bei 12o mm Hg konstant. Bei Austauschende war in 4 Fällen kein Plasmaeiweiß mehr nachweisbar, die übrigen Tiere zeigten Spuren bis 0,05 g%, der kolloidosmotische Druck (KOD) fiel entsprechend von 32 auf 2,4 cm H_2O , betrug aber nach Dextraninfusion konstant 20 cm H_2O. Trotz Bikarbonatzusatz zur Ringer- und Dextran-Lösung fiel der pH-Wert während der Kühlperiode ab, wurde aber nach Erythrozytenrückgabe durch Bikarbonat bei 7,4 normalisiert.

Diskussion: Während Hochverdünnungsperfusion (Hämatokrit gleich oder $>$ 10%) und tiefe Hypothermie innerhalb der Herzchirurgie bereits vereinzelt angewandt werden (1), haben unsere Versuche gezeigt, daß kurzfristig auch ein totaler Blutaustausch (Hämatokrit $<$ 1%) toleriert wird. Voraussetzung ist jedoch, daß trotz der Temperatursenkung eine dilutionsbedingte Viskositätssenkung erzielt wird, die in unseren Versuchen ca. 70% betrug. Aufgrund dieser Viskositätssenkung wird nämlich eine verbesserte Perfusion der Endstrombahn und somit Vermeidung hypoxischer Stasebezirke erreicht, die eine homogene Temperatursenkung aller Organe erwarten läßt. Die kurzzeitige extreme Senkung des KOD führte zu keiner manifesten Ödembildung, bei länger dauernder Hypothermie mit evtl. nachfolgendem Zirkulationsstop erscheint jedoch ein Kolloidzusatz zur Ringer-Laktat-Lösung indiziert. Da diese Ergebnisse zeigen, daß prinzipiell totaler Blutaustausch unter tiefer Hypothermie toleriert wird, wären Eingriffe am offenen Herzen ohne Zuhilfenahme homologen Spenderblutes denkbar, da das eigene, präoperativ ausgewaschene Blut zur intra- und postoperativen Volumentherapie verwandt werden kann. Zusätzlich ist nach ersten Erfahrungen der totale Blutaustausch im hepatischen Koma (Stadium IV akuter Leberatrophie) sowie septischen Schock indiziert (2).

Zusammenfassung: In tiefer Hypothermie (Kerntemperatur ca. 21° C) konnte unter extrakorporaler Zirkulation kurzzeitig das gesamte zirkulierende Blutvolumen durch Ringer-Laktat und Dextran 60 ersetzt werden. 7 von 10 Tieren überlebten die extreme kurzzeitige Hämatokrit-Verminderung ($<$1%) langfristig. Als entscheidende Voraussetzung für dieses Vorgehen wird die erzielte Viskositätssenkung und damit verstärkte Perfusion der Mikrozirkulation angesehen, die auch bei tiefen Temperaturen eine hohe Perfusionsrate und somit rasche und homogene Organkühlung bewirkt.

Summary: Longterm survival of total body washout (hct $<$ 1%) in deep hypothermia (oesoph. temp. ca 21^oC) and extracorporeal circulation has been achieved in seven out of ten mongrel dogs. The perfusing agent was modified Ringers-Lactate with subsequent adding of dextran 60 to readjust plasma colloid osmotic pressure to approx. 20 cm H_2O. In addition homologous red blood cells were given during rewarming to provide hematocrit levels of 20 - 30%. A substantial decrease in blood viscosity was found to be the decisive precondition for essential improvement of the microcirculation in hypothermia and thus rapid and homogeneous organ cooling.

Literatur:

1. Buckley, M.J., Austen, W.G., Goldblatt, A., Laver, M.B.: Surgical Forum XXII, 16o (1971)

2. Klebanoff, G., Hollander, D., Cosimi, B., Stanford, W., Kemmerer, W.T.: J. Surg. Res. $\underline{12}$, 1 (1972)

> Dr. L. Sunder-Plassmann
> Institut für Chirurgische Forschung an der Chirurgischen Universitätsklinik München
> 8ooo   München   2
> Nußbaumstr. 2o

12. Serienmessungen von Kreislaufparametern in der Frühphase nach Aortenklappenersatz

G. Hempelmann, S. Piepenbrock, G. Karliczek und H.G. Borst

Institut für Anaesthesiologie und Department Chirurgie der Medizinischen Hochschule Hannover

An 39 Patienten im Alter von 21 - 6o Jahren ($\bar{x}$ = 42,4 Jahre) mit Aortenvitien vom klinischen Schweregrad III - IV wurden vor und nach Aortenklappenersatz Serienmessungen folgender hämodynamischer Parameter vorgenommen: Blutdruck (p_{art}), Herzfrequenz (HF), rechtsatrialer Druck ($\bar{p}_{RA}$), linksatrialer Druck ($\bar{p}_{LA}$) und Herzzeitvolumen (HZV).

Bei insgesamt 21 Patienten wurden postoperativ die Messungen in stündlichen Abständen während der ersten 24 Stunden durchgeführt. Dabei erfolgte die Bestimmung des Herzzeitvolumens nach der Thermodilutionsmethode über einen im linken Vorhof liegenden Injektionskatheter und einen in der thorakalen Aorta plazierten Thermistor bei gleichzeitiger Registrierung der Dilutionskurven mit einem Kompensationsschreiber. Im übrigen erfolgten tägliche Messungen der hämodynamischen Parameter bis einschließlich zum 3. postoperativen Tag (n=39).

Weiterhin wurden bei 2o Patienten Blutgase, pH und Serumelektrolyte (Na^+, K^+, Cl^-) ausgewertet. Mit Chrom^{51} führten wir bei 15 Patienten Bestimmungen des Blutvolumens (BV), Plasma-(PV) und Erythrocytenvolumens (EV) präoperativ sowie postoperativ bis zum 1o. Tag durch.

Prämedikationsbedingt kam es bei den Patienten zu einem geringen Blutdruckabfall und Frequenzanstieg (Abb. 1, Tabelle 1). Unter der Narkose, die bei Berücksichtigung des vorgeschädigten Myokards mit Methohexital (1 mg/kg) eingeleitet und mit Morphin bzw. synthetischen Morphinderivaten sowie Dehydrobenzperidol fortgeführt wurde, fanden wir eine signifikante Blutdruck- und Frequenzabnahme. Der postoperative Verlauf war durch einen gegenüber dem Narkosewert deutlich erhöhten Blutdruck und eine Frequenzzunahme auf über 1oo min^{-1} unmittelbar nach der Operation gekennzeichnet. In den nächsten 6 Stunden kam es zu einem Abfall des Blutdrucks auf Minimalwerte von 111,o $\pm$ 3,6 mm Hg systolisch bei auffälliger Amplitudenverkleinerung (Abb. 1). Im Anschluß daran fanden wir einen kontinuierlichen Blutdruckanstieg

Tabelle 1: Veränderungen des arteriellen Mitteldrucks ($\bar{p}_{art}$), der Herzfrequenz (HF), des Herzindex (HI) und des Schlagindex (SI) (n=39) sowie von Hämoglobin (Hb), Hämatokrit (Hkt), Blutvolumen (BV), Plasmavolumen (PV) und Erythrocytenvolumen (EV) (n=15) nach Aortenklappenersatz

		Leerwert	vor Narkose	in Narkose	postoperativ	1. Tag	2. Tag	3. Tag	10. Tag
$\bar{p}_{art}$ (mm Hg)	$\bar{x}$ s $s_{\bar{x}}$	89,5 12,3 2,0	86,3 12,5 2,1	83,2 13,2 2,3	95,8 18,2 2,9	92,9 20,3 3,3	89,7 18,6 3,0	89,7 14,8 2,4	
HF (min^{-1})	$\bar{x}$ s $s_{\bar{x}}$	77,4 11,3 1,8	87,5 22,5 3,7	78,3 17,7 3,0	100,5 14,9 2,4	90,8 13,6 2,2	95,9 15,2 2,4	96,7 11,9 1,9	
HI (l/min·m^2)	$\bar{x}$ s $s_{\bar{x}}$	3,13 0,85 0,14	3,98 0,96 0,16	2,89 0,91 0,16	3,65 1,22 0,20	3,57 0,83 0,13	3,87 1,02 0,17	3,96 1,08 0,18	
SI (ml/m^2)	$\bar{x}$ s $s_{\bar{x}}$	40,8 15,7 2,5	49,9 13,6 2,3	40,1 15,4 2,7	37,3 11,2 1,8	40,9 10,1 1,6	42,1 10,2 1,7	42,7 11,1 1,9	
Hb (g%)	$\bar{x}$ s $s_{\bar{x}}$	15,3 1,8 0,4			13,8 1,2 0,3	12,7 1,6 0,3	11,4 1,5 0,3	11,4 1,3 0,3	
Hkt (Vol%)	$\bar{x}$ s $s_{\bar{x}}$	45,2 5,2 1,2			41,8 3,5 0,8	37,3 4,4 1,0	35,6 4,7 1,1	35,8 3,4 0,8	37,0 4,8 2,4
BV (ml/kg)	$\bar{x}$ s $s_{\bar{x}}$	87,3 14,8 3,9			72,7 7,0 1,8	74,6 12,5 3,2	80,7 12,4 3,2	77,5 10,2 2,7	77,9 8,1 4,1
PV (ml/kg)	$\bar{x}$ s $s_{\bar{x}}$	48,3 7,2 1,9			41,6 5,1 1,3	46,5 8,3 2,1	51,7 10,6 2,7	49,5 7,2 1,9	49,4 8,6 4,3
EV (ml/kg)	$\bar{x}$ s $s_{\bar{x}}$	39,0 10,2 2,7			31,1 4,2 1,1	28,0 6,1 1,6	29,0 5,1 1,3	28,0 4,8 1,3	28,6 2,4 1,2

bis zur 24. Stunde postoperativ. Die nach der Operation signifikant erhöhte Herzfrequenz (p o.oo1) nahm dagegen entsprechend früheren Untersuchungen bei Patienten mit Mitralklappenersatz kontinuierlich bis zur 24. Stunde ab. Eine erneute Frequenzerhöhung am 2. Tag war u.a. bedingt durch verminderte arterielle pO_2-Werte und gegenüber dem Ausgangswert leicht erhöhte pCO_2-Werte bei den nun wieder spontan atmenden Patienten, die in den ersten 15-2o Stunden mit einem volumenkonstanten Gerät kontrolliert beatmet wurden (Tabelle 2).

Tabelle 2: Veränderungen der Blutgase, des pH und der Serumelektrolyte nach Aortenklappenersatz (n=2o)

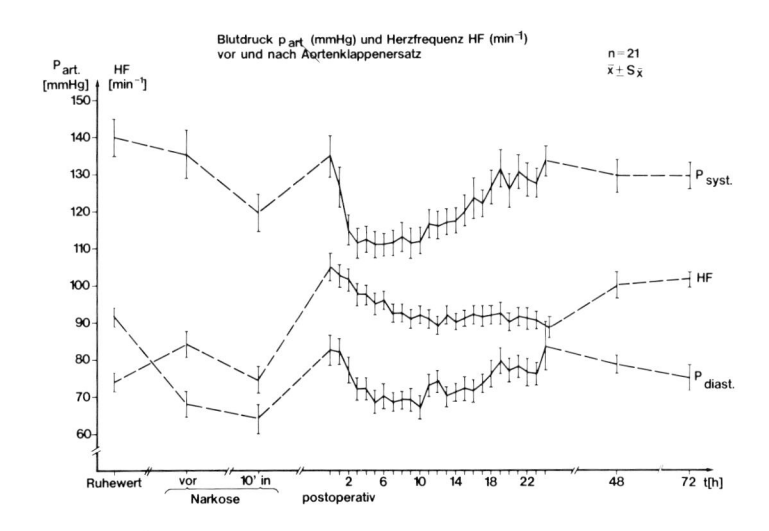

		präoperativ	postoperativ	1. Tag	2. Tag	3. Tag
pO_2 (Torr)	$\bar{x}$ s $s_{\bar{x}}$	79,1 7,9 1,8	133,6 82,3 18,4	107,9 34,4 7,7	78,1 16,7 4,2	73,8 15,2 3,9
pCO_2 (Torr)	$\bar{x}$ s $s_{\bar{x}}$	37,0 3,4 0,8	36,1 7,0 1,6	41,8 6,5 1,5	41,8 5,2 1,3	38,4 4,7 1,2
pH	$\bar{x}$ s $s_{\bar{x}}$	7,417 0,036 0,008	7,423 0,056 0,012	7,443 0,049 0,011	7,438 0,049 0,013	7,452 0,036 0,009
Na^+ (mval/l)	$\bar{x}$ s $s_{\bar{x}}$	140,8 2,2 0,5	139,8 4,8 1,1	140,5 5,7 1,3	138,7 4,8 1,1	139,4 4,2 0,9
K^+ (mval/l)	$\bar{x}$ s $s_{\bar{x}}$	4,4 0,5 0,1	4,0 0,5 0,1	4,5 0,5 0,1	4,4 0,3 0,1	4,2 0,5 0,1
Cl^- (mval/l)	$\bar{x}$ s $s_{\bar{x}}$	101,8 4,3 1,0	96,6 4,4 1,0	95,8 4,5 1,0	97,3 4,7 1,1	95,7 5,4 1,2

Abb. 1: Veränderungen von Blutdruck (p_{art}) und Herzfrequenz (HF) vor und nach Aortenklappenersatz

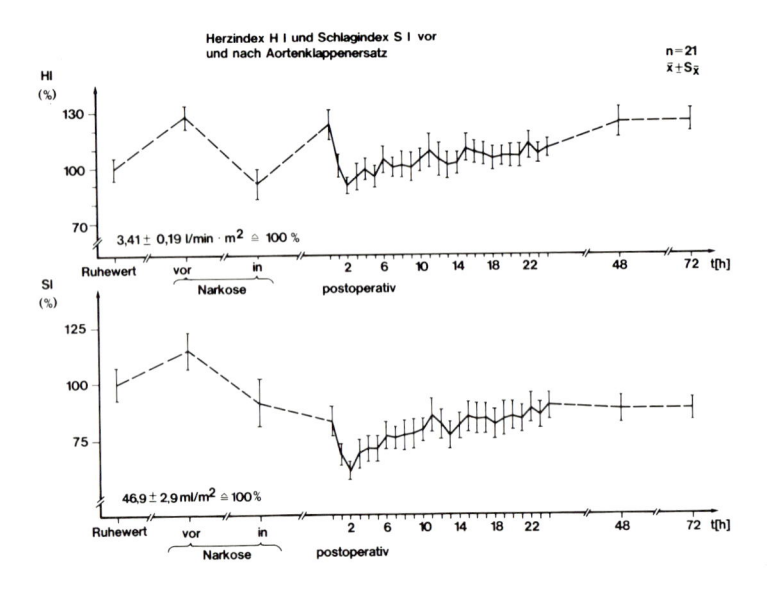

Abb. 2: Veränderungen von Herzindex (HI) und Schlagindex (SI) vor und nach Aortenklappenersatz

Die bisher vorliegenden hämodynamischen Untersuchungen nach Aortenklappenersatz von u. a. Austen et al., Rastelli et al., Kloster et al. und Rothlin weisen nur wenige Einzelbestimmungen des Herzzeitvolumens und ein nicht einheitliches Verhalten auf. Erst Nyström berichtete 1973 ausführlich über Kreislaufveränderungen nach Aortenklappenersatz, wobei er seine Untersuchungszeitpunkte jedoch in Abhängigkeit vom klinischen Verlauf wählte. Bei unseren stündlichen HZV-Messungen fanden wir entsprechend dem Verlauf der Blutdruckkurve unmittelbar postoperativ einen deutlich erhöhten Herzindex (Tabelle 1, Abb. 2).

2 Stunden nach Operationsende wurde ein mittlerer Minimalwert erreicht, der dem Wert unter Narkose entsprach (Abb. 2). Im Anschluß daran kam es zu einem sukzessiven Anstieg bis zum 3. p. o. Tag. Die Berechnung des Schlagindex zeigte, daß die postoperativ hohen HZV-Werte im wesentlichen durch eine Frequenzsteigerung bedingt waren. Zum Zeitpunkt des HZV-Minimum fand sich auch der niedrigste Wert für den Schlagindex (31,2 $\pm$ 1,8 ml/m^2). Der weitere postoperative Verlauf entsprach in der Tendenz dem HZV- Verlauf (Tabelle 1, Abb. 2).

Für das mit Chrom^{51} gemessene Blutvolumen fanden wir unmittelbar nach der Operation eine Verminderung um 17%, wobei das Erythrocytenvolumen um 21% verringert war (Tabelle 1); letzteres verminderte sich im Verlauf der nächsten Tage, während das Plasma-und Blutvolumen im Vergleich zum postoperativen Wert bis zum 1o. Tag zunahmen.

Die Veränderungen der Serumelektrolyte waren nur gering, was als Ausdruck einer ausgeglichenen Infusionstherapie gewertet werden kann (Tabelle 2).

Abschließend möchten wir feststellen, daß die hämodynamischen Veränderungen nach Aortenklappenersatz gekennzeichnet sind durch eine Phase der Vasokonstriktion unmittelbar postoperativ mit erhöhten Werten für den Blutdruck, die Herzfrequenz und den Herzindex; innerhalb der ersten 6 Stunden kommt es zu einer deutlichen Abnahme aller Kreislaufparameter, anschließend folgt eine Konsolidierungsphase mit Vasodilatation und Abnahme des peripheren Widerstandes sowie einer Steigerung des Blutdruckes, sowie des Herz- und Schlagindex. Als kritische Phase lassen sich somit die ersten 6 Stunden postoperativ bezeichnen, die man durch gezielte medikamentöse Vasodilatation z.B. mit o,1 mg/kg Dehydrobenzperidol im Abstand von 3o min und induzierter Hypervolämie sowie gleichzeitige Gabe von positiv inotrop wirkenden Substanzen wie Adrenalin, Alupent, Dopamin oder Glucagon günstig beeinflussen kann.

Zusammenfassung: Es wird über hämodynamische Untersuchungen bei 39 Patienten nach Aortenklappenersatz berichtet.

Summary: It is reported on hemodynamic studies in 39 patients with aortic valve replacement.

Literatur:
1. Austen et al.: J. Thorac. Cardiovasc. Surg. 51, 461 (1966)
2. Kloster et al.: Circulation 33, 528 (1966)
3. Nyström S.: Scand. J. Thorac. Cardiovasc. Surg. Supp. 11 (1973)
4. Rastelli et al.: Surgery 61, 873 (1967)
5. Rothlin, M.: Das Herzminutenvolumen nach Operationen am Herzen. Huber, Bern-Stuttgart-Wien (1971)

Dr. G. Hempelmann
Institut für Anaesthesiologie
der Medizinischen Hochschule
3ooo Hannover
Karl-Wiechert-Allee 9

13. Die Funktionserwartung implantierter Herzschrittmacher in Abhängigkeit von der Gewebsimpedanz[+]

W. Heimisch, E. Kreuzer, H. Meisner, A. Schaudig und F. Sebening

Klinik für Herz- und Gefäßchirurgie am Deutschen Herzzentrum München (Direktor: Prof. Dr. F. Sebening), Abteilung für Herzchirurgie an der Chirurgischen Universitätsklinik München (Vorstand: Prof. Dr. W. Klinner)

Die Beurteilung der Funktion implantierter Herzschrittmacher (SM) stützt sich in den meisten Fällen auf eine Kontrolle der SM-Frequenz. Anzeichen einer Batterieerschöpfung lassen sich daraus erst am Ende des Funktionszeitraumes erkennen. Die Impulsanalyse am SM-EKG führte ebenfalls nicht zu zuverläßigeren Vorhersagen (1). Deshalb wurden Überlegungen angestellt, um einen Parameter zu definieren, mit dem ein elektiver, zeitgerechter SM-Austausch ermöglicht wird. Die Gewebsimpedanz zwischen den SM-Elektroden schien uns aus theoretischen Gründen ein brauchbarer Parameter. Deshalb sollte die Abhängigkeit der Gewebsimpedanz zur Funktionsdauer von SM mit elektro-chemischer Energiequelle nachgewiesen werden.

Methodik: Während des Batteriewechsels stellten wir das an den Ausgängen des SM abgenommene Spannungssignal auf einem Speicheroszilloskop dar und hielten es auf Polaroidfilm fest. Aus der Verlaufsanalyse der vom SM abgegebenen Stimulationsimpulse wurde ein elektrisches Modell der patienteneigenen Impedanz erstellt. Die einzelnen Komponenten des Modellnetzwerkes wurden so abgestimmt, daß die rekonstruierte Impulsform dem intraoperativ aufgenommenen Verlauf entspricht (Abb. 1).
Das simulierte Signal war dem patientenbezogenen Stimulationsimpuls mit einer maximalen Abweichung von $\pm$ 5% bezüglich der Frequenz, der Impulsbreite und dem zeitlichen Amplitudenverlauf angenähert. Das aus RC-Gliedern aufgebaute Impedanzmodell entwickelten wir nach dem von S.A. Briller et al. (2) aufgezeigten Ersatz-Schaltkreis und dimensionierten es speziell für die Gegebenheiten im gepulsten Betrieb. Damit konnten die Simulation der Flankensteilheiten und Untersuchungen über den frequenzabhängigen Impedanzverlauf exakter durchgeführt werden. Dabei ergab

---
[+] mit Unterstützung des Sonderforschungsbereiches 37

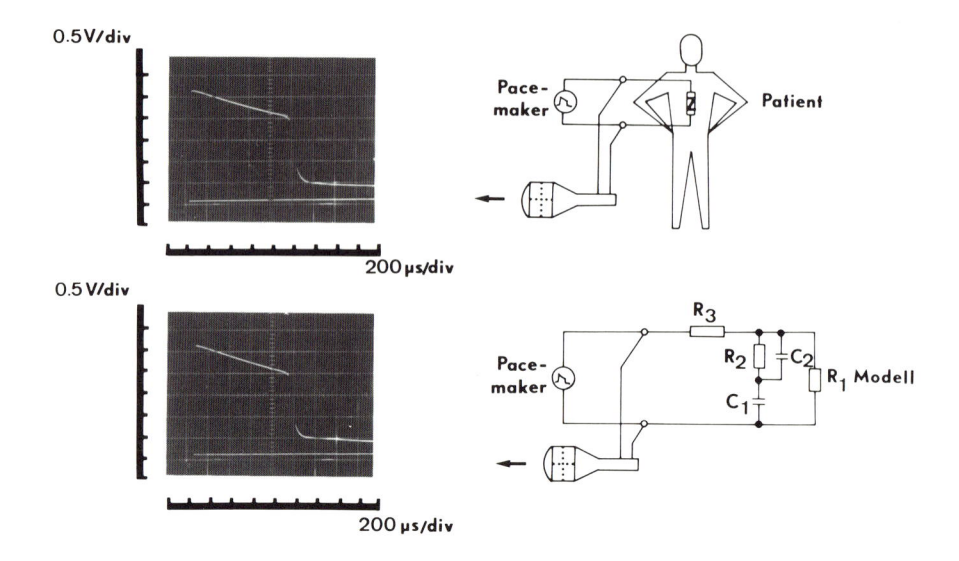

Abb. 1: Intraoperativ aufgenommener Impulsverlauf und dessen Rekonstruktion durch ein elektrisches Impedanzmodell

sich, daß am Modell eine Eingangsserienkapazität, deren Einfluß erst bei Impulsbreiten über 1,5 ms und Werten über 1o µF auf den Impulsverlauf deutlich wurde, vernachläßigt werden kann. Aus jedem Netzwerk wurde die patientenspezifische Impedanz $Z = R + jX$ und daraus deren Betrag $Z = R^2 + X^2$ errechnet. In unserer Untersuchung sind von drei verschiedenen SM-Fabrikaten fünf Typen erfaßt (Tabelle 1). Bei allen untersuchten Systemen ist der Quotient aus Batteriekapazität und Impulsenergie annähernd gleich. Um stabilisierte Impedanzverhältnisse annehmen zu können, wurden Messungen nur von solchen Patienten in die Auswertung einbezogen, deren unipolare Elektroden gleicher Kontaktflächen (Eleme 588 B) bereits seit 23 oder mehr Monaten implantiert waren.

<u>Ergebnisse:</u> Ein solches Modell rekonstruierten wir aus dem Impulsverlauf, der während der Operation von neun Patienten aufgenommen wurde. Die einzelnen Impedanzbeträge wurden als mittlere Abschlußlast am SM über die Dauer des Impulses gegen die jeweilige Funktionszeit graphisch aufgetreten. Es zeigte sich folgender Zusammenhang (Abb. 2):

1. Bei elektivem Austausch des SM auf Grund eines bereits eingetretenen Frequenzabfalles besteht ein linearer Zusammenhang zwischen Impedanzbetrag und Funktionszeit. Die Linearität der Werte dieser Gruppe ist durch eine Regressionsgerade von der Form ($Z = 441 + 0,088T$) mit einem Korrelationskoeffizienten von 0,987 zu den Impedanzwerten beschrieben.

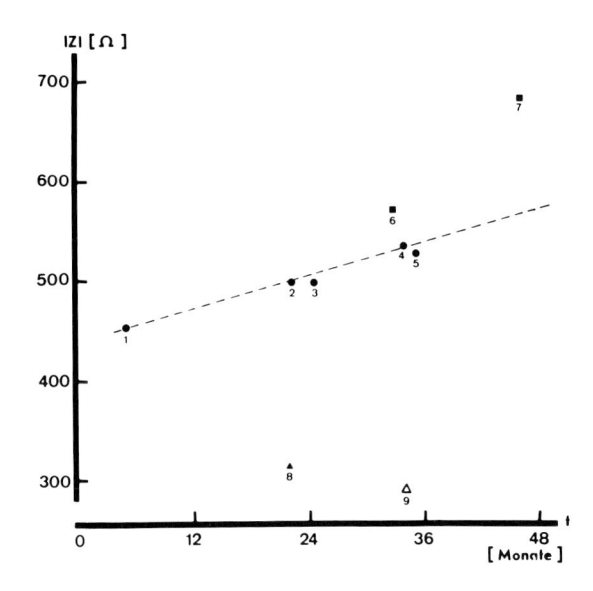

Abb. 2: Der Zusammenhang zwischen Patientenimpedanz und Funktionszeit des Schrittmachers bei (●) elektivem Wechsel auf Grund eines Frequenzabfalles, bei elektivem Wechsel und postoperativer Lagerung ohne Abschlußwiderstand über (▲) 1o Stunden und über (△) 13 Stunden und bei (■) Wechsel mit normalem Funktionsverhalten

Tabelle 1: Aufschlüsselung der in Abb. 2 übernommenen Daten. Unter Nummer 8 und 9 sind die aus der Regressionsgeraden errechneten, theoretischen Werte neben den nicht relevanten Werten zum Vergleich gesetzt

Nummer (s. Abb. 2)	SM-Fabrikat	Type	Funktionszeit T (Tage)	Impedanzbetrag Z (Ohm)	Bemerkungen
1	Stanicor	143 G7	147	455	Gruppe 1
2	Stanicor	143 E7	664	502	Elektiver Wechsel auf Grund
3	Stanicor	143 E7	738	499	eines Frequenzabfalles
4	Ventricor	111 G7	1.016	537	Regressionsgerade:
5	Biotronik	IRP 44	1.058	531	$\|Z\| = 441 + 0{,}088\,T$
6	Chardack	QU 0582	984	574	Gruppe 2
7	Ventricor	111 G7	1.386	685	Normale Funktion zum Explantationszeitpunkt
8	Stanicor	143 E7	660	315 Theoret.: 499	Gruppe 3 10 h ohne Abschlußwiderstand
9	Biotronik	IRP 44	1.025	295 Theoret.: 531	13 h ohne Abschlußwiderstand

2. Bei routinemäßigem Batteriewechsel, d. h. ohne Frequenzabfall, erwiesen sich die errechneten Impedanzbeträge als signifikant überhöht im Vergleich zu Werten der Gruppe 1 mit gleicher Funktionszeit.

3. Modellnetzwerke von explantierten SM, die länger als 1 Stunde in unbelastetem Zustand, also ohne Abschlußwiderstand waren, erbringen unrealistisch niedrige Impedanzwerte, bedingt durch eine rasche Erholung der SM-Batterien.

Aus den Ergebnissen schließen wir, daß die Kenntnis der Gewebsimpedanz zwischen den Elektroden des SM die Bestimmung des wegen Batterieerschöpfung notwendigen Explantationszeitpunktes zuläßt. Bei bekannter Batteriekapazität und Impulsenergie kann der Zeitraum festgelegt werden, zu dem eine intensive Überwachung der SM-Frequenz einsetzen muß. Eine vorzeitige Entfernung des SM bei einer überdurchschnittlich langen Funktionszeit, insbesondere bei Demand-SM, kann dadurch vermieden, eine Verkürzung der Funktionszeit kann auf Grund niedriger Impedanzwerte vorhergesagt werden.

Zusammenfassung: An 9 Patienten wurde bei SM-Wechsel die Gewebsimpedanz im Modell elektrisch simuliert. Die daraus errechneten Impedanzwerte zeigten einen linearen Zusammenhang mit den Funktionszeiten des SM. Die Bestimmung der Impedanz läßt sich als Kriterium zur Vorhersage der Funktionserwartung von SM verwerten.

Summary: Tissue impedance between electrodes was simulated in an electrical model in nine patients. A linear relationship between computed impedance values and pacemaker longevity was demonstrated. Determination of the impedance represents a criterium for predicting function time of cardiac pacemakers.

Literatur:
1. Haenni, B., Ph. Simonin, J. Richez, P.W. Duchosal: Contrôle de marche des pace-makers par Tektronix Polaroid. Schweiz. Med. Wschr. 1o3, 318 - 32o (1973)
2. Briller, S.A., D.B. Geselowitz, S.D. Arlinger, G.D. Danielson, D. Jaron, C.R. Joyner: The electrical interaction between artificial pacemakers and patients, with applications to electrocardiography. Am. Heart J. 71, 656-665 (1966)

    Dipl-Ing. W. Heimisch
    Deutsches Herzzentrum München
    8ooo München 2
    Lothstr. 11

14. Hämodynamik nach Dopamin bei herzchirurgischen Patienten

S. Piepenbrock, G. Hempelmann, R. Schäfer und P. Walter

Institut für Anaesthesiologie und Department Chirurgie der Medizinischen Hochschule Hannover

Dopamin, die biologische Vorstufe des Noradrenalin, senkt den peripheren Gefäßwiderstand, während es bei etwa gleichbleibender Herzfrequenz das Herzzeitvolumen, den renalen Blutfluß und die Na-Ausscheidung erhöht (Goldberg et al.). Diese günstigen Eigenschaften veranlaßten uns, Dopamin gezielt bei herzchirurgischen Patienten mit vorgeschädigtem Myokard (klin. Stadien III - IV) einzusetzen und die Beeinflussung von Herz-Kreislaufparametern zu messen.

Methodik:
I. Intraoperative Messungen
a) Vor Bypass-Beginn: bei 1o Patienten im Alter von 33 - 5o Jahren ($\bar{x}$ = 42,4 Jahre), denen in extrakorporaler Zirkulation ein oder zwei Herzklappen ersetzt werden sollten (klin. Schweregrad: 7 Patienten = III; 3 Patienten = III-IV), wurden unter Neuroleptanalgesie nach Sternotomie und Perikarderöffnung vor und mindestens 6 min nach i.v.-Gabe von o,o5 mg/kg Dopamin folgende Parameter gemessen: Blutdruck $\bar{p}_{art}$ (mm Hg), Herzfrequenz HF (min^{-1}), zentraler Venendruck $\bar{p}_{ven}$ (mm Hg), linksventrikulärer Druck p_{LV} (mm Hg) mit gleichzeitiger Registrierung der Druckanstiegsgeschwindigkeit dp/dt (mm Hg/sec).

b) Während der extrakorporalen Zirkulation: bei induziertem Kammerflimmern erfolgte 3o min nach Bypass-Beginn vor und nach Gabe von o,o5 mg/kg Dopamin die Messung des Perfusionsdruckes $\bar{p}$ (mm Hg) über eine in der linken A. radialis liegende Plastiknadel (n=1o). Das Minutenvolumen der Herz-Lungen-Maschine (2,4 l/min·m^2) und die Körpertemperatur (leichte Hypothermie; $\bar{x}$ = 33,7 $\pm$ 1,7 °C) wurden dabei über den Meßzeitraum von 1o min konstant gehalten.

II. Postoperative Messungen
2 - 3 Stunden nach herzchirurgischen Eingriffen in extrakorporaler Zirkulation wurde die hämodynamische Wirkung einer Dopamin-Bolusinjektion in der Dosierung von 1 · o,o25 mg/kg (n=1o), 2. o,o5 mg/kg (n=1o) und 3. o,1 mg/kg (n=19) sowie 4. die einer Dauerinfusion von o,2 mg/kg · h (n=1o) Dopamin untersucht.

Tabelle 1: Veränderungen des arteriellen Druckes p_{art} (mm Hg), der Herzfrequenz HF (min^{-1}), des linksventrikulären Drucks p_{LV} (mm Hg), der maximalen Druckanstiegsgeschwindigkeit dp/dt_{max} (mm Hg/sec) und des zentralvenösen Mitteldrucks $\bar{p}_{ven}$ (mm Hg) durch 0,05 mg/kg Dopamin während herzchirurgischer Eingriffe in Neuroleptanalgesie (n=10; $\bar{x}$ = Mittelwert; S = Standardabweichung; $S_{\bar{x}}$ = Standardabweichung des Mittelwertes; p = Signifikanz; t_1 = Zeit von Injektionsbeginn bis zum Auftreffen des Maximalwertes)

	vor Dopamin		nach Dopamin													Maximum		t_1 (sec)
			1'		2'		3'		4'		5'		6'					

1. Systolischer und diastolischer Blutdruck (mm Hg)

$\bar{x}$	112,2	63,0	117,3	58,8	136,3	65,9	132,9	66,1	125,6	63,5	118,9	62,4	113,3	60,6	134,5	65,4	111,5
S	9,4	12,9	12,4	11,3	15,2	11,4	13,1	11,0	12,3	12,4	10,1	12,7	8,9	13,5	14,9	10,8	20,2
$S_{\bar{x}}$	3,0	4,1	4,0	3,6	4,9	3,6	4,2	3,5	3,9	4,0	3,2	4,0	2,8	4,3	4,8	3,4	6,5
p<					0,05												

2. Herzfrequenz HF (min^{-1})

$\bar{x}$	104,9	121,8	122,7	116,8	111,4	110,8	108,6	123,0	
S	14,6	23,4	22,7	19,5	16,6	15,8	13,9	23,6	
$S_{\bar{x}}$	4,7	7,5	7,3	6,2	5,3	5,0	4,4	7,5	
p<		0,001							

3. Linksventrikulärer Druck p_{LV} (mm Hg)

$\bar{x}$	119,1	7,5	135,7	6,1	150,0	6,4	144,7	6,4	136,2	6,5	127,6	6,5	120,3	6,6	148,0	6,4	
S	21,1	3,6	31,1	2,9	28,7	3,4	26,8	3,3	25,5	3,2	23,5	3,2	21,1	3,0	31,0	3,2	
$S_{\bar{x}}$	6,8	1,1	10,0	0,9	9,2	1,0	8,6	1,0	8,2	1,0	7,5	1,0	6,8	0,9	10,0	1,0	
p<			0,001														

4. Maximale Druckanstiegsgeschwindigkeit dp/dt_{max} (mm Hg)

$\bar{x}$	1332,7	2187,8	2451,1	2182,7	1902,9	1634,7	1444,5	2472,5	
S	455,4	925,7	999,1	938,1	850,0	749,0	668,0	984,3	
$S_{\bar{x}}$	146,9	298,6	322,2	302,6	274,1	241,6	215,4	317,5	
p<		0,001							

5. Zentralvenöser Mitteldruck $\bar{p}_{ven}$ (mm Hg)

$\bar{x}$	8,4	7,6	7,3	7,2	7,2	7,3	7,3	7,3	
S	1,9	1,8	1,9	2,0	2,0	2,1	2,4	2,0	
$S_{\bar{x}}$	0,6	0,5	0,6	0,6	0,6	0,6	0,7	0,6	

Tabelle 2: Veränderungen des arteriellen Mitteldrucks $\bar{p}_p$ (mm Hg) (mm Hg; A. radialis) durch 0,05 mg/kg Dopamin während herzchirurgischer Eingriffe bei induziertem Kammerflimmern, extrakorporaler Zirkulation und abgeklemmter Aorta; Basisnarkose: Neuroleptanalgesie (n=10; $\bar{x}$ = Mittelwert; S = Standardabweichung; $S_{\bar{x}}$ = Standardabweichung des Mittelwertes; p = Signifikanz; t_1 = Zeit von Injektionsbeginn bis zum Auftreten des Minimalwertes)

Perfusionsdruck $\bar{p}_p$												t_1
vor	nach 1'	2'	3'	4'	5'	6'	7'	8'	9'	10'	Minimum	(sec)
84	80	75	75	77	79	84	90	90	95	95	72	100
62	44	43	50	55	60	63	66	67	67	67	42	75
93	70	68	70	72	73	77	80	83	84	84	65	95
75	68	58	62	70	74	76	79	80	80	80	57	110
108	90	78	80	88	91	98	100	100	100	100	78	120
80	65	76	80	84	90	94	94	93	94	94	65	65
100	90	80	80	88	95	100	100	100	100	100	80	120
69	60	54	55	59	64	69	69	70	70	70	51	105
58	51	50	48	52	55	60	60	60	61	62	48	200
78	68	59	59	68	69	72	76	78	78	79	58	85
80,7	68,6	64,1	65,9	71,3	75,0	79,3	81,4	82,1	82,9	83,1	61,6	107,5
16,1	15,1	13,0	12,7	13,1	13,7	14,3	14,2	13,8	14,1	13,9	12,7	37,2
5,1	4,8	4,1	4,0	4,2	4,3	4,5	4,5	4,4	4,5	4,4	4,0	11,8
			0,001									

Bestimmt wurden der arterielle Druck p_{art} (mm Hg), die Herzfrequenz HF (min^{-1}), der rechtsatriale Druck $\bar{p}_{RA}$, der linksatriale Druck $\bar{p}_{LA}$ (mm Hg) und das Herzzeitvolumen HZV (l/min) (Thermodilutionsmethode: Kälteinjektion in den linken Vorhof, Thermistor in der thorakalen Aorta). Alle Patienten wurden während der Messung kontrolliert mit einem volumenkonstanten Gerät beatmet.

Ergebnisse: Die Tabelle 1 zeigt die Ergebnisse der intraoperativen Messungen vor Bypass-Beginn nach Gabe von 0,05 mg/kg Dopamin. Der Blutdruck stieg unter Zunahme der Amplitude innerhalb von 2 min von 112,2/63,0 auf 136,0/65,9 mm Hg an. Während der 1. min fiel bei 9 von 10 Patienten der diastolische Druck deutlich ab. Als Ursache hierfür ist eine periphere Gefäßerweiterung durch überwiegende β-Rezeptoren-Stimulierung anzunehmen, da gleichzeitig systolischer Blutdruck, HF, p_{LV} und dp/dt_{max} anstiegen. Die Herzfrequenz stieg bei dieser Dosierung signifikant von 104,9 min^{-1} auf 122,7 min^{-1}; ebenso der linksventrikuläre Druck (von 119 auf 150 mm Hg nach 2 min), während der enddiastolische Druck im linken Ventrikel keine signifikante Änderung aufwies. Die maximale Druckanstiegsgeschwindigkeit dp/dt_{max} erreichte nach im Mittel 111,0 ± 6,5 sec einen Höchstwert (von 1332 auf 2472 mm Hg/sec; p < 0,001). Sämtliche Kreislaufwerte

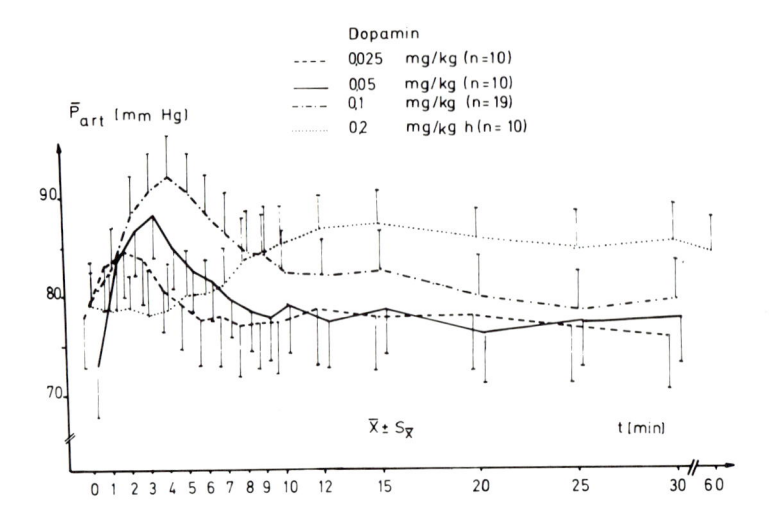

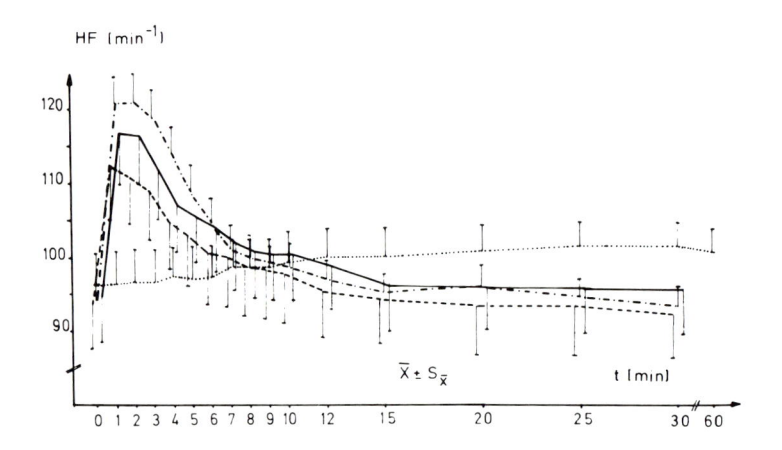

Abb. 1: Veränderungen des arteriellen Mitteldrucks $\bar{p}_{art}$ (mm Hg) und der Herzfrequenz HF (min^{-1}) durch Bolusinjektion von
1. o,o25 mg/kg (n=1o)
2. o,o5 mg/kg (n=1o) und
3. o,1 mg/kg (n=19) Dopamin
sowie durch
4. Dauerinfusion von o,2 mg/kg · h (n=1o) Dopamin bei Patienten 2 bis 3 Stunden nach herzchirurgischen Eingriffen in extrakorporaler Zirkulation

waren in der Regel nach 6 min wieder zu den Ausgangswerten zurückgekehrt.
In Tabelle 2 sind die arteriellen Meßwerte nach Injektion von o,o5 mg/kg Dopamin während der extrakorporalen Zirkulation zusammengefaßt. Ohne Überlagerung kardialer Effekte war hierbei nur die isolierte Wirkung von Dopamin auf die peripheren Gefäße

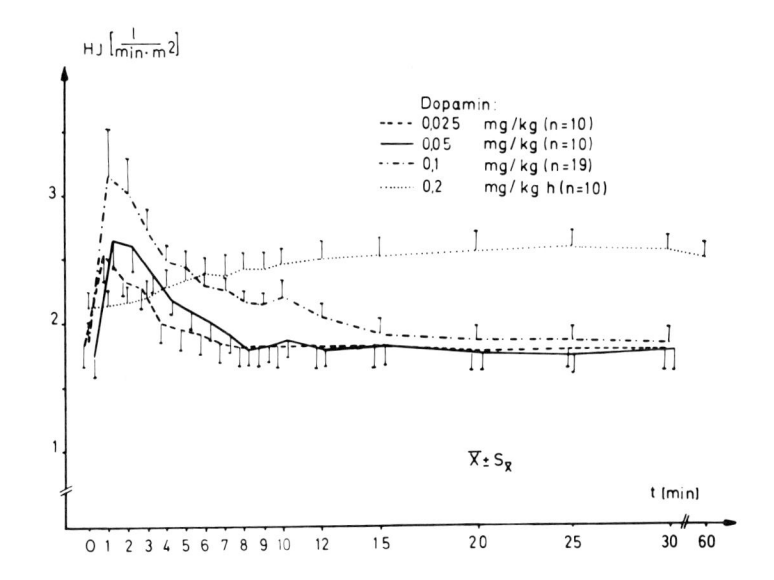

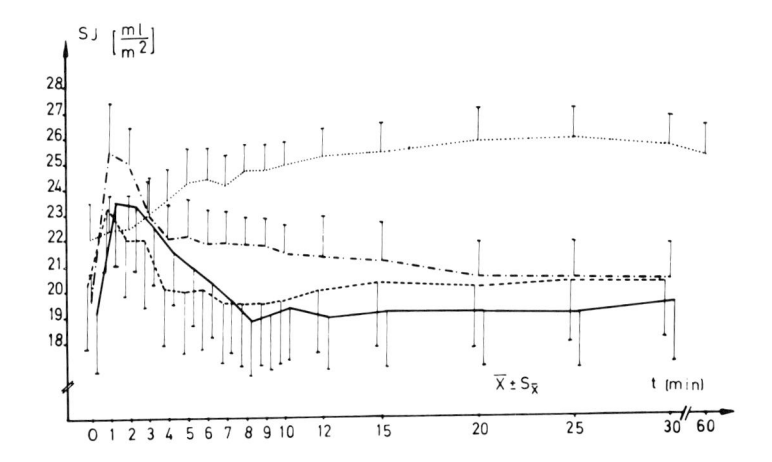

Abb. 2: Veränderungen des Herzindex HI (l/min · m^2) und des Schlagindex SI (ml/m^2) durch Bolusinjektion von
1. 0,025 mg/kg (n=10)
2. 0,05 mg/kg (n=10) und
3. 0,1 mg/kg (n=19) Dopamin sowie durch
4. Dauerinfusion von 0,2 mg/kg · h (n=10) Dopamin bei Patienten 2 - 3 Stunden nach herzchirurgischen Eingriffen in extrakorporaler Zirkulation

zu erfassen. In einer Dosierung von 0,05 mg/kg wurde ein signifikanter ($p < 0,001$) Abfall des Perfusionsdrucks in der A. radialis von 80,7 $\pm$ 5,1 mm Hg auf minimal 61,6 $\pm$ 4,0 mm Hg nach im Mittel 107,5 $\pm$ 11,8 sec festgestellt. In durchschnittlich 7 min waren die Ausgangswerte wieder erreicht.

Die Ergebnisse der postoperativen Messungen sind in Abb. 1 und 2 zusammengefaßt: wir fanden 1 - 3 min nach Dopamin-Gabe eine signifikante Steigerung von arteriellem Mitteldruck, Herzfrequenz, Herzindex und Schlagindex nach allen 3 Dosierungen der Bolusinjektionen. Nach 8 - 12 min waren die jeweiligen Ausgangswerte wieder erreicht Im Gegensatz dazu blieben die Steigerungen von arteriellem Mitteldruck, Herzindex und Schlagindex bei Dauerinfusion von o, 2 mg/ kg · h Dopamin während einer Stunde erhalten, wobei die Herzfrequenz nur einen maximalen Anstieg von $96,9 \pm 4,1$ auf $101,8 \pm 2,9$ min^{-1} aufwies. Diese Befunde stehen in Übereinstimmung mit Angaben in der Literatur.

Unter Berücksichtigung der spezifischen diuretischen Wirkung des Dopamin, die von anderen Autoren nachgewiesen wurde (1, 2, 3), stellt diese Substanz eine wertvolle Ergänzung in der Behandlung des low cardiac output nach Herzoperationen dar.

Zusammenfassung: Dopamin führte bei herzchirurgischen Patienten zu einer Steigerung der Kontraktilität, des Herzminutenvolumens, des Schlagvolumens und des arteriellen Mitteldrucks. Bolusinjektionen in 3 verschiedenen Dosierungen verursachten signifikante Anstiege der Herzfrequenz, während bei einer Dauerinfusion von o, 2 mg/kg · h der Anstieg nicht signifikant war.

Summary: In cardiac surgery patients Dopamine increased contractility, cardiac output, stroke volume and mean arterial pressure. Single injections in 3 different dosages resulted in a significant increase in heart rate, whereas infusion of o, 2 mg/kg · h caused no statistically significant change.

Literatur:
1. Goldberg, L.J., Talley, R.C., McNay, J.L.: The potential role of dopamine in the treatment of shock. Progr. cardiovasc. Dis. 12, 4o (1969)
2. Loeb, H.S., Winslow, E.B.J., Rahimtoola, S.H., Rosen, K.M., Gunnar, R.M.: Acute hemodynamic effects of dopamine in patients with shock. Circulation 44, 163 (1971)
3. Ramdohr, B., Schüren, K.P., Biamino, G., Schröder, R.: Der Einfluß von Dopamin auf Hämodynamik und Nierenfunktion bei der schweren Herzinsuffizienz des Menschen. Klin. Wschr. 51, 549 (1973)

Dr. S. Piepenbrock
Institut für Anaesthesiologie
der Medizinischen Hochschule
3ooo Hannover
Karl-Wiechert-Allee 9

15. Gefäßersatz im Wachstumsalter[+]

M. Turina

Chirurgische Universitätsklinik A, Kantonspital Zürich

Das Problem des adäquaten Gefäßersatzes ist bei angeborenen Herzmißbildungen, welche zur Operation im Wachstumsalter zwingen, nur unvollständig gelöst. Ein längeres Aorten- oder Pulmonalissegment wird infolge des Wachstums bald zu eng, wenn eine handelsübliche Prothese für den Ersatz verwendet wird, wenn eine Dacron-Prothese längs geschnitten und dann quer vernäht wird, entsteht ein Rohr, welches zum Unterschied von der ursprünglichen Prothese jetzt längs- und nicht quergerippt ist. Der Durchmesser der neuen Prothese wird dabei durch die Länge des verwendeten Segmentes bestimmt. Eine solche längsgerippte Prothese kann mit einem wesentlich kleineren Gefäß mühelos dicht anastomosiert werden.

Material und Methodik: Die längsgerippte Prothese wurde aus gewobenem Dacron-Graft[+] mit einem Durchmesser von 8 - 10 mm hergestellt. Der Graft wurde längs geschnitten und mit 4-O-Seide quer vernäht, wobei der Durchmesser der neuen längsgerippten Prothese zwischen 15 - 35 mm lag.
Der operative Eingriff wurde bei 9 Hunden zwischen 2,5 - 9,0 kg Körpergewicht durchgeführt. In Oberflächen-Hypothermie von $30°$ wurde durch eine linksseitige Thorakotomie im Bett der 4. Rippe ein 3 - 4 cm langes Segment der Aorta descendens reseziert und mit einer längsgerippten Prothese größeren Lumens ersetzt (Abb. 1). Die obere und untere Anastomose wurden mit fortlaufendem 4-O-Dexon angefertigt. Der Durchmesser der Prothese und der Aorta proximal distal der Anastomose, wurden in zwei - bis dreimonatigen Abständen angiographisch kontrolliert. Die genauen Dimensionen wurden durch die Aufnahme eines Rasters auf Höhe der Aorta ascendens und unter Berücksichtigung des Strahlensatzes errechnet.

[+]U.S.C.I., Glens Falls, New York, U.S.A.

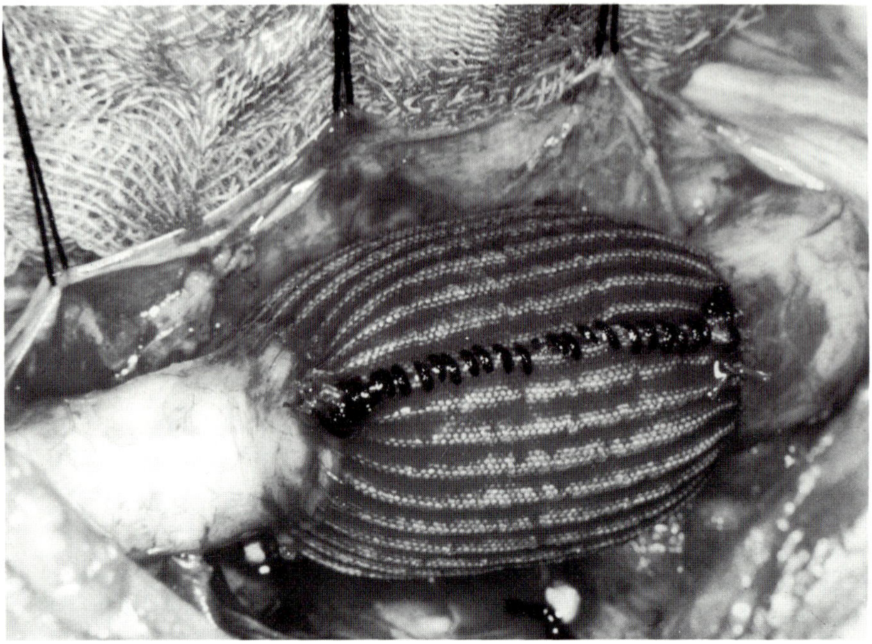

Abb. 1: Ein 3 cm langes Segment der Aorta descendens bei einem 5 kg schweren Hund durch die längsgerippte Prothese und der Durchmesser-Unterschied zwischen Aorta und dem Graft

Resultate: Während einer Beobachtungszeit von 1o - 12 Monaten (11, 4 $\pm$ o, 7) nahm das Körpergewicht der Hunde von 6, o $\pm$ 2, 2 kg bis 14, 6 $\pm$ 3, 1 kg zu (Tabelle 1).

Tabelle 1

Mittelwert $\pm$ Standardabweichung

	Zeitpunkt der Implantation	Ende der Beobachtungszeit	Signifikanz
Körpergewicht (kg)	6,0 $\pm$ 2,2	14,6 $\pm$ 3,1	p < 0.0005
Querschnitt Aorta oberhalb (cm^2)	0,56 $\pm$ 0,32	1,42 $\pm$ 0,53	p < 0.005
Querschnitt Aorta unterhalb (cm^2)	0,44 $\pm$ 0,20	1,10 $\pm$ 0,38	p < 0.005
Querschnitt Graft (cm^2)	1,97 $\pm$ 1,35	1,85 $\pm$ 1,15	K.S.

AORTIC REPLACEMENT DURING GROWTH

DOG 763

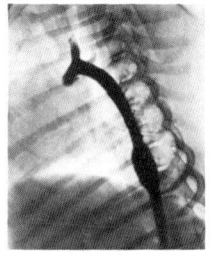

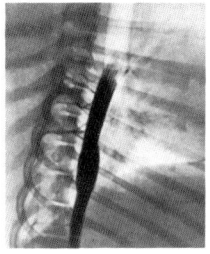

11 days postop.	77 days postop.	162 days postop.	311 days postop.
Q = 2,04	Q = 1,76	Q = 1,20	Q = 0,76

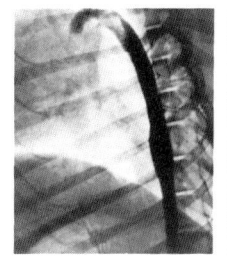

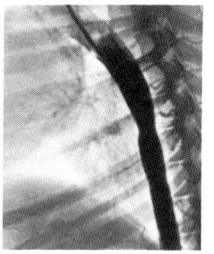

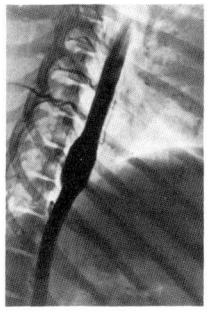

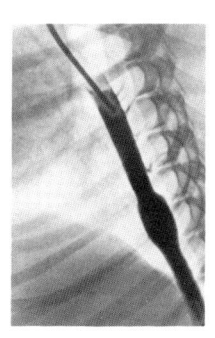

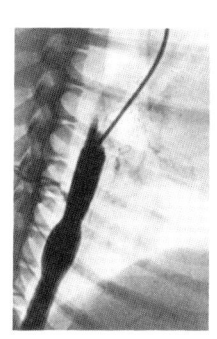

DOG 745

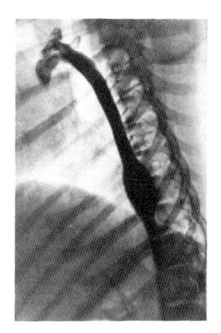

21 days postop.	87 days postop.	241 days postop.	320 days postop.
Q = 4,48	Q = 2,71	Q = 2,75	Q = 1,73

Abb. 2: Angiographische Kontrollen bei 2 Hunden mit der längsgerippten Prothese.

$$Q = \frac{\text{Prothesen-Querschnitt}}{\text{Aorten-Querschnitt proximal}}$$

Ein graduelles Angleichen zwischen dem Lumen der Prothese und demjenigen der Aorta ist gut sichtbar.

Die durchschnittliche Gewichtszunahme betrug $275 \pm 136\%$ des Anfangsgewichtes. In der gleichen Zeit nahm der Querschnitt von Aorta ascendens von $0,56 \pm 0,32$ bis $1,42 \pm 0,19$ cm^2 und diejenige von Aorta descendens von $0,44 \pm 0,20$ cm^2 bis $1,10 \pm 0,38$ cm^2 hochsignifikant zu . Der Querschnitt des Grafts blieb mit 1,97 bzw. 1,85 cm^2 praktisch unverändert. Die beiden Anastomosen folgten im Laufe der Beobachtung dem Wachstum der Aorta (Abb. 2), nur bei einem Tier konnte eine angiographisch nachweisbare Stenose im Anastomosenbereich festgestellt werden. Der Mittelwert des

Quotienten $\dfrac{\text{Prothesen-Querschnitt}}{\text{Aorten-Querschnitt proximal}}$ betrug am Anfang des Experimentes 3,62$\pm$o,56 (d.h. der Querschnitt der Prothese war 3,62mal größer als derjenige der Aorta) und am Ende 1,24$\pm$o,17, womit ein Angleichen beider Querschnitte bestätigt werden konnte.

Zusammenfassung: Ein 3 - 4 cm langes Segment der Aorta descendens wurde bei 9 jungen Hunden mit einer längsgerippten Prothese ersetzt, welche durch Längsaufschneiden und queres Vernähen eines handelsüblichen Dacron-Grafts entsteht. Eine solche Prothese läßt sich mühelos mit einem wesentlich kleinerem Gefäß anastomosieren. Während einer mittleren Beobachtungszeit von 11 Monaten wurden die Tiere in zwei- bis dreimonatigen Abständen angiographisch kontrolliert. Der Aorten-Querschnitt nahm in dieser Zeit zu und der Prothesen-Querschnitt blieb unverändert; somit wurde ein Angleichen beider Lumina bestätigt und die Anastomose folgte dem Wachstum der Aorta.

Summary: In 9 puppies a 3 - 4 cm segment of the descending aorta was replaced with a longitudinally crimpled graft, which was made by longitudinal incision and transverse suturing of a commercially available Dacron-vascular-prosthesis. Such a prosthesis can be easily anastomosed to considerably smaller vessels. Angiographies were performed every 2 - 3 months during am observation period of 11 months. Cross-sectional area of the aorta increased and that of the prosthesis remained constant. The gradual adjustment in the size of the aorta and of the prosthesis took place and both anastomosis followed the growth of the aorta.

Dr. M. Turina
Chirurgische Universitätsklinik A
Kantonspital
CH 8oo6   Zürich
Rämistr.

Magen-Darm-Chirurgie

16. Untersuchungen zur vagalen Gastrinfreisetzung bei Patienten mit Ulcus duodeni und Normalpersonen

K. Fuchs, R. Arnold, H.-D. Becker, G. Meier und W. Creutzfeldt

Klinik und Poliklinik für Allgemeinchirurgie Göttingen (Direktor: Prof. Dr. H.-J. Peiper) und Medizinische Universitätsklinik Göttingen (Direktor: Prof. Dr. W. Creutzfeldt)

Die Bedeutung des Polypeptidhormons Gastrin für die Pathogenese der Ulcuskrankheit ist noch weitgehend ungeklärt. Verschiedene Untersucher wiesen nach, daß Patienten mit einem Ulcus duodeni nach Stimulation (Nahrungsaufnahme, Insulinhypoglykämie) mit einer stärkeren Gastrinausschüttung reagieren als Normalpersonen (1, 2, 3).

Als Erklärungsmöglichkeiten für diesen Gastrinanstieg bei Patienten mit Ulcus duodeni kommen in Betracht:

1. Die erhöhten Gastrinwerte sind das Ergebnis eines verstärkten Vagotonus, der die Hemmung der antralen Gastrinfreisetzung durch den sauren Magensaft überspielt.

2. Der Rückkoppelungsmechanismus, der eine Ausschüttung von antralem Gastrin bei niedrigem antralen p_H-Wert verhindert, ist gestört.

3. Die antrale G-Zellmasse ist vermehrt.

4. Extragastrales Gastrin wird freigesetzt.

Ziel der vorliegenden Untersuchungen war es, den Einfluß einer physiologischen Vagusstimulation (Scheinfütterung) auf die Serumgastrinspiegel bei Patienten mit Ulcus duodeni, Normalpersonen und Probanden nach sechswöchiger Antacidaeinnahme (Phosphalugel^R) zu vergleichen. Außerdem wurde die antrale G-Zellzahl und der Gastringehalt der Antrumschleimhaut bei diesen Kollektiven bestimmt und zu den zuvor erhaltenen Parametern in Beziehung gesetzt.

Methodik: Es wurden 18 Patienten mit Ulcus duodeni, 13 Normalpersonen und 6 mit Antacida behandelte gesunde Probanden untersucht. Die Zahl der G-Zellen wurde an gastroskopisch entnommenen Biopsiematerial nach Anfärbung mit einem peroxydase-markierten Gastrinantiserum ermittelt, der antrale Gastringehalt radioimmunologisch aus dem gekochten Überstand homogenisierter Antrumschleimhautproben bestimmt.

Die vagale Beeinflussung der antralen Gastrinfreisetzung wurde durch eine Scheinfütterung überprüft. Während der gesamten Untersuchungsdauer wurde der Magensaft in 15-Minuten-Portionen abgesaugt und in gleichen Abständen Blut zur radioimmunologischen Bestimmung des Gastrins entnommen. Eine erneute Scheinfütterung erfolgte bei 1o Ud.-Patienten am folgenden Tage, allerdings wurde dabei der Magensaft nicht aspiriert.

Ergebnisse:

1. Der antrale Gastringehalt bei Patienten mit Ulcus duodeni beträgt $38 \pm 6\,\mu g/g$, bei antacida-behandelten Probanden $36 \pm 5\,\mu g/g$. Beide Werte sind gegenüber den Kontrollen ($23 \pm 6\,\mu g/g$) signifikant erhöht.

2. Die Zahl der Gastrinzellen zeigt bei allen drei Kollektiven keine signifikanten Unterschiede.

3. Während der Scheinfütterung mit Absaugen des Magensaftes steigt das Serumgastrin bei Ud.-Patienten signifikant von 36 ± 4 pg/ml auf 63 ± 14 pg/ml an. Bei Kontrollpersonen und antacida-behandelten Probanden ist kein signifikanter Anstieg zu verzeichnen. Die Serumgastrinspiegel bewegen sich zwischen 19 ± 2 pg/ml und 25 ± 2 pg/ml.

4. Magensaftmenge und Säurekonzentration werden während der Scheinfütterung in allen drei Kollektiven deutlich stimuliert.

5. Wird der Magensaft bei Patienten mit Ulcus duodeni nicht abgesaugt, erfolgt kein Gastrinanstieg.

Diskussion: Der Gastringehalt der Antrumschleimhaut ist sowohl bei Patienten mit Ulcus duodeni als auch bei Probanden nach Antacida-Einnahme deutlich erhöht gegenüber Kontrollpersonen. Die Zahl der Gastrinzellen zeigt jedoch bei allen drei Kollektiven keine signifikanten Unterschiede. Diese Ergebnisse lassen den Schluß zu, daß die Gastrinkonzentration pro Zelle bei Patienten mit Ulcus duodeni und antacida-behandelten Probanden erhöht ist. Keine Rückschlüsse können aber gezogen werden hinsichtlich der absoluten G-Zellmasse, da die Ausdehnung der Antrumschleimhaut nicht bestimmt und die G-Zellen des Duodenum nicht berücksichtigt wurden.

Nach vagaler Stimulation reagieren Patienten mit Ulcus duodeni mit einer verstärkten Gastrinfreisetzung. Dieser Gastrinanstieg ist jedoch nur bei gleichzeitiger Aspiration des Magensaftes zu erzielen. Eine ähnliche Beobachtung machten Hansky et al., die einen signifikanten Gastrinanstieg nach Insulinhypoglykämie erst nach Neutralisation des Antrums durch Bicarbonat erreichten (1). Da Patienten mit Ulcus duodeni und antacida-behandelte Kontrollen sich im antralen Gastringehalt und in der G-Zellzahl gleich verhalten, müßte bei vagaler Stimulation auch ein gleich starker Gastrinanstieg im Serum zu erwarten sein. Die Tatsache, daß lediglich Patienten mit Ulcus duodeni eine vermehrte Gastrinfreisetzung zeigen, spricht für das Vorliegen eines erhöhten Vagotonus, der sowohl Parietalzelle als auch G-Zelle stimuliert. Als weitere Möglichkeit muß bei Patienten mit Ulcus duodeni auch noch der Einfluß extragastraler Gastrinquellen, wie z.B. Duodenum, in Betracht gezogen werden.

Zusammenfassung: Nach vagaler Stimulation wird bei Patienten mit Ulcus duodeni vermehrt Gastrin freigesetzt, wenn gleichzeitig der Magensaft abgesaugt wird. Diese erhöhten Gastrinspiegel können nicht nur das Resultat einer vermehrten Gastrinkonzentration der Antrumschleimhaut sein, da auch Probanden, die mit Antacida behandelt wurden, einen erhöhten antralen Gastringehalt aufweisen. Dieser Anstieg dürfte auf einen erhöhten Vagotomus mit verstärkter Stimulation der G-Zelle zurückzuführen sein. Allerdings muß bei Patienten mit Ulcus duodeni auch der Einfluß von Gastrin extragastralen Ursprungs in Betracht gezogen werden.

Summary: After vagal stimulation by sham feeding patients with a duodenal ulcer show a significant rise of serum gastrin levels, if the gastric juice is aspirated. These elevated gastrin levels must be the result of a higher vagal tonus, stimulating the G-cells. The possibility of influences of other gastrin sources like duodenum must be discussed in these patients.

Literatur:

1. Hansky, J., Korman, M.G., Cowley, D.J., Baron, J.H.: Gut 12, 959 - 962 (1971)

2. Reeder, D.D., Jackson, B.M., Ban, J.L., Davidson, W.D., Thompson, J.C.: Surgical Forum 21, 29o (197o)

3. Wyllie, J.H., Boulos, B., Lewin, M.R., Stagg, B.H., Clark, C.G.: Gut 13, 887 - 893 (1972)

Priv.-Doz. Dr. K. Fuchs
Klinik und Poliklinik für
Allgemeinchirurgie der
Universität
34oo Göttingen
Gosslerstr. 1o

Vortrag Nr. 17 entfällt.

18. Pentagastrintest (BAO, PAO, Sekretvolumen) nach selektiver proximaler Vagotomie und Pyloroplastik – Langzeitverhalten

L. Lehmann, H.D. Klein, D. Blumenberg, L. Maiwald

Chirurgische Universitätsklinik Würzburg (Direktor: Prof. Dr. E. Kern) und Medizinische Universitätsklinik Würzburg (Direktor: Prof. Dr. H. A. Kühn)

Durch eine selektive proximale Vagotomie werden die direkten vagalen Impulse auf die säureproduzierenden Belegzellen ausgeschaltet und durch eine Pyloroplastik direkt antrale Impulse der Chemo- und Mechanorezeptoren für die Gastrinfreisetzung modifiziert (1). Bei diesem der Organerhaltung dienenden Operationsverfahren des Duodenalulcus ist neben einem geringeren Operationsrisiko vor allem das postoperative Sekretionsverhalten des Magens mit einer sicheren Reduzierung der ulcerogen wirksamen Säureproduktion von Interesse, nicht nur kurz postoperativ, sondern auch über einen längeren Zeitraum (2, 3, 4). Als zuverlässigsten Magensekretionstest zur Erfassung der maximalen Säureproduktionsleistung muß heute die Stimulierung mit Pentagastrin angesehen werden (5).

Methodik: An 107 Patienten mit unkompliziertem Ulcus duodeni (94 männl., 13 weibl.), Durchschnittsalter 42,8 Jahre (17,5 - 72), bei denen eine selektive proximale Vagotomie und Pyloroplastik (Finney) durchgeführt wurde, konnte der Aussagewert der basalen und der mit Pentagastrin stimulierten Magensekretionsanalyse zum Teil präoperativ und bei allen Patienten postoperativ (1,1 - 6, 6 - 12, 12 - 24, mehr als 24 Monate) überprüft werden. Der Test erfolgte prä- und postoperativ mit der gleichen Dosierung von 6 μg Pentagastrin/kg KG sc., unter vergleichbaren äußeren Bedingungen und jeweils zur gleichen Zeit (8 - 12 h). Als Parameter der Magensekretion dienten die Volumenleistung (ml/h) und die Säureleistung (BAO, PAO in m Val H^+/h). Die Zahlenangaben der Ergebnisse beziehen sich auf den Mittelwert und seine geschätzte Streuung ($\bar{x} \pm s\bar{x}$), die Prozentangaben auf die präoperativen Vergleichswerte. Alle Ergebnisse wurden statistisch nach der Student-Verteilung überprüft. Aus den nur durch selektive proximale Vagotomie und Pyloroplastik operierten Ulcus-duodeni-Patienten wurden zur postoperativen Bewertung 2 Gruppen gebildet:

1. Es erfolgte ein Vergleich von 103 Magensekretionsanalysen nach der Operation mit den präoperativen Magensaftanalysen

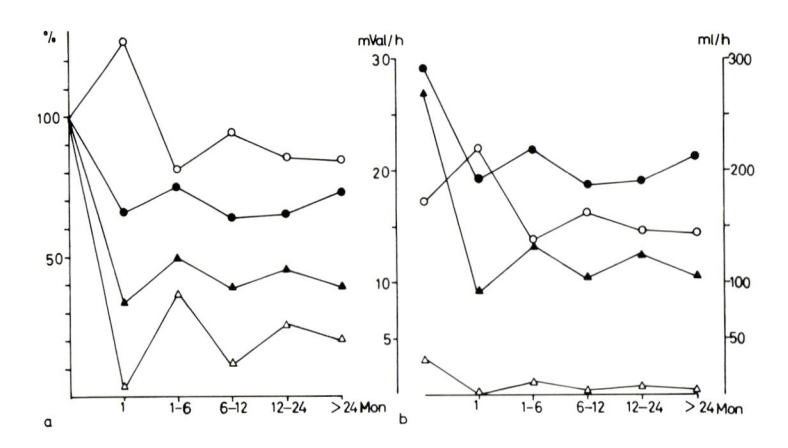

Abb. 1: Zeitabhängigkeit der Magensekretion nach selektiver proximaler Vagotomie und Pyloroplastik bei Ulcus duodeni (n= 1o3), ○—○ Basalvolumen, (ml/h). ●—● stim. Volumen (ml/h), ▲—▲ BAO (mval H^+/h), ▲—▲ PAO (mval H^+/h).
a) % postoperative Reduktion, b) Absolutwerte der postoperativen Sekretion

von 43 zum Teil anderen Ulcus-duodeni-Patienten.

2. Die Ergebnisse aus prä- und postoperativen Magensekretionsanalysen einer Gruppe von 32 Ulcus-duodeni-Patienten wurden gegenübergestellt.

Ergebnisse:

1. Das postoperativ gemessene Basalvolumen steigt durchschnittlich nach 1 Monat auf 127% gegenüber präoperativen Werten an; während des 2. - 6. Monats liegt bereits eine Tendenz zur Abnahme vor, das Basalvolumen ist schließlich nach 12 - 24 Monaten und nach mehr als 24 Monaten um 16% (145 $\pm$ 18,69) reduziert. Die gleiche Tendenz läßt die 2. Gruppe erkennen, der zeitlich verzögerte postoperative Abfall der Basalsekretion ist jedoch statistisch nicht signifikant ($p < o,4$).

2. Das stimulierte Volumen ist im Vergleich zu den präoperativen Werten im Gegensatz zu dem Basalvolumen nach 1 Monat um 35% (192, 48 $\pm$ 21,19) reduziert und bleibt konstant, nach 12 -24 Monaten und nach mehr als 24 Monaten (35%, 192, 86 $\pm$ 13, 83; 27%, 214, 18 $\pm$ 22,95). Ein gleiches Verhalten findet sich bei der 2. Gruppe, mit einer statistischen Signifikanz zwischen den prä- und postoperativen Werten ($p < o,o1$).

3. Die postoperative basale Säureleistung (BAO) sinkt gegenüber präoperativen Werten nach 1 Monat mit 96% (o, 12 $\pm$ o, 12)

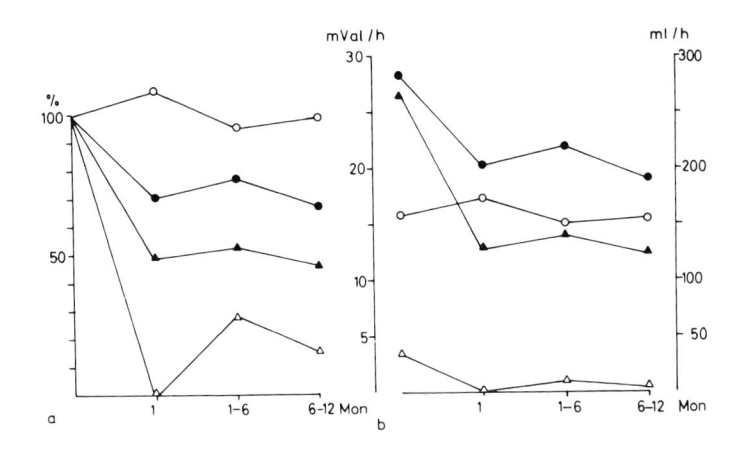

Abb. 2: Prä- und postoperatives Sekretionsverhalten gleicher Ulcus-duodeni-Patienten (n=32), o—o Basalvolumen (ml/h), •—• stim. Volumen (ml/h) △—△ BAO (mvalH$^+$/h) ▲—▲ PAO (mvalH$^+$/h). a) postoperative Reduktion, b) Absolutwerte der postoperativen Sekretion.

stark ab und bleibt nach 12 - 24 Monaten um 74% (0,89 $\pm$ 0,28), nach mehr als 24 Monaten um 80% (0,69 $\pm$ 0,32) verringert. Die postoperative basale Säureleistung verhält sich bei der 2. Gruppe im Vergleich zu präoperativen Werten ähnlich und zeigt statistische Signifikanz (p < 0,025).

4. Die stimulierte Säureleistung (PAO) ist nach 1 Monat um 66% (9,42 $\pm$ 1,80), nach 12 - 24 Monaten um 54% (12,50 $\pm$ 1,55) und nach mehr als 24 Monaten um 61% (10,69 $\pm$ 2,20) vermindert. Bei Gruppe 2 ist die gleiche Tendenz des postoperativen PAO-Abfalles mit statistischer Signifikanz (p < 0,005) ersichtlich.

Zusammenfassung: Vergleich des postoperativen Langzeitverhaltens der Magensaftleistung von 103 Ulcus-duodeni-Patienten, welche zum Teil präoperativ, alle aber postoperativ nach 1 Monat bis zu über 24 Monaten mit dem Pentagastrintest überprüft wurden. Alle Leistungs-parameter (basales und stimuliertes Volumen, BAO, PAO) waren postoperativ reduziert. Im Vergleich zu den präoperativen Werten war die Reduzierung nach 1 Monat postoperativ am größten (stim. Volumen um 35%, BAO um 96%, PAO um 66%). Im weiteren postoperativen Verlauf nahm die Sekretionsleistung wieder zu und blieb ab dem 6. postoperativen Monat bis über 24 Monate hinaus konstant aber gegenüber den präoperativen Werten eingeschränkt. (Abfall des stim. Volumen um 24 - 35%, des BAO um 63 - 88%, des PAO um 50 - 61%).

Summary: Comparison of the postoperative long-term results of gastric secretion in 1o3 patients with duodenal ulceration; the pentagastrintests were performed before operation, and 1 through 24 months after highly selective vagotomy with a pyloroplasty. All parameters (basal and stimulated volume BAO, PAO) were reduced after operation. Compared to the preoperative tests the % reduction was greatest 1 month after operation (stimulated volume by 35%, BAO by 96%, PAO by 66%). During further follow-up the secretion increased and was constant between 6 and 25 months after operation (stimulated volume by 24 - 35%, BAO by 63-88%, PAO by 5o-61%).

Literatur:

1. Holle, F.: Die Entwicklung einer physiologischen Methode für die Ulcus-Chirurgie. Dtsch. Med. Wschr. 97, 779 (1972)

2. Moberg, S., Hedenstedt, S.: One-year results after selective proximal vagotomy. Scand. J. Gastroent. 16, 29 (1972)

3. Jonston, D., Wilkinson, A.R., Humphrey, C.S., Smith, R.B., Goligher, J.C., Kragelund, E., Amdrup, E.: Serial studies of gastric secretion in patients after highly selective (parietal cell) vagotomy without a drainage procedure for duodenal ulcer. Gastroenterology 64, 1 (1973)

4. Seidel, W., Troidl, H., Lorenz, W., Rohde, H., Richter, H., Drews, H., Hamelmann, H.: Eine prospektive, kontrollierte Studie zur selektiven Vagotomie beim chronischen Duodenalulculcus: Frühergebnisse mit einer standardisierten Operationsauswahl und Operationstechnik. Klin. Wschr. 51, 477 (1973)

5. Konz, B., Holle, F., Wünsch, E., Kissler, K., Leimer: Magensekretion nach Stimulation mit Leucin-15 Humangastrin I. Zschr. f. Gastroent. 9, 413 (1971)

    Dr. L. Lehmann
    Chirurgische Universitätsklinik
    87oo Würzburg
    Josef-Schneider-Str. 2

19. Serumgastrinanalyse zur Beurteilung des Vagotomie-Erfolges

H. Säuberli, F. Largiadèr, P. Deyhle, W. Vetter, H. J. Nüesch,
S. Jenny und R. Ammann

Chirurgische Universitätsklinik A (Direktor: Prof. Dr. Å. Senning)
Department für Innere Medizin (Direktoren: Prof. Dr. P. Frick,
A. Labhart, W. Siegenthaler)

Die proximal-selektive Vagotomie mit oder ohne Drainageverfahren hat sich an mehreren Zentren als Operation der Wahl in der Behandlung des einfachen peptischen Ulcus durchgesetzt. Mit dem Insulin- oder 2-Desoxy-D-Glucosetest wird postoperativ geprüft, ob die Parietalzell-Denervation durch die Vagotomie vollständig ist (1, 2). Sowohl Insulin, wie auch 2-Desoxy-D-Glucosetest können aber unangenehme Nebenwirkungen haben, auch darüber hinaus hat sich gezeigt, daß das Resultat beider Tests in einem hohen Prozentsatz der Fälle einer inkompletten Vagotomie entspricht, obwohl die postoperativen Resultate gut sind.

Der Gastrinspiegel ist nach vollständiger Parietalzell-Denervation sowohl basal, als auch nach Nahrungsstimulation wegen herabgesetzter Säurebremse erhöht (3, 5).

In einer Vergleichsstudie haben wir untersucht, ob die für den Patienten wesentlich schonendere Gastrinanalyse eine befriedigende Beurteilung des Vagotomieerfolges zuläßt.

Methodik: Patienten mit unkompliziertem Duodenalulcus wurden proximal-selektiv vagotomiert. Die Auswahl derjenigen, bei denen zusätzlich eine Drainageoperation durchgeführt wurde, erfolgte durch Randomisierung. Patienten mit radiologischen und - oder endoskopischen Zeichen einer Retention, wurden nicht in die Studie aufgenommen.

Bei allen Patienten wurde präoperativ und 3 Monate postoperativ radioimmunologisch das Serumgastrinprofil bestimmt. Die Gastrinanalyse umfaßte 3 basale und 9 Bestimmungen nach Stimulation mit einer normierten Testmahlzeit. Die Blutentnahmen zur Serumgastrinbestimmung erfolgten in 15-minütigen Abständen, der ganze Test dauerte 21o min. 3 Monate postoperativ wurde ein 2-Desoxy-D-Glucosetest, sowie eine Magendarmpassage durchgeführt, 6 Mo-

	(2-DODG) Test Kriterien				Vagotomie 2-DODG Test
Hollander	Bachrach	Stempien	Ross-Kay	Gillespie	Beurteilung
E+	(+)	+	E+	+	inkomplett
-	-	-	-	+	komplett
E+	+	+	E+	+	inkomplett
E+	(+)	+	E+	+	inkomplett
E+	(+)	+	E+	+	inkomplett
E+			E+		
E+	(+)	+	E+	+	inkomplett
E+	-	-	L+	-	komplett ?
E+	+	+	E+	+	inkomplett
E+	(+)	+	E+	+	inkomplett
E+	+	+	E+	-	inkomplett
				-	
E+	+	+	E+	+	inkomplett
E+	+	+	+	-	-

<u>Tabelle 1</u>: 2-Desoxy-D-Glucosetest ausgewertet nach Kriterien von 5 Autoren 3 Monate nach proximal-selektiver Vagotomie bei 12 Patienten.

postoperativ ein Pentagastrintest. Der 2-Desoxy-D-Glucosetest wurde nach den üblichen Kriterien von 5 verschiedenen Autoren beurteilt (Tabelle 1).

<u>Resultate:</u> Von der Serie von bisher 28 Patienten wurden die ersten 12 ausgewertet. Nach dem 2-Desoxy-D-Glucosetest wurden 1o von 12 Patienten nach allen 5 Kriterien inkomplett vagotomiert. Ein Patient hatte nach 4 Kriterien eine komplette Vagotomie, ein weiterer war nach 3 der 5 Kriterien komplett (Tabelle 1).

Die Serumgastrinprofile 3 Monate nach der Vagotomie zeigten in allen 12 Fällen einen deutlichen Vagotomieeffekt. Die Werte waren mit denen einer vollständigen gastrischen Vagotomie vergleichbar.

Präoperativ waren die Werte durchschnittlich 4o $\pm_{12}$ pg/ml, die Maximalwerte nach Nahrungsstimulation durchschnittlich 82 $\pm_{16}$ pg/ml. 18o Minuten nach Nahrungsstimulation waren die Basalwerte wieder erreicht.

Postoperativ waren die Basalwerte durchschnittlich 1o5 $\pm_{2o}$ pg/ml, die Maximalwerte nach Stimulation durchschnittlich 21o $\pm_{15}$ pg/ml. 18o Minuten nach Einnahme des Testmahles waren die durchschnittlichen Serumgastrinwerte immer noch 5o% höher als die Ausgangswerte. Bei keinem der Patienten fielen die Serumgastrinspiegel auf Ausgangswerte ab (Abb. 1).

<u>Diskussion:</u> In der Vagotomiebehandlung des Duodenalulcus wurde eine nach den Kriterien des Insulin- oder 2-Desoxy-D-Glucosetest komplette Vagotomie als unerläßlich erachtet. Nach den heutigen Erfahrungen erscheint es notwendig, diese Richtlinien für die Be-

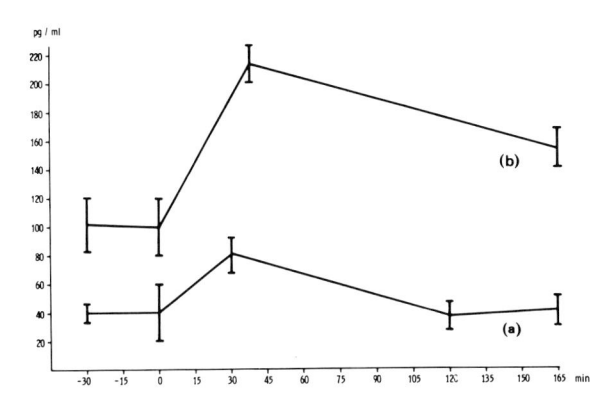

Abb. 1: Durchschnittliche Serumgastrinwerte basal, Maximalwerte nach Stimulation und 18o Minuten nach Beginn der Stimulation bei 12 Patienten präoperativ (a) und postoperativ 3 Monate nach proximal-selektiver Vagotomie (b)

urteilung des Vagotomieerfolges kritisch zu überprüfen. Dies gilt besonders für die proximal-selektive Vagotomie, welche definitionsgemäß den Magen nur unvollständig vagal denerviert. In großen publizierten Kollektiven wird die Zahl der früh- oder spätpositiven Insulin- oder 2-Desoxy-D-Glucosetests mit 3o - 5o % angegeben (4). Es ist anzunehmen, daß ein 3 Monate nach der Operation vorgenommener 2-Desoxy-D-Glucosetest, der positiv ausfällt, im Laufe der Zeit nicht mehr negativ wird. Ein positiver Insulin- oder 2-Desoxy-D-Glucosetest bedeutet nach unseren Befunden nicht unbedingt eine "klinisch" schlechte Vagotomie. Nach den hier vorliegenden vorläufigen Ergebnissen scheint die Serumgastrinanalyse zumindest ein ebenso feiner Gradmesser des Vagotomieerfolges zu sein, wie der 2-Desoxy-D-Glucosetest bzw. Insulintest. Zur Entnahme der 12 Serumproben für die Gastrinanalyse ist nur das Legen einer Braunüle notwendig. Damit ist der Test - im Gegensatz zum 2-Desoxy-D-Glucosetest oder Insulintest - ohne Nebenwirkungen und ohne Kontraindikationen.

Zusammenfassung: Die Beurteilung des Vagotomieerfolges erfolgte bisher mit dem Insulin- oder 2-Desoxy-D-Glucosetest. Beide Teste zeigen in einem hohen Prozentsatz der Fälle eine inkomplette Vagotomie an, obwohl die klinischen Resultate gut sind. Prä- und postoperative Serumgastrinanalysetests lassen nach unseren bisherigen Ergebnissen im gleichen Maß eine Beurteilung des Vagotomieeffektes zu. Im Gegensatz zu den vorgenannten Testen gibt es keine Kontraindikationen.

Summary: The success of vagotomy has been judged until now by means of the insulin- or 2-desoxy-d-glucosetest. Those tests indicate in a high percentage of patients an incomplete vagotomy, even though the clinical results demonstrate a success. Pre- and postoperative serumgastrin analyses allow an adequate judgment of the result of vagotomy. Serumgastrin analysis has no contraindications.

Literatur:

1. Bachrach, W. H.: Laboratory criteria for the completeness of vagotomy. Amer. J. dig. Dis. 7, 1o71 - 1o85 (1962)

2. Bill, P. R. F.: The insulin test after vagotomy. Postgraduate Gastroenterology. Bailliere, Tindall & Cassel, London (1966)

3. Feurle, G., H. Ketterer, H. D. Becker und W. Creutzfeldt: Circadian serum gastrin concentrations in control persons and in patients with ulcer disease. Scand. J. Gastroenterol. 1972

4. Kronborg, O.: The value of the insulin test in predicting recurrence after vagotomy and drainage for duodenal ulcer. Scand. J. Gastroenterol. 6, 471 (1971)

5. Reeder, D. D., B. M. Jackson, J. L. Ban, W. D. Davidson J. C. Thompson: Effect of food on serum gastrin concentrations in duodenal ulcer and control patients. Surgical Forum of the Clinical Congress of the American College of Surgeons 21 , 29o - 291 (197o)

Dr. H. Säuberli
Chirurgische Universitätklinik A
Kantonspital
CH 8oo6   Zürich
Rämistr.

20. Über Veränderungen in der Pepsin-Sekretion nach selektiver proximaler Vagotomie und Pyloroplastik[+]

W. L. Brückner, K. Karra-Kostis und F. Holle

Chirurgische Poliklinik der Universität München (Direktor: Prof. Dr. F. Holle)

Die Reduktion der Säure-Sekretion durch die verschiedenen Formen der Vagotomie ist durch unzählige klinische und experimentelle Untersuchungen bestätigt worden. Über Veränderungen in der Pepsin-Sekretion nach Vagotomie liegen bisher nur sehr spärliche Ergebnisse vor, welche z. T. auch widersprüchlich sind. Wie die Situation nach selektiver proximaler Vagotomie ist, wurde bisher in der Klinik noch nicht untersucht.

Methodik: Bei 2o Patienten mit einem Duodenal-Ulcus und einer Hyperacidität wurden, vor und nach selektiver proximaler Vagotomie (S. p. V.) und Pyloroplastik, Sekretionsanalysen durchgeführt. Es wurde zunächst, über eine Nasogastral-Sonde, das Magensekret (=Nachtfraktion) abgehebert. Danach wurde während einer halben Stunde in 1o-Minuten-Abständen die Nüchtern-Sekretion gemessen. Anschließend erfolgte die Stimulation der Sekretion mit Pentagastrin (Gastrodiagnost$_R$, Fa. E. Merck, Darmstadt, 6 µg/kg). In 1o-Minuten-Fraktionen wurde über 1 Stunde das Magensekret gemessen. In den einzelnen Fraktionen wurde, neben Volumen, pH-Wert, Gesamtsäuremenge, die Pepsin-Konzentration (µg/ml), sowie die Gesamtpepsinmenge bestimmt. Die Bestimmung des Pepsins wurde nach der Methode von Berstad (1) durchgeführt. Die Kontrolluntersuchung erfolgte 6 - 8 Wochen postoperativ, nachdem durch einen Insulin-Test zuvor die Vollständigkeit der Vagotomie überprüft worden war.

Ergebnisse:
1. Die Pepsin-Konzentration (µg/ml) nimmt nach S. p. V. in der Nachtfraktion um 36, 1% ab (t=1, 81; $P < o, 1$). In der Basalsekretion nimmt die Pepsin-Konzentration durchschnittlich um 51, 5% ab (t = 3, 9679; $P < o, oo1$). Nach Stimulation mit Pentagastrin kommt es nach S. p. V. jedoch zu einem signifikanten Anstieg in der Pepsin-Konzentration (t= 7, 7339; $P < o, oo1$). Bereits 2o Minuten nach Stimulation beträgt dieser über 1oo%. Insgesamt beträgt

---
[+] Mit Unterstützung der Deutschen Forschungsgemeinschaft

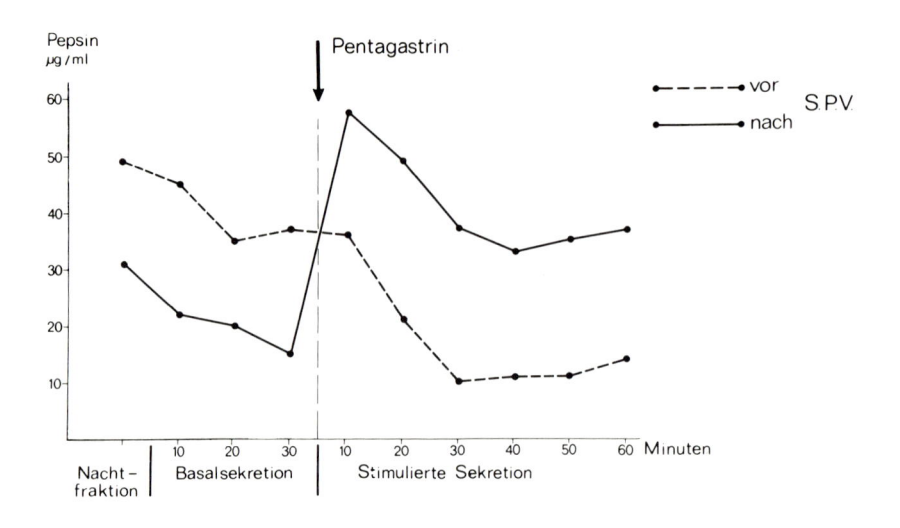

Abb. 1: Veränderungen in der Pepsin-Konzentration nach selektiver proximaler Vagotomie

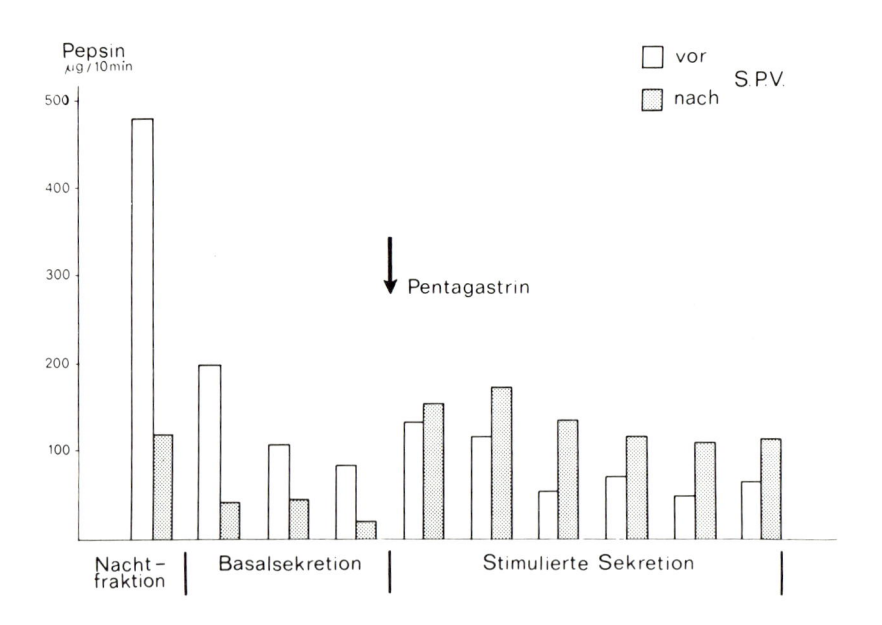

Abb. 2: Veränderungen in der Gesamtpepsinmenge nach selektiver proximaler Vagotomie

die durchschnittliche Steigerung der Pepsin-Konzentration nach S. p. V. in der Pentagastrin-stimulierten Sekretion etwa das 1 1/2-fache gegenüber der präoperativen Kontrolle (Abb. 1).

2. Die Gesamtpepsinmenge (µg) nimmt nach S. p. V. in der Nachtfraktion um durchschnittlich 76, 1% ab (t= 2, o5; P< o, o5). In der Basalsekretion ist eine Abnahme der Pepsin-Sekretion nach S. p. V. um durchschnittlich 73, 2% zu beobachten (t= 3, 737; P< o, oo1). Nach Stimulation mit Pentagastrin jedoch kommt es nach S. p. V. zu einem signifikanten Anstieg der Gesamtpepsinmenge um 64, 4% (t= 4, 5858; P< o, oo1). Eine Gegenüberstellung der einzelnen 1o-Minuten-Fraktionen zeigt, daß es, 2o Minuten nach Stimulation, nach S. p. V. vorübergehend sogar zu einer Steigerung der Pepsin-Sekretion um über 1oo% kommt (Abb. 2).

Diskussion: Die bisher vorliegenden Ergebnisse über den Einfluß der Vagotomie auf die Pepsin-Sekretion sind spärlich und zum Teil widersprüchlich. Ein Grund dafür ist in den unterschiedlichen Vagotomieformen zu suchen. Zu berücksichtigen ist außerdem, daß die Vagotomie häufig nicht mit einer Drainage-Operation kombiniert wird. An ein unterschiedliches Verhalten von Spezies zu Spezies muß ebenfalls gedacht werden. Emas und Grossman (2) konnten zeigen, daß die Pepsin-Sekretion nach Vagotomie bei Katzen deutlicher zurückging als bei Hunden. Kaynan et al. (3) sahen bei Hunden eine Abnahme der Pepsin-Sekretion nach S. p. V. und nach trunkulärer Vagotomie. In keinem der Fälle war eine Drainage-Operation durchgeführt worden. Tovey et al (5) sahen nach trunkulärer und nach selektiver Vagotomie keinen signifikanten Unterschied in der Pepsin-Konzentration nach antraler Stimulation. Offensichtlich spielen bei der Stimulierung der Pepsin-Sekretion nicht nur vagale Einflüsse, sondern auch humorale Faktoren eine Rolle (4). Die von uns nach S. p. V. beobachtete signifikante Steigerung der Pepsin-Sekretion nach Stimulation mit Pentagastrin könnte vielleicht mit dem, von zahlreichen Autoren beobachteten, erhöhten Serum-Gastrinspiegel nach Vagotomie erklärt werden.

Zusammenfassung: Bei 2o Patienten, bei denen wegen eines Duodenal-Ulcus und einer Hyperazidität eine selektive proximale Vagotomie und Pyloroplastik durchgeführt worden war, konnte postoperativ eine Abnahme der Pepsin-Konzentration (µg/ml) um 51, 5% in der Basalsekretion beobachtet werden. Nach Stimulation mit Pentagastrin war ein signifikanter Anstieg der Pepsin-Konzentration nach S. p. V. zu verzeichnen. Die Berechnung der Gesamtpepsinmenge ergab eine signifikante Abnahme (73, 2%) in der Basalsekretion, sowie eine signifikante Zunahme (64, 4%) in der Pentagastrin-stimulierten Sekretion postoperativ.

Summary: Pepsin secretion was studied in 2o patients before and after selective proximal vagotomy and pyloroplasty. Following vagotomy the concentration of pepsin was significantly decreased during basal condition and significantly increased following stimulation with pentagastrin. After vagotomy total pepsin output was significantly reduced during basal condition and significantly increased following stimulation with pentagastrin.

Literatur:

1. Berstad, A.: Scand. J. Gastroent. 5, 343 - 348 (197o)

2. Emas, S., Grossmann, M.I.: Amer. J. Physiol. 213, 657 - 662 (1967)

3. Kaynan, A., Ben-Ari, G., Kark, A.E., Rudick, J.: Ann. Surg. 178, 2o4 - 2o8 (1973)

4. Nagamachi, Y. : Amer. J. Dig. Dis. 18, 23 - 31 (1973)

5. Tovey, F.I., Swaminathan, M., Parker, K., Daniell, A.: Gut 9 , 659 - 666 (1968)

Priv.-Doz. Dr. W.L. Brückner
Chirurgische Poliklinik der
Universität München
8ooo München 2
Pettenkoferstr. 8a

21. Untersuchungen zur protektiven Wirkung von Vagotomie und Pyloroplastik bei der experimentellen Erzeugung von Stress-Ulcera durch haemorrhagischen Schock

V. Rüppell, C.J. Nüsser, E. Hell und H.D. Brackebusch

Chirurgische Universitätsklinik und Poliklinik Würzburg (Direktor: Prof. Dr. E. Kern)

Vagotomie und Pyloroplastik werden seit einigen Jahren mit unterschiedlichen Erfolgen zur operativen Behandlung blutender Stress-Ulcera des Magens und Zwölffingerdarmes angewandt (Literatur s. bei Fenner und Schaumann (1)).

Die theoretischen Grundlagen für diese Therapie erscheinen in Anbetracht der immer noch nicht hinreichend geklärten multifaktoriellen Pathogenese des Stress-Ulcus nicht gesichert. Am Modell des "multiple stress" - Nahrungskarenz, Immobilisation und Unterkühlung - konnten wir in früheren Untersuchungen an Ratten zeigen, daß eine vier Wochen vor dem Stress-Versuch durchgeführte trunculäre Vagotomie und Pyloroplastik in der Lage ist, die Entstehung echter Stress-Ulcera nahezu quantitativ zu unterdrücken (2). Vagotomierte Ratten ließen darüber hinaus signifikant seltener Zeichen einer schweren Mikrozirkulationsstörung in der apikalen Magenschleimhaut erkennen als nicht operierte Vergleichstiere.

Es interessierte uns daher die Frage, ob dieser protektive Effekt mit einem anderen Stress-Modell bei gezielter Erzeugung von Mikrozirkulationsstörungen in der Magenschleimhaut reproduzierbar ist.

Material und Methode: Je 25 operierte und nicht operierte weibliche Wistar-Ratten (Gewicht 2oo - 22o g) wurden einem standardisierten haemorrhagischen Schock unterworfen. Der arterielle Mitteldruck wurde mittels eines über die linke A. iliaca communis in die Aorta eingebrachten heparingefüllten Polyäthylenkatheters über einen Stathammesskopf und den Druckmessverstärker MA 19 (Hellige) fortlaufend registriert sowie durch einen damit gekoppelten Multipen-Recorder (Rikadenki) zusätzlich graphisch registriert. Die Entblutung erfolgte aus einem zweiten über die linke A. carotis vorgeschobenen Katheter derart, daß zu Versuchsbeginn zunächst o,5 ml Blut zur Bestimmung des Serumfibrinogenspiegels entnommen wurden. Es folgte die eigentliche Entblutung durch Entnahme von weiteren 3 ml Blut. Sofort nach der Entblutung,

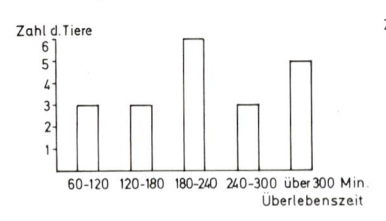

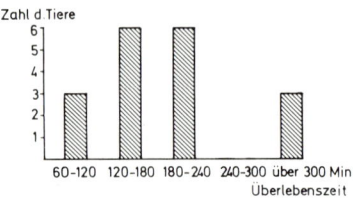

```
20 nicht operierte Tiere -Überlebenszeit        18 operierte Tiere -Überlebenszeit
Haemorrhagischer Schock                         Haemorrhagischer Schock

Zahl d.Tiere                                    Zahl d.Tiere
 6                                               6
 5                                               5
 4                                               4
 3                                               3
 2                                               2
 1                                               1
   60-120 120-180 180-240 240-300 über 300 Min.    60-120 120-180 180-240 240-300 über 300 Min.
                  Überlebenszeit                                  Überlebenszeit
```

Abb. 1: Überlebenszeiten von 2o nicht operierten (oben) und 18 operierten Ratten im haemorrhagischen Schock

nach 3o min, 6o min und weiterhin stündlich bis zur 3oo. min wurden weitere je o, 5 ml Blut zur Fibrinogenbestimmung abgezogen, so daß am Ende 6, 5 ml Blut, d. i. etwa 5o% des Gesamtblutvolumens entnommen waren. Als Kontrolltiere dienten 1o in gleicher Weise präparierte Tiere, bei denen aber die initiale Entnahme von 4 ml Blut unterblieb.

Die Bestimmung des Serumfibrinogenspiegels erfolgte mit dem Haemodiagnostica-Stago-Reagens (Boehringer Mannheim) unter Verwendung des Koagulometers nach Schnittger und Gross.

Zu Versuchsende wurden die Mägen der Tiere entnommen, der pH-Wert des Magensaftes mit Merck-Universalindikatorpapier bestimmt und die Mägen nach Schweregrad der erzeugten Stress-Läsionen in vier Gruppen klassifiziert.

Die histologische Untersuchung wurde an 1o Mägen jedes Kollektivs nach Sublimat-Formol-Fixierung mittels einer Picro-Mallory-Färbung in der Modifikation nach Lendrum (3) durchgeführt, welche eine weitgehend selektive rote Anfärbung intravasaler Fibrinthromben durch Fuchsin ergibt. Es wurde die Anzahl der mikroskopischen Läsionen in zwei je 1, 5 cm langen histologischen Schnitten pro Tier ermittelt, welche in querer Schnittrichtung aus der Mitte des Drüsenmagens entnommen waren.

Ergebnisse: Von den 25 nicht operierten Tieren starben 5, von den vagotomierten Tieren 7 vor Ablauf von 6o min, während die Kontrolltiere sämtlich überlebten. Die folgenden Ergebnisse beziehen sich daher auf 2o nicht operierte und 18 vagotomierte Tiere, deren Überlebenszeiten der Abb. 1 zu entnehmen sind.
Das Verhalten des arteriellen Mitteldruckes bei den einzelnen Kollektiven zeigt Abb. 2. Bei Ausgangswerten zwischen 114 (Kontrollen) und 13o mm Hg (nicht operierte Tiere) lagen die Drucke während des Schockversuches zwischen 5o und 9o mm Hg. Das Kontrollkollektiv zeigte konstant Werte um 115 mm Hg.
Bei den 2o Tieren mit intakter Vagusfunktion ließen sich dadurch

Blutdruckverlaufskurven
(arterieller Mitteldruck)

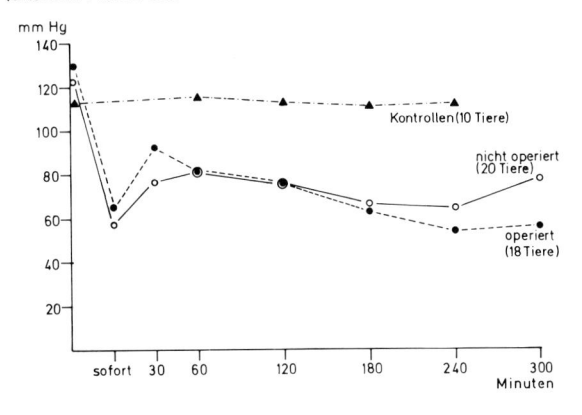

Abb. 2: Verhalten des arteriellen Mitteldruckes bei den verschiedenen Kollektiven während des haemorrhagischen Schocks (Mittelwerte)

weitgehend unabhängig von der Versuchsdauer in 18 Fällen (9o%) am Magen Stress-Läsionen verschiedener Schweregrade erzeugen. Von den 18 voroperierten Tieren zeigten 13 (78%) Stress-Läsionen, wobei lediglich eine geringe Verschiebung in Richtung auf leichtergradige Veränderungen bemerkbar ist, aber auch III-gradige Läsionen nicht fehlen (Tabelle 1). Die pH-Werte der Magensäfte lagen bei den nicht operierten Tieren am Ende des Versuchs wie erwartet im stark sauren Bereich, während operierte Tiere subacide, teilweise sogar anacide Magensäfte aufwiesen.

Schweregrad	nicht operiert	operiert	Kontrollen
0 (keine Läsionen)	2	5	10
I (<5 punktförmige Läsionen)	5	4	0
II (<20 punktförmige und/oder einzelne flächenhafte Läs.)	3	6	0
III (>20 punktförmige und/oder reichlich flächenh. konfluierende Läsionen)	10	3	0
Mittelwerte d. Magensaft — pH - Wertes	2,5 (1,0-6,0)	6,5 (5,0-8,0)	2,2 (1,5-4,0)

Tabelle 1: Verteilung der Schweregrade erzeugter Stress-Läsionen am Magen, Mittelwerte und Streubreiten der Magensaft-pH-Werte bei den einzelnen Kollektiven

Stress-Läsion (histologisch)	10 nicht operierte Tiere	10 operierte Tiere
1) Weitstellung submucöser Arteriolen und Venolen	18,6	17,0
2) Kapilläre Stase in der Schleimhaut	10,4	15,2
3) Schleimhautblutungen	2,5	3,7
4) Intravasale Fibrinthromben	1,1	1,6
5) Leistenspitzenerosionen	0,8	1,4
6) Stress-Ulcera	1,2	1,2

Tabelle 2: Verteilung der histologischen Stress-Läsionen in den Mägen nicht operierter (links) und operierter Tiere (Mittelwerte aus je 1o Tieren)

Der Serumfibrinogenspiegel sank von im Mittel 113 mg% (s = 98 - 141 mg%) um maximal 2o% (operierte Tiere) bzw. 21% (nicht operierte Tiere) des Ausgangswertes ab. Statistisch signifikante Unterschiede der Mittelwerte zu denen des Kontrollkollektivs bestanden bei den operierten Tieren von der 12o. min, bei den nicht operierten Tieren von der 18o. min ab (t-Test für 2 unabhängige Messreihen).

Bei histologischer Untersuchung der Mägen ergaben sich im Mittel bei voroperierten Tieren 1,6 intravasale Fibrinthromben im untersuchten Material, bei nicht operierten Tieren 1,1 Fibrinthromben (Tabelle 2). Auch die übrigen Zeichen der Mikrozirkulationsstörung, wie Weitstellung submucöser Arteriolen und Venolen, kapilläre Stase und Haemorrhagien in der apikalen Schleimhaut zeigten in beiden Kollektiven gleiche Häufigkeit (Kolmogoroff-Smirnow-Test: keine Signifikanz auf dem 5%-Niveau).

Schlussbemerkung: Diese Befunde zeigen, daß Vagotomie und Pyloroplastik nicht in der Lage sind, die durch einen haemorrhagischen Schock in der Magenschleimhaut der Ratte hervorgerufene Mikrozirkulationsstörung zu reduzieren. Die Schwächung des aggressiven Faktors HCl-Pepsin wirkt sich deshalb bei diesem Stress-Modell auf die Entstehung echter Stress-Ulcera weniger deutlich protektiv aus als bei dem Modell des "multiple stress".

Zusammenfassung: Je 25 vier Wochen zuvor mit einer trunkulären Vagotomie und Pyloroplastik versehene Ratten wurden zusammen mit 25 nicht voroperierten Tieren einem standardisierten haemorrhagischen Schock unterworfen.

Stress-Ulcera waren nach Zahl und Schwere bei den operierten Tieren in nahezu gleichem Ausmaß zu beobachten wie bei nicht voroperierten Vergleichstieren. Die Zeichen der Mikrozirkulationsstörung der Magenschleimhaut waren in beiden Gruppen gleich stark

ausgeprägt.
Im Gegensatz zu den am Modell des "multiple stress" erhobenen Befunden besitzen Vagotomie und Pyloroplastik bei der Erzeugung von Stress-Ulcera mittels haemorrhagischen Schock an der Ratte keine wesentliche protektive Wirkung.

Summary: Truncular vagotomy and pyloroplasty were performed in 25 rats. Together with 25 unoperated animals they were subjected to a standardized hemorrhagic shock four weeks later. Frequency and severity of stress-ulcers in the stomachs of operated animals were nearly the same as in controls. Microcirculatory changes in the mucosa did not differ in each group. In contrast to our results when using the model of "multiple stresses" vagotomy and pyloroplasty did not afford significant protection against stress-ulcers induced by hemorrhagic shock in rats.

Literatur:

1. Fenner, A., M. Schumann: Vagotomie und Pyloroplastik in der Behandlung des akuten massiv blutenden gastroduodenalen Stress-Ulcus. Helv. chir. Acta, 39, 891 - 895 (1972)

2. Rüppell, L.V., C.J. Nüsser: Untersuchungen zur protektiven Wirkung von Vagotomie und Pyloroplastik bei der tierexperimentellen Erzeugung von Stress-Ulcera mit der "restraint" Technik. Zeitschr. f. Gastroenterologie (1974) im Druck

3. Lendrum, A.C., D.S. Fraser, W. Slidders, R. Henderson: Studies on the character and staining of fibrin. J. Clin. Path. 15, 4o1 - 413 (1962)

Dr. V. Rüppell
Chirurgische Universitätsklinik
87oo Würzburg
Josef-Schneider-Str. 2

22. Neue Vorstellungen zur Pathogenese des Stressulcus

W. Schellerer, P.O. Schwille, P. Hermanek, N.M. Samberger, M. Reitzenstein, D. Scholz und W. Wagner

Chirurgische Klinik mit Poliklinik der Universität Erlangen - Nürnberg (Direktor: Prof. Dr. G. Hegemann)

Teilaspekte in der Entwicklung des stressbedingten Ulcus, wie etwa die Bedeutung der biogenen Amine, werden derzeit besser verstanden. Aber bisher fehlen Hinweise über das Verhalten von Hormonen mit stimulierender bzw. hemmender Wirkung auf die Magensekretion wie Gastrin und Pankreasglucagon. Nach neueren Untersuchungen wirkt letzteres nicht nur sekretionshemmend (3, 5), sondern auch ausgeprägt depressiv auf die durch Pentagastrin stimulierte Durchblutung der Magenmukosa (4).

Wir haben im Tierversuch (Ratten) das Verhalten des O_2-Partialdruckes (pO_2) als Indikator der Mukosaperfusion erfaßt und in Beziehung gesetzt zum Ausmaß der stressbedingten umschriebenen Läsionen der Magenschleimhaut und zur Konzentration von Gastrin, Pankreasglucagon und Gesamtkalzium im Serum.

<u>Material und Methoden:</u> Verwendet wurden männliche SPF-Wistarratten (ca. 200 g). Die pO_2-Messung erfolgte polarographisch (2) mit einer 25 μ großen Platinelektrode (Transidyne General Corp. Michigan, USA). Die individuellen pO_2-Werte der Hauptversuche errechneten sich aus 24 Einzelmessungen (von 4 topographisch festgelegten Regionen der Mukosa des Drüsenmagens). Gastrin und Pankreasglucagon wurden radioimmunologisch, Kalzium komplexometrisch bestimmt. Zur Erfassung von Gesamtprotein und Serum-pH dienten konventionelle Techniken (Biuret bzw. Mikro-Astrup). Stressmodell: Zwangshaltung bei Raumtemperatur über 24 Stunden (falls nicht anders angegeben), nach vorheriger Immobilisation der vorderen und hinteren Extremitätenpaare.

<u>Ergebnisse und Diskussion:</u>

1. Beziehung zwischen pO_2 und Blutfluß: Voruntersuchungen zeigten, daß zwischen dem direkt gemessenen Blutvolumen/min der A. lienalis (Hund) und dem pO_2 im zugehörigen Versorgungsgebiet der Magenmukosa eine hohe positive Korrelation besteht, wenn die A. lienalis vor ihrer Aufzweigung zunehmend

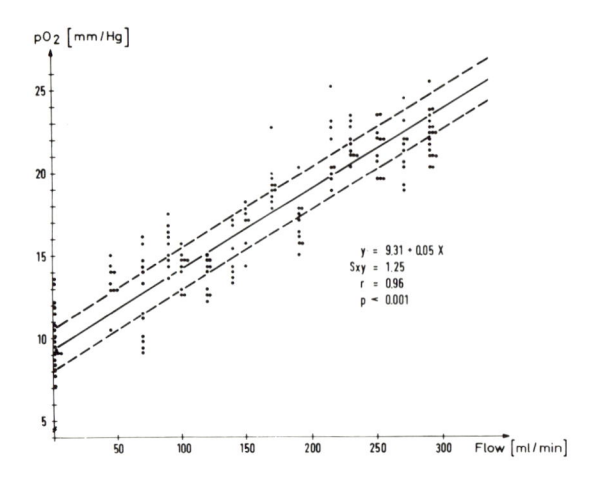

Abb. 1: Beziehung zwischen direkt gemessenem Blutfluß in der A. lienalis und dem pO_2 der Magenmukosa unter zunehmender Einengung des Hauptgefäßes (A. lienalis, Hund)

eingeengt wird (Abb. 1).

2. Stressbedingte Magenmukosaläsionen: Im gewählten Stressmodell beobachtet man an der Magenmukosa umschriebene Schleimhautnekrosen und Erosionen wechselnder Tiefe, nur ganz ausnahmsweise Ulcera. Quantitative histologische Untersuchungen zeigen, daß der makroskopisch bestimmte sog. Ulcusindex nach Brodie und Hanson (1) ein geeignetes Maß (Zahl, Art, Tiefenausdehnung) stressbedingter umschriebener Magenläsionen ist.

3. Inzidenz stressbedingter umschriebener Magenmukosaläsionen und pO_2 (Tabelle): Bei normalen und scheinoperierten Tieren findet man einen Ulcusindex von Null und mehr minder gleiche pO_2-Werte. Stress allein und Adrenalektomie allein führen zu erheblicher Verringerung der Durchblutung und Auftreten zahlreicher umschriebener Magenschleimhautläsionen. Der niedrigste pO_2 wird bei gestressten und adrenalektomierten Tieren beobachtet.

4. Gastrin (Tabelle): Die Gastrinwerte liegen unter Stressbedingungen bei Normaltieren und scheinoperierten Tieren nur wenig niedriger als bei nicht gestressten Kontrollen. Bei adrenalektomierten Tieren finden sich beträchtlich erhöhte Gastrinwerte, die bei gleichzeitiger Immobilisation deutlich absinken.

5. Pankreasglucagon (Tabelle): Verglichen mit den entsprechenden Kontrollgruppen sind die Pankreasglucagonwerte bei gestress-

```
pO₂ [mm/Hg]
```

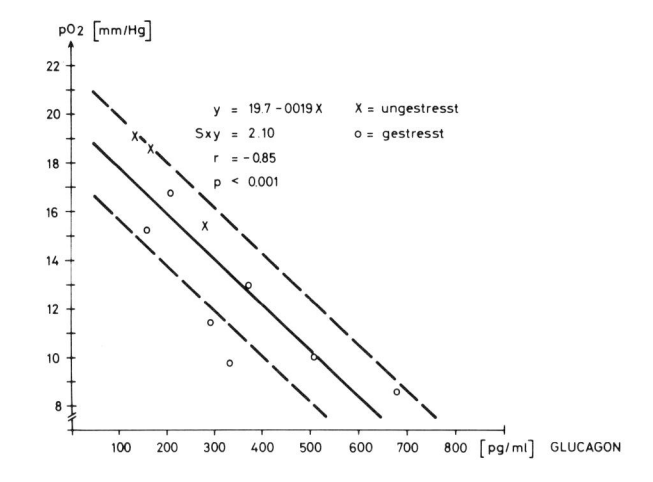

graph showing:
y = 19.7 - 0.0019 X   X = ungestresst
Sxy = 2.10   o = gestresst
r = -0.85
p < 0.001

x-axis: 100 200 300 400 500 600 700 800 [pg/ml] GLUCAGON

Abb. 2: Die Beziehung des pO_2 in der Magenmukosa der Ratte zum zeitgleich bestimmten Plasmaglucagon

ten Tieren stets wesentlich höher. Regressionsanalytisch stehen pO_2 und aktuelle Glucagonkonzentration in einem statistisch gesicherten Zusammenhang (Abb. 2).

6. Kalzium, Protein, Blut-pH (Tabelle): Gesamtkalzium im Serum fällt unter unseren Stressbedingungen (24 h Dauer) erheblich ab und erreicht bei 5o% der Tiere Werte zwischen 6,5o und 9,o mg/1oo ml, ähnlich wie nach Parathyreoidektomie bzw. Gabe von hohen Dosen von Kalzitonin. Die zeitgleiche Erniedrigung des Serumproteins bei Stresstieren ist offenbar unabhängig von der Erniedrigung des Serumkalziums (Adrenalektomie), während das Blut-pH eine Tendenz zur metabolischen Azidose im Stress allgemein demonstriert (unsere Normalwerte für die Ratte: 7,36 bis 7,39).

Das Zusammentreffen von umschriebenen Nekrosen und Erosionen der Magenmukosa, Mucosa-Minderperfusion, kaum verändertem oder niedrigem Gastrin und hohem Pankreasglucagon beim Immobilisationsstress der Ratte könnte aufschlußreich sein für künftige Untersuchungen über die Bedeutung gastrointestinaler Hormone beim Stressulcus. Möglicherweise bestehen Beziehungen zum System von Schilddrüse und Nebenschilddrüsen.

Zusammenfassung: In Abhängigkeit von der Drosselung der Magenmukosaperfusion entwickeln normale, scheinoperierte und adrenalektomierte Ratten unter Zwangshaltung unterschiedlich häufig Magenschleimhautnekrosen und Erosionen. Dieses Phänomen ist von einem erheblichen Anstieg an Pankreasglucagon, erniedrigtem Gastrin und bei intakten und scheinoperierten Tieren auch erniedrig-

Tabelle 1: Ulcusindex (U.I.), O_2-Partialdruck (pO_2), Gastrin (G), Pankreasglucagon (pGl), Gesamtcalcium (Ca_t), Gesamteiweiß (TP) und Blut-pH bei normalen (N), scheinoperierten (Sch) und adrenalektomierten (AX), Ratten ohne Stress und nach Zwangshaltung (S) . ( ) : Anzahl Versuchstiere, Mittelwerte $\pm$ SEM.

Gruppen	Stress h	U.I.	pO_2 mmHg	G pg/ml	pGl pg/ml	Ca_t mg/100 ml	TP g/100 ml	pH
1. Normaltiere (N)		0 (19)	19.08 0.34 (16)	137 17 (18)	135 13 (20)	10.49 0.14 (19)	6.74 0.18 (14)	-
2. N + S	24	20.75 (18)	9.77 0.40 (19)	119 12 (18)	333 67 (19)	8.60 0.20 (20)	6.13 0.22 (13)	-
3. Schein-op. (Sch)		0 (17)	18.58 0.27 (19)	162 13 (18)	170 19 (19)	10.37 0.11 (19)	6.51 0.18 (19)	7.31 0.08 (7)
4. Sch + S	24	19.85 (18)	9.92 0.20 (20)	96 5 (20)	506 79 (19)	8.71 0.15 (20)	6.04 0.17 (14)	7.33 0.03 (8)
5. Adrenalektomie (AX)		8.03 (17)	15.42 0.37 (22)	405 56 (18)	284 41 (17)	10.86 0.12 (16)	6.58 0.33 (10)	7.29 0.05 (18)
6. AX + S	6-8	13.70 (19)	8.55 0.32 (19)	165 20 (13)	678 95 (19)	10.31 0.17 (11)	5.94 0.22 (5)	7.27 0.05 (10)

Ergebnisse der Varianzanalyse beim Verfasser

tem Kalzium im Serum begleitet.

Summary: Restrained rats develop a severe depletion of gastric mucosal blood flow as indicated by directly measured pO_2 resulting in superficial necroses and erosions of mucosa. There is evidence that reduction in blood delivery is at least partially mediated by elevated plasma pancreatic glucagon. Invariable or decreased plasma gastrin and a fall in serum calcium also vote for gastrointestinal hormones to be involved in pathophysiology of stress ulcers.

Literatur:

1. Brodie, D.A. and Hanson, H.M.: A study of the factors involved in the production of gastric ulcers by the retraint technique. Gastroenterology 38, 353 - 36o (196o)

2. Davies, P.W. and Brink, F.: Microelectrodes for measuring local oxygen tension in animal tissues. Rev. Sci. Instrum. 13, 524 - 533 (1942)

3. Lin, T.M. and Spray, G.F.: Inhibitory effects of gulcagon on gastric acid secretion induced by gastrin and its dervates in dogs and rats. Arch. int. Pharmacodyn 191, 88 - 95 (1971)

4. Lin, T.M. and Warrick, M.W.: Effect of glucagon on pentagastrin-induced gastric acid secretion and mucosal blood flow in the dog. Gastroenterology 61, 328 - 331 (1971)

5. Lin, T.M. : Inhibition of meal-induced gastric acid secretion by glucagon. Arch. int. Pharmacodyn. 2o4, 361 - 367 (1973)

Dr. W. Schellerer
Chirurgische Universitätsklinik
852o Erlangen
Maximiliansplatz

23. Probleme bei der Bestimmung der proteolytischen Aktivität des menschlichen Magensaftes

H. Schult, W. Lorenz, H. Troidl, H. Rohde, M. Schluck und M. Rück

Abteilung für Experimentelle Chirurgie und Pathologische Biochemie und Chirurgische Klinik der Universität Marburg / Lahn

Für die Entstehung des chronischen Magen- und Duodenalulkus wird neben der Salzsäure vor allem die proteolytische Aktivität des Magensaftes (Pepsine und Gastricsin) verantwortlich gemacht. Die Bestimmung dieser enzymatischen Aktivitäten, meistens mit Hämoglobin als Substrat, ist aber noch immer problematisch. Angaben über ihre Beeinflussung durch Magenoperationen sind daher zweifelhaft. Deshalb wurde versucht, ein besser standardisiertes und reproduzierbares Verfahren zu entwickeln, mit dem auch über Monate und Jahre hinweg eine Qualitätskontrolle durchgeführt werden kann. Hierüber möchten wir im folgenden berichten.

Methodik: Die Sammlung des Magensaftes erfolgte nach Feifel et al. (1). Mit der Hämoglobinspaltung nach Anson und Mirsky (2) wurde die peptische Aktivität sowohl von kristallinem Rinderpepsin (Fa. Serva) als auch von nativem menschlichen Magensaft (gemischter Magensaft von 5o Ulcus-duodeni-Patienten) unter verschiedenen Bedingungen im spektrophotometrischen Test bei 278 nm gemessen. Zu diesem Zweck wurden 2,5 ml einer 1,44%igen Hämoglobinlösung (Merck AG) (pH 2,5), 3,5 ml o,o5 M Glycin-HCl-Puffer (pH 2,5) und o,o2 ml unverdünnter Magensaft bzw. Rinderpepsinlösung (5o mg/ 1oo ml o,o6 N HCl) 1o min lang bei 25° C inkubiert. Die als Substrat verwendete Rinderhämoglobinlösung wurde durch 1o min Kochen mit o,o6 N HCl (9 g/3oo ml HCl) und Filtrieren hergestellt und ihr Proteingehalt vor der Verwendung mit Hilfe der Methode nach Lowry bei 75o nm ermittelt. Die enzymatische Reaktion wurde durch Zugabe von 1o ml 5%iger Trichloressigsäure gestoppt. Das hochmolekulare, nicht oder nur an wenigen Stellen gespaltene Hämoglobin wurde 2o min bei 38oo x g abzentrifugiert. Danach wurde die Lichtabsorption bei 278 nm von aromatischen Aminosäuren, von Oligo- sowie kurzkettigen Polypeptiden im Überstand gemessen, die durch die proteolytische Spaltung des säuredenaturierten Hämoglobins entstanden waren. Sie war ein direktes Maß für die proteolytische Aktivität des Magensaftes. Der basale Pepsinausstoß sowie der nach 6 µg/kg Pentagastrin wurde deshalb als (Δ E/min) pro Stunde angegeben. Für die Ermittlung des pentagastrin-stimulierten Pepsinausstoßes wurden bei insgesamt 9 Sammelperioden für Magensaft zu je 1o min die aufeinanderfolgenden 3 Perioden mit den höchsten Werten addiert und mit 2 multipliziert (maximaler Pepsinausstoß). (o, 1$\triangle$ E/min entsprachen 6, 55 mMol Tyrosin).

Ergebnisse und Diskussion: Folgende Mängel und Schwierigkeiten ergaben sich bei der Methode:

1. Zeit-Aktivitätskurven mit verschiedenen Pepsinaktivitäten ergaben eine Linearität der Enzymkinetik über 1o min nur bei einem $\triangle E_{278} < o,3$. Bei höherer Aktivität mußte der Magensaft unmittelbar vor den Ansätzen verdünnt oder es mußten kürzere Inkubationszeiten gewählt werden.

2. Bei etwa der Hälfte der Proben führte die Verdünnung des Magensaftes bei Raumtemperatur innerhalb von 1-2 Stunden zu 3o-5o%-igem Aktivitätsverlust. Aufbewahrung in Kälte (8°, -2o^{o}, -7o^{o}C) schützte nicht davor. Bei Sekretionstesten muß deshalb die Pepsinbestimmung unmittelbar nach Verdünnung des Magensaftes erfolgen.

3. Im Gegensatz zu kristallinem Rinderpepsin betrug die optimale Hämoglobinsubstratkonzentration bei menschlichem Magensaft nur o, 66 g/1oo ml, nicht 2g/1oo ml, die bereits zu 25% hemmten.

4. Das pH-Optimum der peptischen Aktivität des menschlichen Magensaftes lag im Gegensatz zu Rinderpepsin (pH 1, 8) bei pH 2 - 3 und variierte bei einzelnen Magensäften. Deshalb wird die Bestimmung bei pH 2, 5 empfohlen.

5. Durch verschiedene im Magensaft vorkommende Stoffe wurde die peptische Aktivität maßgeblich beeinflußt: Aminosäuren in 1o^{-2}M Konzentration hemmten (Lysin) oder steigerten (Arginin) die Proteolyse bis zu 3o%. Sulfatierte Mucopolysaccharide, die beim Menschen im Speichel und Oesophagusschleim, nicht aber im Magenschleim vorkommen, zeigten eine starke Hemmung der proteolytischen Aktivität (z.B. o, 33g/1oo ml Chondroitinsulfat 1oo%). Durch Absaugen des Speichels lassen sie sich reduzieren. Dagegen zeigte Galle, die aus Gallenblasen von frisch operierten Patienten gewonnen wurde, keinen Einfluß auf die peptische Aktivität des Magensaftes.

Unter Berücksichtigung der Befunde 1 - 4 und mit Absaugen von Speichel wurde bei 18 Patienten mit Ulcus duodeni ein basaler Pepsinausstoß von 2oo, 6 $\pm$ 63, 5 ($\triangle$E/min)/Stunde und ein maximaler Pepsinausstoß von 713, 3 $\pm$ 251, 2 ($\triangle$ E/min)/Stunde gefunden. Nach selektiver gastrischer Vagotomie mit Pyloroplastik oder GE betrug die Reduktion des Pepsinausstoßes in der Basalsekretion 65%, in der stimulierten Sekretion aber nur 36%.

Zusammenfassung: Ein standardisiertes, reproduzierbares Verfahren zur Bestimmung der proteolytischen Aktivität des menschlichen Magensaftes wurde entwickelt. Die Richtigkeit des Testes war durch Ausschaltung verschiedener Störfaktoren besser gewährleistet. Mit säuredenaturiertem Hämoglobin als Substrat wurden bei 18 Patienten mit chronischem Ulcus duodeni vor der Operation ein basaler Pepsinausstoß von 2oo, 6 $\pm$ 63, 5 ($\triangle$ E/min)/Stunde gemessen, nach 6 μg Pentagastrin/kg Körpergewicht 713, 3 $\pm$ 251, 2 ($\triangle$ E/min)/Stunde. Durch selektive gastrische Vagotomie bei diesen Patienten wurde 1/2 - 1 Jahr postoperativ der basale Pepsinausstoß um 65%, der stimulierte um 36% gesenkt.

Summary: A standardized and reproducible procedure had been developed for the determination of proteolytic activity in human gastric juice. The accuracy of this test was improved by eliminating several interfering factors. Using acid denatured hemoglobin as substrate in 18 duodenal ulcer patients before operation a basal pepsin output of 2oo, 6 $\pm$ 63, 5 ($\triangle$ E/min) per hr was measured, following 6 μg/kg pentagastrin 713, 3 $\pm$ 251, 2 ($\triangle$E/min) per hr. After selective gastric vagotomy in the same 18 patients the basal pepsin output was reduced by 65%, the stimulated pepsin output lowered only by 36%.

Literatur:
1. Feifel, G., Lorenz, W., Reimann, J., Wörsching, J. : Klin. Wschr. 5o, 413 (1972)

2. Anson, M.L., Mirsky, A.E. : J. gen. Physiol. 22, 79 (1939)

> Dr. H. Schult
> Abteilung für Experimentelle
> Chirurgie und Pathologische
> Biochemie
> Chirurgische Univ. - Klinik
> 355 Marburg / Lahn
> Robert-Koch-Str. 8

24. Hypergastrinämie, Hypercalcämie und Magensekretion (Untersuchungen bei chron. Dialysepatienten mit sekundärem Hyperparathyreoidismus vor und nach Parathyreoidektomie)[+]

I. Klempa, H.H. Malluche, G. Feurle und E. Wünsch

Abteilung für Allgemeinchirurgie (Leiter:Prof. Dr. F. Stelzner) des Zentrums für Chirurgie, Abteilung für Nephrologie (Leiter: Prof. Dr. W. Schöppe) des Zentrums der Inneren Medizin der Universität Frankfurt / M.; Medizinische Universitäts-Poliklinik Heidelberg (Direktor: Prof. Dr. W. Hunstein) und Max-Planck-Institut für Eiweiß- und Lederforschung München (Leiter: Priv.-Doz. Dr. W. Wünsch)

Die einzige Form der Ulcuskrankheit bei der nach den bisherigen Kenntnissen Gastrin eine sichere pathogenetische Rolle spielt, ist das Zollinger-Ellison-Syndrom. Zu den wichtigsten klinischen Merkmalen dieser Erkrankung gehört eine mächtige Hypersekretion des Magens und weiterhin ein gehäuftes Auftreten von anderen endokrin aktiven Adenomen. Dazu gehört der Hyperparathyreoidismus. Während der primäre Hyperparathyreoidismus eine reine Erkrankung der Epithelkörperchen ist, verbindet sich bei der renalen Form das Grundleiden mit der Parathyreoideakrankheit. Es ist bisher nicht aufgeklärt, wie sich Magensekretion und Gastrinspiegel bei solchen Patienten in Relation zum erhöhten Serumcalcium verhalten. Klinisch ist deren Abklärung von Bedeutung, da gastrointestinale Symptome wie Blutung und Duodenalulcera auch bei jenen häufig Anlaß geben für eine chirurgische Intervention.

Wir haben deshalb bei chronischen Hämodialysepatienten mit schwerem sekundärem Hyperparathyreoidismus (starke Erhöhung des Gesamtcalciums im Serum, Erhöhung des ionisierten Ca^{++}, ausgeprägte Ostitis fibrosa in der Skeletthistologie, Erhöhung von Serumparathormon), vor und nach Parathyreoidektomie die Magensekretion, Serumgastrin und Calciumwerte einschließlich ionisiertem Ca^{++} mit folgender Fragestellung untersucht:

1. Verhalten der Magensekretion nach der Operation, da die untersuchten Patienten eine stark erhöhte praeoperative Sekretion hatten.

[+] Mit Unterstützung der Dr. August Scheidel-Stiftung

2. Änderung der Serumgastrinwerte nach der Parathyreoidektomie in Relation zur Abnahme des ionisierten Ca^{++}.

3. Einfluß der Hämodialyse auf die Serumgastrinwerte.

Methodik: Die Messung des Serumgastrins erfolgte mittels Radioimmuno-assay zu Leu-15-Human-Gastrin I, die Bestimmung des ionisierten Serumcalciums mit einer Ca-sensitiven Durchflußelektrode. Die Serumgastrinuntersuchungen mit simultaner Kontrolle des Ca^{++} wurden an vier aufeinanderfolgenden Tagen im Nüchternzustand vor und nach Dialyse durchgeführt. Zur Überprüfung der Magensekretion durch Aspiration des Magensaftes wurde nach einstündiger Messung der Basalsekretion ein Pentagastrintest durchgeführt. Im Durchschnitt 4 Wochen nach Parathyreoidektomie erfolgte ein Calcium-Infusionstest. Während der Sekretionsuntersuchung wurden je 12 Blutentnahmen zur Serumgastrin- und Ca^{++}-Bestimmung durchgeführt.

Ergebnisse: Abb. 1 zeigt eine erhöhte Basalsekretion der Patienten. Im Anschluß an den Eingriff war ein Abfall dieser Sekretion zu beobachten und statistisch zu sichern ($p > 0.01$). Dies stimmt mit den bisherigen Beobachtungen überein, die bei der primären Parathyreoideakrankheit gemacht worden sind. In positiver Korelation zur Sekretion verhielt sich das Serum-Ca (Abb. 1) mit einer hochsignifikanten Normalisierung der postoperativ gemessenen Werte ($p > 0.001$).

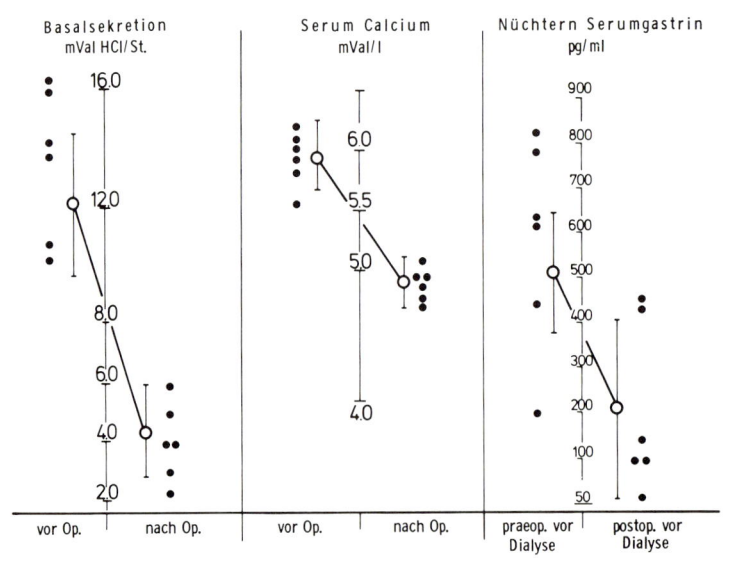

Abb. 1: Basalsekretion, Serumcalcium und Serumgastrin vor und nach Parathyreoidektomie bei 6 Hämodialysepatienten (Einzelwerte, Mittelwert mit Standardabweichung)

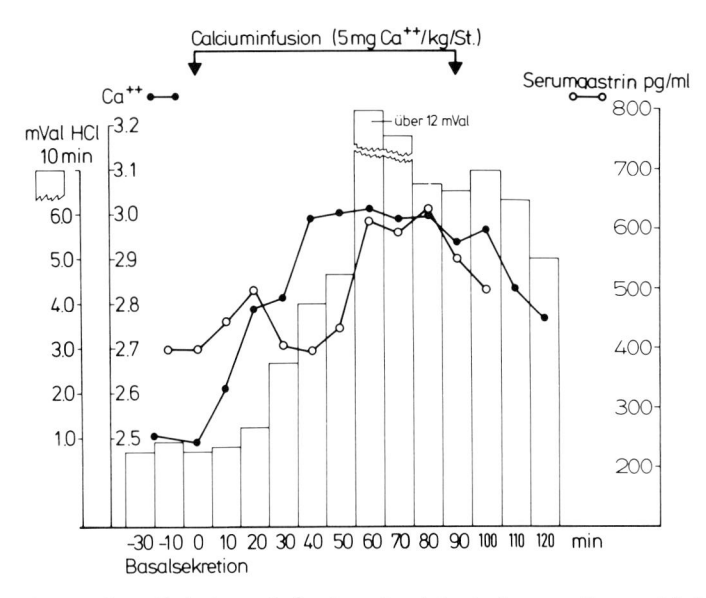

Abb. 2: Calcium-Infusionstest bei 4 parathyreoidektomierten Hämodialysepatienten. Radioimmunologisch gemessene Serumgastrinwerte und Säuresekretion nach Ca-Infusion.

Das Serumgastrin vor der Hämodialyse ist bei allen Untersuchten erhöht und macht mit einem Mittelwert von 5oo pg/ml das Vierfache der Norm aus. Dies findet man im allgemeinen nur bei Patienten mit ZES. Bekannt ist jedoch eine Serumgastrinerhöhung bei Urämikern, ein Parameter ist hierbei der Kreatininwert, der auch von uns berücksichtigt wurde.

Wir fanden bei Patienten mit Hyperparathyreoidismus keine positive Korrelation zwischen Serumgastrin und Kreatinin. Erwartungsgemäß war das postoperative Gastrin niedriger, die gemessenen Werte lagen im Durchschnitt jedoch auch noch knapp über der Norm. Die präoperative stimulierte Magensekretion war mit einem PAO von 44,1 $\pm$ 5,7 mval /HCl etwa doppelt so hoch, wie wir sie bei Normalpersonen in unserem Labor beobachteten. Der postoperative Vergleich, nur in zwei Fällen durchgeführt, ergab hier keine Veränderung. Nach Stimulierung mit Calcium zeigte sich von Infusionsbeginn an eine ständige Zunahme der Säuresekretion (Abb. 2) und Serumkonzentration des Gastrins in Kongruenz mit den Calciumwerten. Das Maximum der Sekretion mit 12,4 mval HCl/ 1o min wurde in der 7o. Minute erreicht, die Gastrinwerte lagen hier sehr hoch (7oo pg/ml) und fielen bereits 3o Minuten nach Absetzen der Infusion zu den relativ hohen Ausgangswerten ab.

Diskussion: Unsere Experimente zeigen, daß Gastrin bei chronischen Dialysepatienten mit sekundärem Hyperparathyreoidismus nach erfolgreicher Operation durch den Ca-Infusionstest in erhöhten Mengen liberiert werden kann. Obgleich auch beim Ulcuskranken und auch beim Magengesunden nach Ca-Gabe ein geringfügiger Anstieg des Serumgastrins beschrieben wurde, wird geschlossen, daß dies bei unserem Krankengut auf eine mögliche Hyperplasie der Produktionsstätte zurückzuführen ist und nicht als eine Liberationsantwort wie bei Normalpersonen angesehen werden kann. Keineswegs ist es sicher, daß es ein antrales Gastrin ist. Aus welchem Organ es freigesetzt wird und welches Gastrin es ist, müssen erst morphologische und immunologische Gewebsuntersuchungen zeigen. Wir fanden auch bei gastrektomierten Dialysepatienten stark erhöhte Gastrinwerte. Damit rückt das beschriebene Krankheitsbild in Nähe des ZES als Sekundärkrankheit, hervorgerufen durch Hämodialyse bzw. durch anhaltende Erhöhung des Serumcalciums.

Zusammenfassung: An Hämodialysepatienten mit sekundärem Hyperparathyreoidismus wurde das Nüchtern-Serumgastrin vor und nach Parathyreoidektomie gemessen. Es fand sich eine direkte Korrelation zwischen Magensekretion, Serumgastrin- und Calciumkonzentration, mit einem kongruenten Abfall aller untersuchten Parameter nach der Operation. Eine deutliche Zunahme der Serumgastrinwerte wurde postoperativ durch den Ca^{++}-Infusionstest festgestellt. Wir schließen daraus, daß die durch Calcium induzierte Hypersekretion auf eine stark vermehrte Gastrinliberation zurückzuführen ist, möglicherweise von einer hyperplastischen Produktionsstätte des Gastrins.

Summary: Fasting serum concentrations were measured before and after parathyreoidectomy in 6 patients with hypercalcaemic secondary hyperparathyreoidism. Serum gastrin levels were found to be related directly to plasma calcium concentration and gastric secretion, falling congruently after surgery. A marked increase in gastrin concentration and gastric secretion was induced by calcium infusion after operation. We conclude that calcium induced hypersecretion of gastric acid is caused by calcium-induced hypergastrinaemia from hyperplastic tissue.

Literatur:

1. Basso, N., E. Passaro: Calcium-Stimulated Gastric Secretion in the Zollinger-Ellison-Syndrome. Arch. Surg. 1o1, 399 - 4o2 (197o)

2. Korman, M.G., M.C. Laver, J. Hansky: Hypergastrinaemia in Chronic Renal Failure.
Brit. Med. J. 1, 2o9 - 21o (1972)

3. Reeder, D.D., B.M. Jackson, J. Ban, B.G. Clendinnen, W.D. Davidson, J.S. Thompson: Influence of Hypercalcaemia on Gastric Secretion and Serum Gastrin Concentrations in Man. Annals of Surg. 172 , 540 - 546 (1970)

        Dr. I. Klempa
        Abteilung für Allgemein- und
        Abdominalchirurgie des Zentrums
        der Chirurgie der Johann-Wolf-
        gang-Goethe-Universität
        6000   Frankfurt / Main
        Theodor-Stern-Kai 7

25. Klinische Untersuchungen zur Problematik und Gefährdung beim Insulintest

G. Feifel, B. Kemkes, E. Geier und A. Heimann

Chirurgische Klinik der Universität München (Direktor: Prof. Dr. G. Heberer)

Der Insulintest nach Hollander (3) gilt allgemein als zuverlässigste Kontrolle des Vagotomieerfolges. Die routinemäßige Anwendung des Testes in der Klinik und seine Vergleichbarkeit werden jedoch infrage gestellt, wenn man berücksichtigt, daß weder Einigkeit über die Insulin-Dosierung, über das Ausmaß der Blutzuckersenkung, die Blutzuckerbestimmungsmethoden noch über den Testablauf besteht (1, 2). Darüberhinaus werden zur Interpretation des Insulin-Testes eine Vielzahl von Kriterien angeboten. Es besteht weiterhin Unklarheit über die tatsächliche Gefährdung des Patienten. Unsere Untersuchung hat sich deshalb zum Ziel gesetzt, die folgenden Fragen zu klären:

1. Gewährleistet eine Dosierung von o,2 E Alt-Insulin pro kg KG eine ausreichende vagale Reizung?

2. Wann sind die Blutzuckerminima zu erwarten?

3. Welche Kriterien erlauben eine sinnvolle Beurteilung des Testergebnisses?

4. Welche Parameter signalisieren eine Gefährdung des Patienten.

Methodik: Bei 21 männlichen vorselektierten[+] Patienten mit einem Durchschnittsalter von 38 Jahren (22 - 56 Jahre) wurde nach Aufklärung und schriftlichem Einverständnis ein Insulin-Test durchgeführt. Die Patienten waren wegen eines Ulcus duodeni operiert worden (Vagotomie/Pyloroplastik). Das zeitliche Intervall zur Operation betrug durchschnittlich 22 Monate. Transnasales Einbringen der Magensonde ins Antrum (Röntgenkontrolle).

[+]Ausschluß von Asthma, Coronarsklerose, Epilepsie, Diabetes mellitus

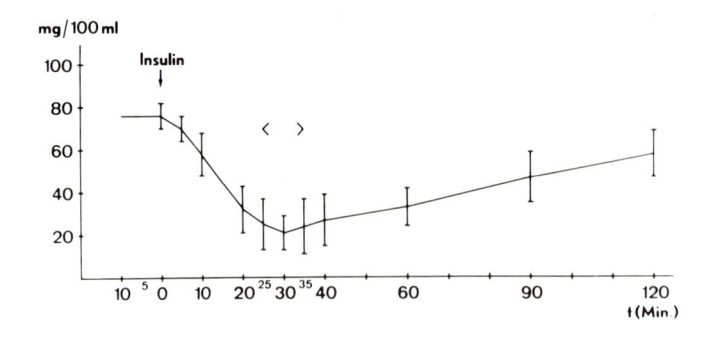

Abb. 1: Blutzuckerabfall bei 21 Patienten nach Gabe von o,2 E Alt-Insulin pro kg KG i.v. (Mittelwertskurven der Blutzuckeränderung pro Meßperiode ± SD). ( ) Bereich des BZ-Minimum

Verwerfung des Nüchtern-Sekretes, manuelle Saftaspiration alle 2 - 4 Minuten mit Sammlung in 4 "15-Minuten-Fraktionen" (Basalsekretion). Gabe von o,2 E Alt-Insulin pro kg KG i.v. ; Sammlung des Magensaftes in 8 "15-Minuten-Fraktionen". Bestimmungen: Blutentnahme zur Blutzuckerbestimmung in der ersten Stunde alle 5 min, dann alle 3o min (GOD-Perid-Methode). Bestimmung des Serum-Kalium flammen-photometrisch über 2 Stunden. Fortlaufende EEG und EKG-Registrierung mit einem 8-Kanal-Schreiber. RR alle 15 min. Fortlaufendes Protokoll über subjektive und objektive Veränderungen (Wärmegefühl, Schwitzen, Somnolenz und motorische Unruhe). Titration des Magensaftes mit n/1o NaOH bis pH 7,o (potentiometrisch).

Ergebnis:
1. Alle Patienten unterschritten den für eine ausreichend vagale Reizung geforderten Blutzuckerwert von 35 mg%.

2. Wie die Abb. 1 zeigt, ist der stärkste Blutzuckerabfall zwischen 1o und 2o min nach Injektion zu verzeichnen. Das Blutzuckerminimum tritt bei allen Patienten zwischen 25 und 35 min nach Insulingabe ein. Jeweils 1/3 unserer Patienten erreichte ein Blutzuckerminimum bei 25, 3o und 35 min. Wie die absoluten Blutzuckerwerte im Zeitraum der Blutzuckerminima ergeben, unterschritt die Hälfte unserer Patienten die gewünschte untere Grenze von 15 mg% (Abb. 2).

3. Die Beurteilung des Operationserfolges (komplette oder inkomplette Vagotomie) war in Abhängigkeit von den angewandten Interpretationskriterien unterschiedlich. Unter alleiniger Anwendung der Hollander-Kriterien war 1/3 der Patienten komplett vagotomiert (durchschnittlicher Abstand von der Operation 22 Monate!). Mit einer Ausnahme handelte es sich jeweils um spät positive Reaktionen. Wie die Abb. 3 am Beispiel der in-

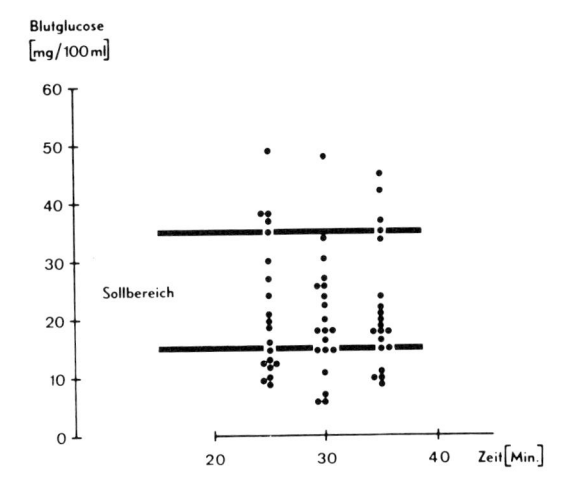

Abb. 2: Verhalten des Blutzuckerspiegels 25 - 35 min nach i.v.- Applikation von o,2 E Alt-Insulin /kg KG bei 21 Patienten

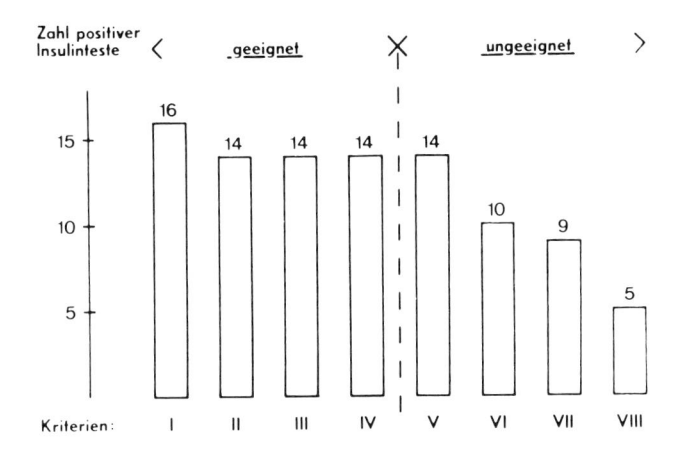

Abb. 3: Interpretationskriterien für positiven Insulin-Test (inkomplette Vagotomie). I. $MAO > 1$, II. Hollander-Kriterien, III. $pH < 2$, IV. $MAO > BAO + 1$, V. $Vol_{Stim} > Vol_{Basal}$, VI. $MAO > BAO + 2$, VII $MAO > 5$, VIII $BAO > 2$

sulinpositiven Fälle (inkomplette Vagotomie) zeigt, scheint zwischen den Kriterien I-V eine gute Übereinstimmung zu bestehen. Im Individualvergleich konnte eine Übereinstimmung der positiven Fälle nach den Kriterien I-IV , nicht jedoch mit dem Kriterium V gefunden werden. Somit erwiesen sich die Kriterien V-VIII als ungeeignet. Die Zuverlässigkeit der Interpretation wurde also durch die gemeinsame Anwendung der Kriterien I-IV erhöht.

4. Einer von 21 Patienten verlor für die Dauer von 1 1/2 min das Bewußtsein und war in dieser Zeit nicht erweckbar. Im Vordergrund der vegetativen Regulationsstörungen standen Wärmegefühl, Müdigkeit und Schwitzen. Schwindelgefühl und motorische Erregungszeichen mit tonischem Zittern traten weniger oft auf. Der zeitliche Ablauf der vegetativen Zustandsänderungen stand in enger Beziehung zur gemessenen Änderung des Blutzuckerspiegels. Das Serumkalium sank von $4,4 \pm 0,2$ mval/l vorher auf $3,1 \pm 0,2$ mval/l (Tiefstwert). Die Pulsfrequenz nahm zu. Der Blutdruck änderte sich wenig (4). Wie Tabelle 1 zeigt, läßt sich mit Hilfe einfacher klinischer Beobachtung und subjektiven Angaben der Untersuchten keine Vorhersage über den Zeitpunkt und das Ausmaß einer möglichen Gefährdung machen. Die EEG-Auswertung hingegen erlaubte uns bereits 15 min vor dem Blutzuckerminimum und vor Eintritt klinisch erkennbarer Bewußtseinsänderung eine Reaktion des Vegetativums nachzuweisen.

Tabelle 1: Klinische Symptomatik nach 0,2 E Alt-Insulin / kg KG i.v. bei 21 Patienten

Symptomatik	Zeitpunkt des Auftretens der Symptome	
	vor Blutzuckerminimum (10-0min)	nach Blutzuckerminimum (0-10 min)
Wärmegefühl	2	18
Müdigkeit	2	15
Schweißausbruch	-	18
Schwindel	-	4
Zittern	-	2
Bewußtlosigkeit	-	1

Zusammenfassung: An 21 Patienten wurde die Aussagekraft und Gefährlichkeit des Insulin-Testes geprüft. Bei ausreichender vagaler Reizung unterschritt die Hälfte der Patienten die gewünschte untere Blutzuckergrenze. Nur 4 von 8 geprüften Kriterien erwiesen sich als geeignet. Die Nebenwirkungen waren beträchtlich, so daß der Test nur unter strengster Indikationsstellung durchgeführt werden sollte.

Summary: The validity and risks of the Hollander-Insulin-Test were investigated in 21 patients. With adequate vagal stimulation blood glucose levels less than 16 mg% were reached in 50% of the patients. Only 4 out of 8 usually recommended criteria could be proved suitable for analysis. Since side effects were found with a considerable ratio this test should only be performed in very carefully selected cases.

Literatur:

1. Baron, J.H.: The clinical use of Gastric Function-Tests. Scand. J. Gastroent. Suppl. 6 , 9 (1970)

2. Feifel, G., P. Falkenberg, B. Kemkes: Die Problematik des Insulintestes als postoperative Vagotomiekontrolle. MMW 1974 (im Druck)

3. Hollander, F.: The Insulin-Test for the presence of intact nerve fibers after vagal operations for peptic ulcer. Gastroenterology 7 , 607 (1946)

4. Read, R.C., J.E. Doherty: Cardiovascular effects of induced Insulin Hypoglycemia in man during the Hollander Test. Am. J. Surg. 119 , 155 (1970)

Priv.-Doz.Dr. G. Feifel
Chirurgische Universitätsklinik
8000 München 2
Nußbaumstr. 20

26. Neue Aspekte zur Karzinogenese im resezierten Magen

B. Werner und K. Dahm

Abteilung Allgemeinchirurgie (Direktor: Prof. Dr. H.W. Schreiber) der Chirurgischen Klinik der Universität Hamburg

Systematische experimentelle Untersuchungen über das Magenstumpfkarzinom sind bisher nicht bekannt. Uns interessierte die Beantwortung der Frage: inwieweit wird durch das Anlegen einer gastroenteralen Anastomose am resezierten Versuchstiermagen ein Dispositionswechsel geschaffen, der sich erst unter Einfluß eines unterschwelligen Karzinogens (Exposition) offenbart und ein Krebswachstum im Bereich der Anastomose ermöglicht. Wir berichten im folgenden über die Induktion von Karzinomen durch orale Gabe von Nitrosoguanidin in resezierten Mägen von Ratten. Bei dieser Substanz handelt es sich um ein Karzinogen aus der Gruppe der N-Nitroso-Verbindungen (1, 2).

Methodik: 76 männliche Wistarratten im Alter von 3 Monaten wurden einer subtotalen Magenresektion unterworfen. Der glanduläre Schleimhautrest wurde mit dem Duodenum (Billroth I) oder dem oberen Jejunum (Billroth II) anastomosiert. Wie aus Tabelle 1 ersichtlich, wurden operierte und nicht operierte Ratten in vier Gruppen unterteilt. Mit Ausnahme einer Gruppe erhielten die Tiere N-Methyl-N'-Nitro-N-Nitrosoguanidin in einer Konzentration von 120 mg/l im Trinkwasser. 31 Wochen nach Fütterungsbeginn wurden alle Tiere getötet und seziert. Bei der Bewertung der histologischen Befunde haben wir uns an die Klassifizierung von Saito et al (3) gehalten.

Ergebnisse: Wie aus Tabelle 1 hervorgeht, trat bei 25 von insgesamt 66 magenresezierten Tieren (B-I-Gruppe und B-II-Gruppe) 17 - 31 Wochen nach Beginn der täglichen Verabreichung von Nitrosoguanidin im Trinkwasser ein Karzinom auf. Demgegenüber konnte in der durch Nitrosoguanidin exponierten, nicht operierten Kontrollgruppe (3. Gruppe) ebenso wie in der durch eine Magenresektion disponierten 4. Gruppe in keinem Fall ein Krebs festgestellt werden. In der 1. Gruppe (B I) fanden sich 13 Adenokarzinome und 2 verkrebste Polypen. 80% dieser Krebse saßen in der Anastomose. 20% waren im Magenstumpf lokalisiert. In der B II-Gruppe waren 8 Adenokarzinome und 2 szirrhöse Karzinome aufge-

Tabelle 1: Carcinom, adenomatöse Hyperplasie und Normalbefund bei insgesamt 100 Wistarratten unter verschiedenen experimentellen Bedingungen. NG = Nitrosoguanidin. Weitere Einzelheiten s. Text

	B I Gruppe (Gastroduodenostomie) n = 37	B II Gruppe (Gastrojejunostomie) n = 29	3. Gruppe (Kontrolle, nicht operiert) n= 24	4. Gruppe (Kontrolle, operiert) n = 10
spontan gestorben	9	8	5	2
getötet	28	21	19	8
Exposition durch NG (Wochen)	17 - 31	17 - 31	17 - 31	keine
Carcinom	15	10	0	0
adenomatöse Hyperplasie	12	6	1	0
Normalbefund	10	13	23	10

treten, die alle ihren Ursprung in der Anastomose hatten. Bei 18 der 66 magenresezierten Tiere (B I-Gruppe und B II-Gruppe) fanden sich präkanzeröse Veränderungen (adenomatöse Hyperplasie), dieser Befund wurde auch bei einem Tier der nicht operierten Kontrollgruppe (3. Gruppe) erhoben. Die relative Häufigkeit der Anastomosenkarzinome und der präkanzerösen Veränderungen ist in Abb. 1[+] dargestellt.

Diskussion: Das wesentliche Ergebnis der vorliegenden Untersuchung ist die Feststellung, daß im resezierten Magen der Ratte durch Exposition mit einem unterschwellig verabreichten Karzinogen in hoher Ausbeute Karzinome entstehen. Nicht operierte exponierte Tiere weisen demgegenüber ebenso wie operierte, nicht exponierte Tiere kein Karzinomwachstum auf. Dieses hier erstmals beschriebene experimentelle Karzinom im resezierten Rattenmagen zeichnet sich durch eine ungewöhnliche schnelle Induktionszeit aus; es weist im Hinblick auf Lokalisation, Wachstumsrichtung und histologischen Aufbau formale Ähnlichkeiten mit dem Magenstumpfkarzinom des Menschen auf. Wir definieren diese Krebsform als Anastomosenkarzinom. Der hier angesprochenen Problemstellung kommt klinisches Interesse von grundsätzlicher Bedeutung zu.

Zusammenfassung: In der vorliegenden Arbeit wurde ein Modell entwickelt, welches in resezierten Rattenmägen (Billroth I und Billroth II) Anastomosenkrebse und präneoplastische Veränderungen in einer Häufigkeit von 65% in ungewöhnlich kurzer Zeit induziert. Es konnte nachgewiesen werden, daß das Zusammentreffen von Disposition (Operation) und Exposition (Karzinogen) im Sinne der Synkarzinogenese ein Krebswachstum entstehen läßt.

Summary: 66 male Wistar rats, subjected to gastric resection according to Billroth I or Billroth II and subsequently exposed to Nitrosuguanidine as oral carcinogen, developed carcinomas and precancerous lesions at a rate of 65, 1%. The tumours were characterized histologically as adenocarcinomas; they were almost exclusively localized in the region of the gastroduodenal or gastrojejunal anastomosis. The process of cancer development was completed within 17 to 31 weeks on continous administration of 12o mg/l of Nitrosuguanidine in the drinking water. 34 control animals either with intact stomachs subjected to the carcinogem or operated and kept under normal drinking water showed no cancer formation. Only one precancerous lesion (adenomatous hyperplasia) could be observed in the control group with intact stomachs.

Literatur:
1. Druckrey, H., Preussmann, R., Ivankovic, C., Schmähl, D.:
   Organotrope carcinogene Wirkungen bei 65 verschiedenen N-

[+] Abb. 1 s. Langenbecks Arch. Chir. 333, S. 217 (1973)

Nitroso-Verbindungen an BD-Ratten. Z. Krebsforsch. 69, 1o3 - 2o1 (1967)

2. Sugimura, T., Fujimura, S.: Tumour production in glandular stomach of rat by N-Methyl-N'-Nitro-N-Nitrosoguanidine. Nature (Lond) 216, 943 - 944 (1967)

3. Saito, T., Inokuchi, K., Takayama, S., Sugimura, T.: Sequential morphological changes in N-Methyl-N'-Nitro-N-Nitrosoguanidine carcinogenesis in the glandular stomach of rats. J. nat. Cancer Inst. 44, 769 - 783 (197o)

Dr. B. Werner
Abteilung für Allgemeinchirurgie
der Chirurgischen Universitäts-
Klinik
2ooo Hamburg 2o
Martinistr. 52

27. Vergleichende wachstumskinetische Untersuchungen bei entzündlichen Magenschleimhauterkrankungen und beim Magencarcinom

H.J. Castrup und K. Fuchs

Klinik und Poliklinik für Allgemeinchirurgie der Universität Göttingen (Direktor: Professor Dr. H.J. Peiper)

Bei Patienten mit atrophischer Gastritis ist mit einer höheren Wahrscheinlichkeit der Karzinomentstehung zu rechnen als bei Normalpersonen (2,4). Daneben haben erste autoradiographische Untersuchungen konkrete Hinweise für eine veränderte epitheliale Proliferation bei chronisch entzündlichen Umbauvorgängen der Magenschleimhaut geliefert (1,3). Hierdurch gewinnen wachstumskinetische Untersuchungen bei entzündlichen Magenschleimhautveränderungen insbesondere im Vergleich zum Wachstumsverhalten von Magenkarzinomen zunehmend an Interesse.

Methodik: Das Regenerationsverhalten der menschlichen Magenschleimhaut bei Oberflächengastritis, beginnender atrophischer Gastritis und chronisch atrophischer Gastritis sowie die Zellkinetik von Adenokarzinomen des Magens wurden histoautoradiographisch mittels eines In-vitro-Verfahrens untersucht. Dazu wurden gastroskopisch gewonnene Biopsien unmittelbar nach der Entnahme in ^{3}H-thymidinhaltigem autologen Plasma bei 37°C unter reinem Sauerstoff (2,2 bis 2,5 atü) zwei Stunden inkubiert. Zur Analyse des Zellzyklus der proliferierenden Zellen diente das Doppelmarkierungsverfahren, der Markierungsindex und das zeitliche Auftreten markierter Mitosen entsprechend dem Prozent-markierten-Mitose-Verfahren.

Ergebnisse: Die unveränderte Magenschleimhaut weist markierte, d.h. DNS-synthetisierende Epithelzellen nahezu ausschließlich im unteren Abschnitt der Magengrübchen auf entsprechend der hier gelegenen Regenerationszone. Daneben sind einzelne markierte Nebenzellen nachweisbar, während eine Markierung von Belegzellen fehlt. Bei der Oberflächengastritis ist die Lokalisation der DNS-synthetisierenden Epithelzellen gegenüber der Norm unverändert, auch erscheint ihre Zahl nicht wesentlich vermehrt. Demgegenüber kommt es bei der chronischen Gastritis mit Zunahme der atrophischen Umbauvorgänge der Magenmucosa zu einer deutlichen Vermehrung der DNS-synthetisierenden Epithelzellen und zu einem Aufsteigen markierter Zellen in die mittleren und höheren Abschnitte

der Magengrübchen. Der Markierungsindex, d. h. der prozentuale
Anteil der markierten Zellen an der Gesamtpopulation der Regenerationszone steigt signifikant an von 1o, o% bei unveränderter
Schleimhaut über 13, 1% bei beginnender atrophischer Gastritis
bis zu 17, 3% bei chronisch atrophischer Gastritis. Veränderungen
des Mitoseindex sind nicht nachweisbar.

Bei der Analyse des Zellzyklus findet sich für das Epithel der
unveränderten Corpusmucosa eine mittlere Generationszeit
von 72 Stunden. Während bei der Oberflächengastritis nur eine
mäßige Verkürzung auf 65 Stunden feststellbar ist, läßt sich bei
den entzündlich atrophischen Schleimhautveränderungen eine signifikante und zunehmende Verringerung der mittleren Generationszeit nachweisen mit 53 Stunden bei der beginnenden atrophischen
Gastritis und 41 Stunden bei der chronisch atrophischen Gastritis.
DNS-Synthesephase, Mitosedauer und minimale Dauer der G_2-Phase
zeigen keine signifikanten Abweichungen von der Norm. Ursache
der Generationszeitverkürzung ist eine entsprechende Erniedrigung
der G_1-Phasendauer (Tabelle 1).

Bei den hier untersuchten differenzierten Adenokarzinomen des
Magens liegt die mittlere Generationszeit im Durchschnitt bei
32 Stunden. Im Einzelfall werden aber auch 46 Stunden erreicht.
Bei gegenüber dem Epithel der normalen Schleimhaut weitgehend
gleichen Werten für die übrigen Zellzyklusphasen verhält sich
die Dauer der G_1-Phase entsprechend der mittleren Generationszeit (Tabelle 2).

Diskussion: Je nach Ausmaß der entzündlichen Veränderungen ist
bei den einzelnen Gastritisformen eine mehr oder weniger gesteigerte epitheliale Regeneration der Magenschleimhaut zu beobachten.
Dies zeigt sich in einer dem Grad der atrophischen Umbauvorgänge
entsprechenden prozentualen Zunahme der DNS-synthetisierenden
Zellen im Bereich der Wachstumszone, in einer Verbreiterung
der Wachstumszone sowie besonders in einem deutlich beschleunigten Ablauf des Zellzyklus der proliferierenden Zellen. Bei der
chronisch atrophischen Gastritis ist die mittlere Generationszeit
fast auf die Hälfte der Norm verkürzt, sie ist nur um wenige
Stunden länger als die der im Gegensatz zu den Epithelzellen exponentiell wachsenden Tumorzellen des Adenokarzinoms des Magens.

Zusammenfassung: Das Regenerationsverhalten der menschlichen
Magenschleimhaut bei Oberflächengastritis, beginnender atrophischer
Gastritis und chronisch atrophischer Gastritis sowie die Zellkinetik
von Adenokarzinomen des Magens wurden histoautoradiographisch
mittels eines In-vitro-Verfahrens untersucht. Im Verhältnis zum
Ausmaß der entzündlichen und atrophischen Veränderungen ist eine
mehr oder weniger gesteigerte epitheliale Regeneration der Magenschleimhaut zu beobachten mit Verbreiterung der Wachstumszone un
deutlich beschleunigtem Ablauf des Zellzyklus. Bei der chronisch

Tabelle 1: Markierungsindex (^{3}H-I), Mitoseindex (Mitose-I), mittlere Generationszeit (mT_C), G_1-Phase (T_{G_1}), DNS-Synthesephase (T_S), minimale G_2-Phase (T_{G_2min}) und Mitosedauer für die unveränderte Magenmucosa und verschiedene Gastritisformen des Menschen

	^{3}H-I (%)	Mitose-I (%)	mT_C (h)	T_{G1} (h)	T_S (h)	T_{G2min} (h)	T_M (h)
Normale Korpusmucosa	10,0-0,2	0,8±0,1	72±2	62-63	7,1±0,2	1-2	0,6±0,1
Oberflächengastritis	10,4±1,0	0,6±0,1	65±7	56-57	6,5±0,2	1-2	0,4±0,1
Beg. atroph. Gastritis	13,1±1,3	0,8±0,1	53±5	44-45	6,7±0,3	1-2	0,4±0,1
Chron. atroph. Gastritis	17,3±1,1	0,7±0,1	41±3	32-33	6,9±0,1	1-2	0,3±0,1

Tabelle 2: Zusammenstellung proliferationskinetischer Daten von Adenokarzinomen des menschlichen Magens (Bezeichnungen wie in Tabelle 1)

Patient	^{3}H-I (%)	Mitose-I (%)	mT_C (h)	T_{G1} (h)	T_S (h)	T_{G2min} (h)	T_M (h)
F.M.	22,9	1,0	26	18-19	6,0	1-2	0,3
W.H.	30,4	2,3	21	12-13	6,2	1-2	0,5
O.M.	13,6	2,0	46	37-38	6,2	1-2	0,9
A.R.	19,3	1,8	35	26-27	6,5	1-2	0,6
F.G.	19,2	2,0	33	24-25	6,3	1-2	0,7
($\bar{x} \pm s\bar{x}$)	21$\pm$2,8	1,8$\pm$0,2	32$\pm$4	23-24	6,2$\pm$0,1	1-2	0,6$\pm$0,1

atrophischen Gastritis ist die mittlere Generationszeit fast auf die Hälfte der Norm verkürzt und nur wenige Stunden länger als die von Adenokarzinomzellen des Magens.

Summary: The cell renewal of human gastric mucosa of patients with superficial gastritis, beginning atrophic gastritis and chronic atrophic gastritis and the cell cycle of adenocarcinomas of the stomach were analysed by an in-vitro autoradiographic method. In proportion to the intensity of the inflammatory and atrophic changes a distinct rise in proliferation of gastric epithelium with broadening of the regeneration zone and shortening of the cell cycle duration can be observed. In chronic atrophic gastritis the mean generation time is only a few hours longer as the mean generation time of cells of gastric adenocarcinoma.

Literatur:

1. Klein, H.J., K.J. Lennartz: In vitro-Verfahren zur autoradiographischen Untersuchung der Zellerneuerung der menschlichen Magenschleimhaut am Biopsiematerial. Klin. Wschr. 5o, 56 (1972)

2. Siurala, M., J.H. Salmi: Long-term follow-up of subjects with superficial gastritis or a normal gastric mucosa. Scand. J. Gastroent. 6, 459 (1971)

3. Steenbeck, L., G.Wolff: Histoautoradiographische Untersuchungen der menschlichen Magenschleimhaut bei chronischer Gastritis und Magenkarzinom. Arch. Geschwulstforsch. 38/2, 132 (1971)

4. Taylor, K.B.: Gastritis. New Engl. J. Med. 28o, 819 (1969)

> Dr. med. H.J. Castrup
> Klinik und Poliklinik für All-
> gemeinchirurgie der Universität
> 34oo Göttingen
> Gosslerstr. 1o

28. Der Einfluß der Hemicolektomie auf die Ausbildung von Dickdarmtumoren nach subkutaner Injektion von 1,2 - Dimethylhydrazin

R. Loth

Chirurgische Universitätsklinik Mainz (Direktor: Prof. Dr. F. Kümmerle)

Alle wesentlichen neoplastischen Veränderungen der Schleimhaut des Dickdarmes lassen sich im Tierexperiment bei Ratten mit 1, 2-Dimethylhydrazin erzeugen. Diese Substanz wurde von uns in einer Dosierung von 21 mg/kg KG wöchentlich subcutan verabreicht. Entsprechend den bisher veröffentlichten Ergebnissen entwickelten sich nach 15o - 2oo Tagen nahezu bei allen Tieren Polypen und Carcinome im Dickdarm. Zusätzlich wurden auch Tumorlokalisationen im Duodenum und im oberen Jejunum beobachtet.

Durch unsere Untersuchungen sollte die Verteilung der Tumoren auf die verschiedenen Dickdarmabschnitte festgestellt werden. Außerdem sollte der Einfluß einer vor Beginn der Cancerisierung durchgeführten Hemicolektomie auf Art und Lokalisation dieser regelmäßig entstehenden Polypen und Carcinome untersucht werden.

Jeweils 3o Ratten wurden rechts bzw. links hemicolektomiert. Als Markierung diente die Arteria colica media. Im Falle der linksseitigen Hemicolektomie mußte ein Anus prater naturalis mit dem Colon transversum gebildet werden. Nach rechtsseitiger Hemicolektomie wurde eine Ileotransversostomie angelegt. Die Cancerisierung begann gleichzeitig mit 1oo Kontrolltieren, nachdem Verhalten und Gewichtszunahme der operierten Tiere die Erholung von der Operation anzeigten.

Lichtmikroskopische und autoradiographische Untersuchungen zeigten keinen Unterschied der Tumorentstehung zwischen operierten und nichtoperierten Tieren. Nach einem Stadium der Colitis kam es zur Schleimhauthypertrophie mit Störung der Regenerationszone. Diese ist normalerweise in der Dickdarmschleimhaut am Grund der Krypten lokalisiert und verlagert sich in der Proliferationsphase zur Schleimhautoberfläche. Danach entstehen Polypen und gleichzeitig oder mit geringem zeitlichem Abstand Carcinome. Diese können sowohl aus Polypen hervorgehen - die Größe der entarteten Polypen betrug bei der Ratte o, 4 cm - als auch direkt aus

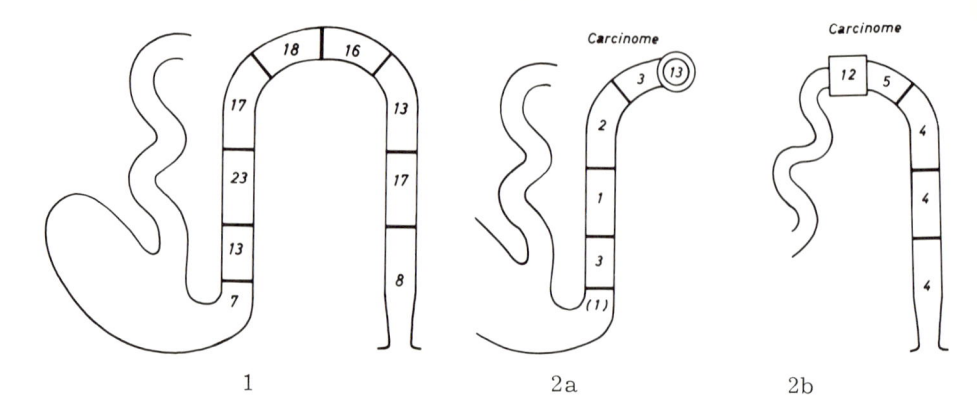

Abb. 1: Carcinomverteilung im Dickdarm bei 100 Ratten

Abb. 2 a und b: Carcinomverteilung bei jeweils 30 Ratten nach Hemicolektomie (links mit Anus praeter naturalis, rechts mit Ileotransversostomie)

makroskopisch nicht veränderter Schleimhaut entstehen. Mikroskopische Veränderungen der umgebenden Schleimhaut im Sinne der verlagerten Proliferationszone ließen sich jedoch immer nachweisen. Meist handelte es sich um adenomatöse Polypen und entsprechend Adenocarcinome, doch wurden auch Zottenpolypen beobachtet. Ein Teil der Carcinome wies zahlreiche Siegelringzellen auf. Nichtoperierte Tiere zeigten einen recht gleichmäßigen Befall der einzelnen Teilabschnitte des Dickdarmes. Das Maximum der Carcinome lag im Colon ascendens und im Colon transversum. Am wenigsten wurde das Rectum befallen.

Ein ganz anderes Verteilungsmuster entwickelten die operierten Tiere. Hier zeigte sich eine eindeutige Bevorzugung des Operationsgebietes sowohl bei links als auch bei rechts hemicolektomierten Tieren. Bei Unterteilung der verbliebenen Colonhälfte in vier gleichlange Abschnitte wurde die Anastomose, bzw. der Anus praeter naturalis etwas häufiger befallen, als jeder der vier Darmabschnitte. Noch eindeutiger fällt der Vergleich bei den Carcinomlokalisationen zugunsten von Anastomose und Anus praeter naturalis aus. Am Anus wurden 13 Carcinome gefunden, im gesamten Restcolon jedoch nur 9. Die Anastomose war 12mal befallen, das zugehörige Restcolon nur 17mal.

Somit ist das Operationsgebiet in beiden Fällen eine Prädilektionsstelle für die Ausbildung von Tumoren. Wenn man davon ausgeht, daß Spontantumoren im Dickdarm bei der Ratte wegen ihrer Seltenheit vernachlässigt werden dürfen, können die Tumorlokalisationen bei operierten und nichtoperierten Tieren verglichen werden. Für die Entstehung von Dickdarmtumoren werden eine Reihe ko-carcinogener Faktoren diskutiert, darunter an erster Stelle Verweildauer und Kontaktzeit des carcinogenhaltigen Stuhles zur Schleimhaut. Dies erklärt den stärkeren Befall von Colon ascendens und transversum bei der Ratte, da der Darminhalt in der aboralen Colonhälfte so stark eingedickt ist, daß die Kontaktzeit des Carcinogens zur Schleimhaut herabgesetzt wird. Außerdem entfällt hier die längere Verweildauer des Stuhles im Rectum. Die gleiche Erklärung kann auch für den starken Befall der Anastomose bei rechtshemicolektomierten Tieren herangezogen werden. Auch bei guter Durchgängigkeit der Anastomose weitete sich das distale Ileum meist auf, was zu längerer Verweildauer des Darminhaltes führte.

Diese Erklärungsmöglichkeit entfällt bei den Tieren mit Anus praeter naturalis. Hier ist als wichtigster ko-carcinogener Faktor der dauernde Entzündungsreiz in der extraabdominal verlagerten Schleimhaut in der Übergangszone zur Bauchhaut anzunehmen.

Auch ohne direkte Übertragung dieser Ergebnisse in die menschliche Tumorpathologie muß eine Überprüfung der Ursachen für sogenannte Anastomosenrezidive oder Impfmetastasen angeregt werden. Da gerade auch im menschlichen Dickdarm die Ausbildung von multiplen Carcinomen nicht selten ist, sollte häufiger an die unabhängige Entstehung bei Anastomosencarcinomen oder bei Carcinomen am Anus praeter naturalis gedacht werden. Wenn auch beim Menschen diese durch eine Operation vorgeschädigten Schleimhautbezirke Prädilektionsstellen für eine maligne Entartung darstellen, dann ist diese Erkenntnis bei der Indikation zur Dickdarmresektion zu berücksichtigen.

Zusammenfassung: Nach subcutaner Injektion von 1,2-Dimethylhydrazin bei Ratten entwickeln nahezu alle Tiere multiple Polypen und Carcinome im Dickdarm. Nichtoperierte Tiere zeigen eine Verteilung dieser Tumoren auf den ganzen Dickdarm. Ratten, die vor Beginn der Cancerisierung links bzw. rechts hemicolektomiert wurden, entwickeln bevorzugt Polypen und Carcinome im Anus praeter naturalis bzw. in der Anastomose.

Summary: After subcutaneous injection of 1,2-dimethylhydrazine in rats nearly all animals develop multiple polyps and carcinomas in the large bowel. A distribution of these tumors over total length of large bowel was seen in non-operated animals. If left or right hemicolectomy was done before cancerisation, polyps and carcinomas were mostly localised in the region of anus praeter naturalis or in the anastomosis.

Dr. R. Loth, Chirurgische Universitätsklinik
65oo Mainz - 1, Langenbeckstr. 1

29. Kontinente Kolostomie – eine experimentelle Studie an Hunden

N. G. Kock, S. Geroulanos, P. Hahnloser, H. Schauwecker, H. Säuberli

Chirurgische Universitätsklinik A Kantonspital Zürich (Direktor: Prof. Dr. Å. Senning)

Die 1969 von Kock entwickelte Ileostomie in Form eines intraabdominalen Dünndarm-Reservoirs, wurde durch Bildung eines Ventils aus Dünndarm ergänzt, wodurch eine Kontinenz erreicht werden konnte. Ermutigt durch die günstigen Resultate bei 9o Patienten mit dieser Form der Ileostomie (Kock 1973) wurden experimentelle Studien zum Anlegen einer kontinenten Kolostomie durchgeführt.

Methode: Bei 1o Bastardhunden von 8 - 15 kg Gewicht wurde nach medianer unterer Laparotomie das Colon am Beckenboden durchtrennt, der distale Stumpf verschlossen und extraperitonealisiert. Aus dem praeterminalen Colonabschnitt wurde ein Ventil durch Invagination gebildet (Abb. 1). Auf 7 bis 8 cm Länge wurden bis in die Muscularis hineinreichende, dicht gelagerte Inzisionen mit dem Thermokauter angelegt, um eine gute Verwachsung der aufeinander zu liegen kommenden Flächen zu erreichen. Durch 6 Seidenfäden wurde die invaginierte Colonwand fixiert. Durch eine seromuskuläre fortlaufende Seidennaht wurde die letzte Nahtreihe zusätzlich überdeckt. Hierauf wurde das terminale Colon im linken Unterbauch herausgeleitet und pilzförmig in die Haut eingenäht. Zusätzliche Nähte zwischen Peritoneum und nichtinvaginiertem Colon bewirkten eine weitere Abdichtung des Ventils gegen die Bauchhöhle. Ab erstem postoperativen Tag konnten die Versuchstiere trinken. Täglich wurde bei den Hunden das Colon durch Einführen eines Plastikschlauches entleert und mit Wasser gespült.

Resultate: Bei allen 1o Hunden blieb die Kolostomie vom Operationstag an kontinent, was sich an einer entzündungsfreien Haut um das Stoma erkennen liess. Durch Wasser-, Luft- oder Kontrastmittelinjektionen konnte die Dichtigkeit zusätzlich auch unter Druck geprüft werden. Bei 2 Hunden traten als Komplikationen Bauchwandabszesse um das Stoma nach 1o bzw. 12 Tagen auf, so daß sie getötet werden mußten (Tab. 1). Bei zwei weiteren Hunden wurde das Experiment komplikationslos nach zwei bzw. drei Wo-

Tabelle 1

Observation time	Complications
10 days	Abscess
12 "	Abscess
14 "	No
3 weeks	No
4 "	Bezoars
5 "	"
6 "	"
6 "	"
6 "	"
8 "	"

Abb. 1

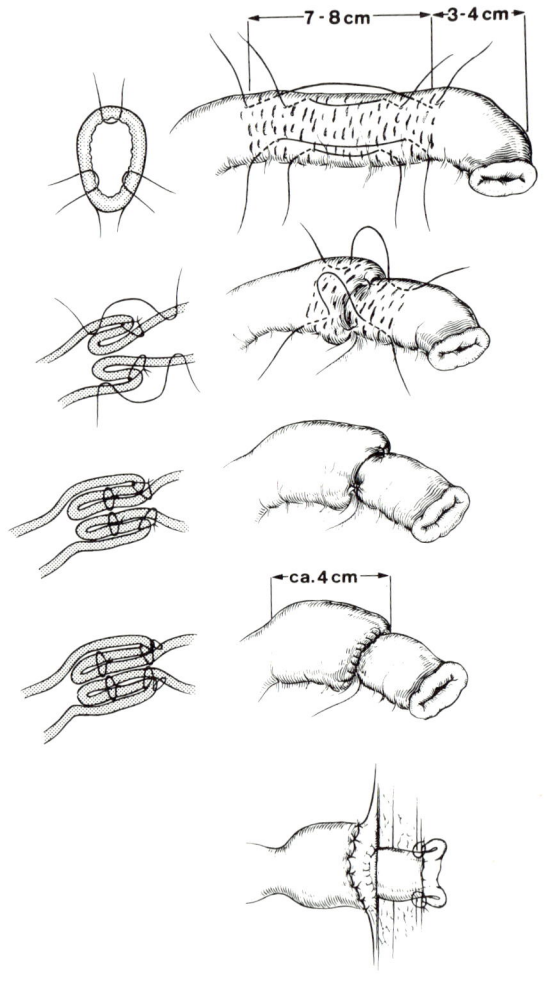

chen beendet, 6 weitere Hunde mußten nach 4 bis 8 Wochen wegen Schwierigkeiten bei der Katheterentleerung abgetan werden, wobei große Bezoare (Haarballen) die Ursache bildeten. Diese erschwerten zunehmend durch Druck auf das innere Ventilende das Einführen des Katheters und Leerspülen des Darmes. Aber auch hier waren die Stomien bis zuletzt kontinent.

Diskussion: Während der von über der Hälfte der Hunde erreichten 4 bis 8-wöchigen Kontrollperiode liessen sich keine Mängel an der Technik der Ventilherstellung erkennen. Diesbezügliche Probleme sind auch in einem späteren Zeitpunkt kaum mehr zu erwarten. Über die physiologischen Auswirkungen eines solchen Stuhlventils kann für längere Zeitperioden noch nichts Definitives ausgesagt werden. Da sich durch diese Operation die physiologischen Bedingungen für das Colon außer der Verkürzung nicht wesentlich ändern, sind kaum Schwierigkeiten zu erwarten.

Zusammenfassung: Im Hundeexperiment wurde eine Methode zur Konstruktion einer kontinenten Colostomie entwickelt. Etwa 5 cm proximal der Colostomie wurde durch Invagination eines kurzen Sigmaabschnittes ins Darmlumen ein Ventil gebildet. Zehn Hunde mit dieser Form der Colostomie erwiesen sich dicht für Stuhl- und Gasaustritt. Der Darm wurde täglich durch Einführen eines Katheters und durch Spülung entleert.

Summary: A method of construction of a continent colostomy was developed experimentally in dogs. A valve mechanism was performed by an invagination of a short sigma segment into the bowl lumen about 5 cm proximal to the colostomy. After this type of colostomy 1o dogs were tight for spontaneous stool and gas discharge. The bowl was emptied by daily insertion of a tube and irrigation.

Literatur:
1. Kock, N.G.: Ileostomy without external applianses. A survey of 25 patients provided with intra-abdominal intestinal reservoir. Ann. Surg. 173, 545 (1971)

2. Kock, N.G.: Continent Ileostomy. Progress in Surgery 12, 181 - 2o1 (1973) . S. Karger, Basel

Dr. N.G. Kock
Chirurgische Universitätsklinik A
Kantonspital
CH 8oo6 Zürich
Rämistr.

30. Tierexperimentelle Beiträge zum kontinenzerhaltenden Durchzugsverfahren mit und ohne Mukosektomie

V. Lenner, J. Schier und H.-D. Strube

Chirurgische Universitätsklinik Mainz (Direktor: Prof. Dr. F. Kümmerle)

Für die Behandlung des Rektum-Karzinoms wäre es wünschenswert, das Verfahren der tiefen vorderen Resektion weiter nach distal bis in eine Höhe von 6 - 12 cm oral der Linea dentata auszudehnen. Eine End-zu-End-Anastomose ist jedoch in diesem Bereich technisch kaum zu bewerkstelligen. Über erste Erfahrungen mit sphinktererhaltenden Durchzugsverfahren bei Rektum-Karzinom in dieser Höhe berichtete 1888 Hochenegg. In den folgenden Jahrzehnten wurde eine Reihe weiterer sphinktererhaltender Operationsmethoden angegeben, die mit den Namen von Maunsell, Roux, Babcock und Hollenbach verbunden sind. Obwohl bereits durch größere Statistiken (Bacon, Black) erwiesen ist, daß Durchzugsverfahren bei Karzinomen des mittleren und unteren Rektumdrittels gleich gute 5-Jahresheilungen ergeben wie die abdominoperinealen Resektionen, haben sich diese Operationsmethoden bisher nicht durchsetzen können. Technische Schwierigkeiten, mangelnde Radikalität, Auftreten von Stenosen sowie die Gefahr der Peritonitis nach Ausbildung von pelvischen Abscessen haben viele Chirurgen von sphinktererhaltenden Eingriffen abgehalten.

Eine weitere Indikation für Durchzugsoperationen stellt die diffuse familiäre Polyposis coli et recti dar. Da diese Erkrankung eine wahre Präkanzerose darstellt, ist in solchen Fällen immer eine klare Indikation für die sofortige totale Colektomie gegeben. Nur in Einzelfällen wird zur Wiederherstellung der Darmpassage eine Ileorectostomie in Frage kommen, da der verbliebene Rektumstumpf in kürzeren Abständen auf neu entstandene Polypen rectoskopisch kontrolliert werden muß; dies erfordert Mitarbeit des Patienten. Wo dies nicht erwartet werden kann, bleibt als Alternative nur die totale Coloproctektomie mit terminaler Ileostomie auf Lebenszeit. Eine weitere Alternative stellt die Kombination des Durchzugsverfahrens mit Mucosektomie des rektalen Stumpfes dar, wie es Reifferscheid angegeben hat. Dieses Verfahren ist bisher erst in einigen wenigen Fällen angewandt worden. Die Technik dieser Operation ist schwierig, daher sind ausreichende experimentelle Erfahrungen und Untersuchungen angezeigt.

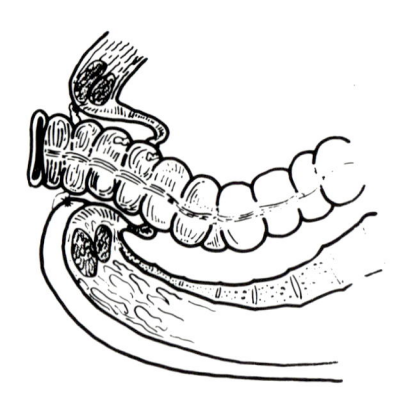

Abb. 1: Operationssitus nach endorectaler Resektion und Colondurchzug. 2 Wochen später wird der überstehende Colonanteil bis in eine Höhe von 1 - 2 cm unterhalb der Verklebungsstelle nachreseziert.

Eigene Untersuchungen: Bei insgesamt 28 Hunden haben wir zwei Operationsmethoden untersucht.
1. Segmentäre Colektomie mit endorektalem Durchzug
2. Totale Colektomie mit Mucosektomie und rektalem Durchzug.

Zielsetzung der Untersuchungen waren
1. Die Erfassung der Technik
2. Feststellung der Art und Häufigkeit der Komplikationen
3. Histologische Untersuchung der Anastomose

Endorektaler Durchzug:
1. Technik: Bei der ersten Gruppe von 12 Hunden führten wir eine mehr oder weniger ausgedehnte Colonresektion durch, wobei die Passage durch einen endorektalen Durchzug ohne Mucosektomie wiederhergestellt wurde. Die Methode wurde erstmals von Hochenegg angegeben und von Black und Hollenbach modifiziert. In ITN wird das Abdomen durch einen linksseitigen Transrektalschnitt eröffnet. Das distale Colon und das Rektum werden in gleicher Weise wie beim abdominalen Vorgehen der Rektumamputation mobilisiert. Das Mesenterium des distalen Colons wird unterbunden und durchtrennt. Die obere Resektionsgrenze, dessen Durchblutung gesichert sein muß, wird durch einen Seidenfaden markiert. Der zu resezierende colorektale Anteil wird in das Becken verlagert und die Peritonealisierung soweit wie möglich durchgeführt. Danach wir die Bauchdecke verschlossen. Das weitere Vorgehen wird vom Anus her durchgeführt. Das Rektum wird mit zwei Ellis-Klemmen vor den Anus evertiert und 2 - 6 cm oberhalb der Linea dentata mit dem Thermokauter durchtrennt. Durch den evertierten Rektumstumpf wird das mobilisierte Colon nach unten durchgezogen bis zu der oben angegebenen Markierung. Vor dem Anus kann jetzt das jeweilige Colonsegment reseziert werden. Der Rektumstumpf

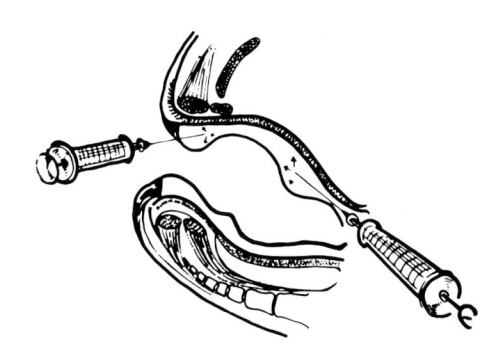

Abb. 2: Injektion einer adrenalinhaltigen Kochsalzlösung von caudal und cranial in submucösen Bereich. Danach Präparation des Schleimhautzylinders

wird zurückgestülpt und das durchgezogene Colon an der Analhaut durch einige Seidennähte befestigt. In einer 2. Sitzung, nach Verklebung der sero-serösen Resektionsstelle (etwa 14 Tage) wird der Darm nachreseziert, wenn er nicht von selbst bis zu dieser Stelle nekrotisch geworden war und abgestoßen wurde. Das operative Vorgehen verdeutlicht Abb. 1.
2. Ergebnisse: 4 Hunde starben 2 - 5 Tage nach dem operativen Eingriff. 3 hatten eine diffuse Peritonitis entwickelt und bei einem fand sich autoptisch eine Stenose im Anastomosenbereich. Bei den übrigen Hunden kam der Stuhlgang am 2. - 3. postoperativen Tag spontan in Gang, die Sphinkterfunktion war wie Tonusmessungen zeigten, intakt. Sowohl makroskopisch wie mikroskopisch zeigten sich in Abhängigkeit von der Überlebenszeit im Bereich der Anastomose eine sero-seröse Verklebung, später deutliche Granulationen und schließlich eine komplette Heilung mit Narbengewebe.

Endorektaler Durchzug mit Mucosektomie
1. Technik: Bei der zweiten Serie von insgesamt 16 Hunden wurde eine totale Colektomie durchgeführt. Nach Mobilisation des Colons erfolgt dessen Durchtrennung im Bereich des terminalen Ileums und im ano-rektalen Übergang mit dem Petz'schen Apparat. Aus dem eröffneten Rektum wird nach vorheriger Injektion einer Adrenalinlösung zwischen Mukosa und Muskularis teils scharf, teils stumpf von cranial wie caudal die Schleimhaut herauspräpariert. Das Vorgehen wird in Abb. 2 verdeutlicht. Die Technik dieses Vorgehens wird mit zunehmender Erfahrung sicherer. Dann erfolgt der Durchzug des Ileums durch den erhaltenen Rektummuskelmantel. Mit Seideneinzelnähten wird die Darmserosa mit dem oralen Ende des rektalen Stumpfes möglichst nicht circulär vernäht. Außerdem wird der durchgezogene Dünndarm an

der Analhaut durch Einzelnähte befestigt. Auch hier wird in einem Zweiteingriff der zunächst überstehende Ileumanteil nach 14 Tagen nachreseziert.
2. Ergebnisse: Komplikationen traten nur bei 3 Hunden auf. 2 verstarben an einer diffusen Peritonitis nachdem das Ileum zurückgeschlüpft war, bei einem entwickelte sich ein mechanischer Ileus, verursacht durch eine erhebliche Stenosierung im Bereich der sero-muskulären Verbindung. Bei den übrigen Hunden wurde der anfänglich durchfällige Stuhl ab der 3. - 4. postoperativen Woche konsistenter, die Sphinkterfunktion war, wie Tonusmessungen ergaben, erhalten. Die postoperativ durchgeführten Colonkontrastuntersuchungen zeigten durchweg glatte Kontrastmittelpassage. An den Obduktionspräparaten fand sich im Bereich der ursprünglichen sero-muskulären Verklebung mikroskopisch festes Narbengewebe im gesamten Bereich des erhaltenen Rektummuskelmantels.

Zusammenfassung: Die totale Colektomie mit Mucosektomie und rektalem Durchzug erweist sich experimentell als eine sichere Methode vor allem für die Beherrschung der diffusen familiären Polyposis. In der Karzinomchirurgie dürfte die Mucosektomie aus theoretischen und praktischen Erwägungen nicht anwendbar sein. Die experimentellen Ergebnisse weisen darauf hin, daß sich die endorektale Resektion als ein geeigneteres Verfahren bei Patienten darstellt, bei denen eine tiefe vordere Resektion zum Beispiel wegen Adipositas mit einem größeren Risiko belastet ist. Bei Rektumkarzinomen 8 - 12 cm oberhalb der Linea dentata bietet sich diese Methode als Alternative an, um diesen Patienten einen Anus praeter zu ersparen.

Summary: Experimental studies on 16 mongrel dogs show that total colectomy with mucosectomy and pullthrough of the terminal ileum is a procedure adequately safe and technically feasible. This procedure is preferably preserved for cases of familial polyposis to avoid ileostomy or repeated rectoscopic controls. For cancer surgery our experimental studies on 12 dogs showed thatfor tumors 8 - 12 cm above the dentate linie endorectal pull through without mucosectomy is the better procedure. Histologically in both techniques there was good safe healing of the anastomotic area.

Dr. V. Lenner
Chirurgische Universitätsklinik
<u>65oo   Mainz</u>
Langenbeckstr. 1

Leber – Galle – Pankreas

31. Histaminfreisetzung beim Hund durch Trypsin und Kallikrein; Frage einer pathophysiologischen Bedeutung bei der akuten Pankreatitis

R. Tauber, W. Lorenz, A. Schmal, P. Dormann, G. Mann, R. Uhlig und D. Maroske

Chirurgische Klinik und Abteilung für Experimentelle Chirurgie und Pathologische Biochemie an der Chirurgischen Universitätsklinik Marburg/Lahn

Histaminfreisetzung bei akuter Pankreatitis wurde von verschiedenen Autoren nachgewiesen und als einer der möglichen Faktoren bei der Pathogenese des pankreogenen Schocks angesehen (1). Proteolytische Enzyme, wie Trypsin, Chymotrypsin und Kallikrein scheinen hierfür verantwortlich zu sein. Deshalb wurden die quantitativen Aspekte und der Ort der Histaminfreisetzung durch Trypsin und Kallikrein am Hund untersucht.

Methodik: Die Experimente wurden an 44 männlichen Bastardhunden (14 - 32 kg) in Pentobarbitalnarkose bei Spontanatmung durchgeführt. Über einen Katheter in der A. femoralis wurde der arterielle Blutdruck mittels Statham Druckwandler gemessen. Außerdem wurden die intrahepatische V. cava inferior, die A. abdominalis, nach Laparotomie die Pfortader und die Lebervenen kanüliert. 3o min nach Verschluß des Abdomens wurde Trypsin (Rindertrypsin von Sigma, 2mal umkristallisiert, salzfrei (5 mg/kg)) oder Kallikrein (hochgereinigtes Schweinepankreaskallikrein von Dr. Schmidt-Kastner, Fa. Bayer, Leverkusen, 1o3o KE/mg, 1 mg/kg) in die V. cava inferior injiziert. Unmittelbar davor, zum Zeitpunkt maximaler initialer Hypotension und 3, 5, 1o, 15, 3o und 6o min danach wurde Blut zur Vollblut- und Plasmahistaminbestimmung nach Lorenz et al. (2) entnommen sowie Gewebe vor und nach der Applikation der Enzyme entsprechend Lorenz et al. (3).

Ergebnisse und Diskussion: Nach Injektion von Trypsin in der angegebenen Dosis kommt es beim Hund, wie bekannt, zu einer langdauernden, schweren arteriellen Hypotension (Abb. 1). Die Plasmahistaminkonzentration erreicht zeitlich ihr Maximum zusammen mit der maximalen initialen Blutdrucksenkung, aber 15 min danach ist praktisch alles freie, pharmakologisch aktive Histamin verschwunden (Abb. 1). Im Gegensatz hierzu bleibt das Vollbluthistamin

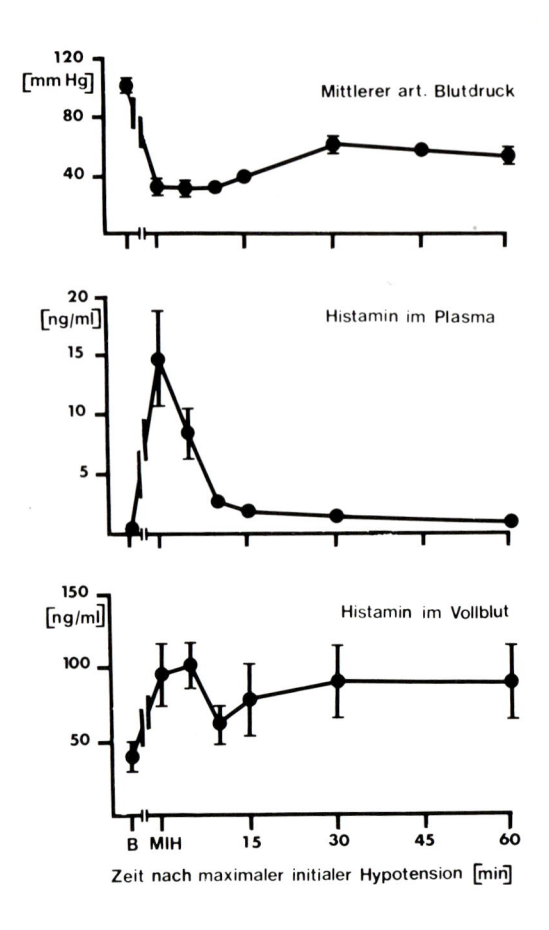

Abb. 1: Histaminfreisetzung in Plasma und Vollblut durch Trypsin.
$\bar{x} \pm$ S.E.M. von 9 Versuchstieren; sonstige Bedingungen s. Methodik

während einer Stunde nach Injektion stark erhöht; zwar fällt der Histaminspiegel 1o min nach Injektion von Trypsin ab, doch kommt es zu einem zweiten Anstieg (Abb. 1).

Auch durch Kallikrein wurde Histamin beim Hund freigesetzt, aber in wesentlich geringerem Ausmaß und geringerer Inzidenz als beim Trypsin. Während nämlich bei Trypsin alle 24 untersuchten Tiere mit einer Histaminfreisetzung reagierten, waren es beim Kallikrein nur 9 von 2o Hunden. Anstatt von o, 5 auf 16, 2 ng/ml (Abb. 1) stieg der Plasmahistaminspiegel nach Kallikrein im rechten Vorhof nur von o, 4-o, 2 auf 3, 2-1, 4 ng/ml (n=9) an, in der Pfortader nur von o, 4-o, 3 auf 2, 8-1, o ng/ml (n=4). Die gleichzeitig beobachtete langdauernde, schwere Hypotension hat mit Histaminfreisetzung sicher nur wenig zu tun. Ob allerdings Kallikrein ein schlechterer Histaminliberator als Trypsin ist, läßt sich auf Grund der unterschiedlichen Dosen, die hier aus Gründen der erhältlichen Substanzmengen verwendet wurden, noch nicht entscheiden.

Der Histamingehalt im Vollblut stieg nach Injektion von Trypsin in der intrahepatischen V. cava inferior von 42 ± 32 auf $1o2\pm74$ ng/ml zum Zeitpunkt der maximalen initialen Hypotension an, in der Lebervene von $44\pm3o$ auf $835\pm62o$, in der Bauchaorta von 45 ± 37 auf $34o\pm28o$ und in der Pfortader von $43\pm3o$ auf 114 ± 84 ng/ml (n=9; $p<o,o2$ im T-Test für Paare). Dies sprach für Histaminfreisetzung vor allem aus der Leber. Die Histaminbestimmung im Gewebe (Leber, Magen, Ileum, Pankreas, Haut, Muskulatur) vor und 15 min nach Trypsininjektion bei 6 Hunden ergab ebenfalls eine Abnahme des Histamingehaltes nur in der Leber (35%).

Die Befunde sprechen dafür, daß bei akuter Pankreatitis Histaminfreisetzung durch Trypsin mehr als durch Kallikrein eine pathophysiologische Rolle spielen könnte. Inwieweit diese Histaminfreisetzung durch die Freisetzung von Kininen bedingt oder mitbedingt wird, bleibt noch zu klären.

Zusammenfassung: Histaminfreisetzung durch Trypsin und Kallikrein wurde durch die Bestimmung des Amins im Plasma, Vollblut und Gewebe nachgewiesen. Der Ort der Histaminfreisetzung beim Hund ist wahrscheinlich nur die Leber. Eine Bedeutung von Histamin als Faktor in der Pathogenese des pankreogenen Schocks wird diskutiert.

Summary: Histamine release by trypsin and kallikrein was demonstrated by determining the amine in plasma, whole blood and tissues. The site of histamine release in dogs after trypsin injection was probably only the liver. A significance of histamine release as a factor in the pathogenesis of the pancreogenic shock was considered.

Literatur:

1. Amundsen, E., Ofstad, E., Hagen, P.-O.: Scand. J. Gastroenterol. 3, 659 (1968)
2. Lorenz, W., Reimann, H.-J., Barth, H., Kusche, J., Meyer, R., Doenicke, A., Hutzel, M.: Hoppe-Seyler's Z. physiol. Chem. 353, 911 (1972)
3. Lorenz, W., Barth, H., Kusche, J., Reimann, H.-J., Schmal, A., Matejka, E., Mathias, Ch., Hutzel, M., Werle, E.: Europ. J. Pharmacol 14, 155 (1971)

Dr. R. Tauber, Chirurgische Universitätsklinik
355o Marburg/Lahn, Robert-Koch-Str. 8

32. Der Einfluß der Vagotomie auf die Pankreassekretion

H. D. Becker und K. Fuchs

Klinik und Poliklinik für Allgemeinchirurgie Göttingen (Direktor: Prof. Dr. H. - J. Peiper)

Es liegen Hinweise dafür vor, daß in Analogie zur Gastrinfreisetzung vom Magenantrum die Freisetzung von Sekretin und Cholecystokinin (CCK) in der Dünndarmschleimhaut unter cholinerger Kontrolle steht. Über den Einfluß der Vagotomie auf die Pankreassekretion sind bisher widersprüchliche Angaben gemacht worden. Da bei einer Stimulation des Nervus vagus gleichzeitig Gastrin freigesetzt wird (3), das ebenfalls eine Stimulation der Pankreassekretion bewirkt, ist es notwendig, die physiologische Signifikanz des Gastrins bei der Pankreassekretion zu überprüfen.

Wir haben in den vorliegenden Untersuchungen den Einfluß der trunkulären Vagotomie (TV) auf die Pankreassekretion nach endogen freigesetzten oder exogen zugeführtem Sekretin und CCK untersucht. Die Serumgastrinspiegel wurden mittels Radioimmunassay vor und nach trunkulärer Vagotomie während der Basal- und Stimulationsperiode gemessen.

Methodik: Bei vier Hunden wurde eine chronische Magenfistel und eine chronische Pankreasfistel nach der Methode von Konturek (4) hergestellt. Die Sekretionsstudien wurden frühestens zwei Wochen nach dem chirurgischen Eingriff begonnen. Während der Untersuchung blieb die Magenfistel geöffnet, so daß keine Säure in das Duodenum gelangen konnte. Die Pankreassekretion wurde in 15-minütigen Proben gesammelt. Fünf Testserien wurden bei jedem Hund durchgeführt, um den Einfluß sowohl exogener als auch endogener Stimuli auf die Pankreaselektrolyt- und Enzymsekretion zu untersuchen; eine Dosiswirkungskurve für Sekretin (o,5 - 8,o Einheiten/kg-Std; G I H Karolinska-Institut, Stockholm) sowie für das synthetische Octapeptid des CCK's (OP - CCK; 12,5 - 2oo ng/kg - Std) wurde erstellt. Des weiteren wurden Dosiswirkungskurven für intraduodenal verabreichtes HCl (1 - 16 mEq/Std), eine Mischung von Tryptophan und Phenylalanin (o,5 - 8,o mM/Std) sowie für die Seife der Oelsäure (o,25 - 4,o mM/Std) gewonnen. Nachdem eine Testreihe jeweils zweifach durchgeführt worden war, wurde bei den Tieren eine bilaterale thorakale Vagotomie (TV) vorgenommen. Die Vollständigkeit der Vagotomie wurde mittels Holländertest verifiziert. Vier Wochen nach der Vagotomie wurde eine erneute Testserie mit Dosiswirkungskurven für die Pankreassekretion erstellt.

Bei allen Untersuchungen wurden in regelmäßigen Abständen Blutseren zur Bestimmung der Serum- Gastrinkonzentration gewonnen. Die Serumkonzentration des Gastrins wurde mittels Radioimmunassay bestimmt (2).

Ergebnisse:

1. Die TV bewirkte keine signifikante Veränderung der Dosiswirkungskurve für die Pankreassekretion nach exogenem Sekretin.

2. Die TV bewirkte einen signifikanten Abfall der Pankreassekretion (Volumen und Bikarbonat) nach intraduodenal verabreichtem HCl. Dieser Befund wurde bei allen Dosierungen, besonders jedoch bei der maximalen Sekretion gefunden: die maximale Bikarbonatsekretion war um 25% reduziert.

3. Die TV bewirkte keine Veränderung der Pankreassekretion nach OP-CCK.

4. Die TV führte zu einer signifikanten Reduktion der Pankreasenzymsekretion nach intraduodenal verabreichten Aminosäuren (30% Reduktion) und Fettsäure (25% Reduktion).

5. Die mittlere basale Serumgastrinkonzentration betrug vor der TV 76 ± 4 pg/ml. Die Gabe von Sekretin und intraduodenalem HCl bewirken einen Abfall der Basalwerte. Die Infusion von Aminosäuren oder Fettsäuren in das Duodenum führten zu einem Dosis-abhängigen Anstieg der Serumgastrinkonzentration. Nach TV war die basale Serumgastrinkonzentration (96 ± 6 pg/ml) signifikant ($p < 0,05$) höher und zeigte keinen Anstieg nach intraduodenalen Aminosäuren oder Fettsäuren.

Diskussion: Diese Untersuchungen zeigen, daß die TV eine signifikante Reduktion der durch endogenes Sekretin und CCK - stimulierten Pankreassekretion bewirkt, während die Sekretion nach exogenen Stimuli nicht verändert wird. Diese Ergebnisse lassen vermuten, daß der vagale cholinerge Mechanismus von großer Bedeutung für die Freisetzung der Hormone aus der Dünndarmschleimhaut ist, während seine Wirkung an der exokrinen Pankreaszelle sehr gering erscheint.

In früheren Untersuchungen konnte gezeigt werden, daß die Stimulation der Pankreassekretion durch einen Vagusreiz sehr der nach Gastringabe ähnelt (5). Unsere Ergebnisse zeigen jetzt, daß die Stimuli für CCK ebenfalls eine Ausschüttung von Gastrin aus der Dünndarmschleimhaut bewirken, die durch eine TV gehemmt wird. In früheren Untersuchungen haben wir bereits zeigen können, daß extraantrales Gastrin freigesetzt werden kann (1, 2); die Bedeutung dieser extragastralen Gastrindepots ist jedoch noch weitgehend unklar.

Zusammenfassung: Diese Untersuchungen zeigen, daß die vagale Innervation eine permissive Rolle bei der Freisetzung von Sekretin und Cholecystokinin aus der Schleimhaut des Dünndarmes spielt. Die Sekretion der exokrinen Pankreaszellen scheint nicht unter einer Kontrolle des Nervus vagus zu stehen. Durch Aminosäuren und Fettsäuren läßt sich Gastrin aus dem Dünndarm freisetzen. Eine trunkuläre Vagotomie bewirkt einen signifikanten Anstieg der basalen Serumgastrinkonzentration.

Summary: These studies indicate that vagal innervation plays a permissive role in the release of secretin and CCK from the intestinal mucosa. The secretion of the exocrine pancreatic cells is not under vagal control. Gastrin is released from the intestinal mucosa by amino acids and oleic acid soaps. Truncal vagotomy results in a significant increase of basal serum gastrin concentration.

Literatur:
1. Becker, H.D., Reeder, D.D., Evans, J.C.W., Thompson, J.C.: Gastrin release from the duodenum and jejunum in dogs. Surg. Forum 23: 314 (1972)

2. Becker, H.D., Reeder, D.D., Thompson, J.C.: Effect of truncal vagotomy with pyloroplasty or with an antrectomy on food-stimulated gastrin values in patients with duodenal ulcer. Surgery 74: 58o (1973)

3. Becker, H.D., Reeder, D.D., Thompson, J.C.: Characteristics of vagal release of gastrin. Clin. Res. 21: 5o5 (1973)

4. Konturek, S.J., Radecki, T., Biernat, J., Thor, P.: Effect of vagotomy on pancreatic secretion evoked by endogenous and exogenous cholecystokinin and caerulein. Gastroenterology 63: 273 (1973)

5. Orahood, R.C., Beesley, W.H., Dutta, P., Yanagisawa, T., Eisenberg, M.M.: The critical nature of gastrin in pancreatic exocrine sekretion in dogs. Surgery 72: 42 (1972)

Dr. med. H.D. Becker
Klinik und Poliklinik für Allgemeinchirurgie der Universität
34oo Göttingen
Gosslerstr. 1o

33. Der Einfluß der selektiven proximalen Vagotomie und Pyloroplastik auf die exokrine Pankreassekretion, untersucht am Miniaturschwein

H.D. Klein, M. Antony, L. Lehmann und M.J. Steinhäusser

Chirurgische Universitätsklinik Würzburg (Direktor: Prof. Dr. E. Kern)

Die SPV (1) nimmt mit Recht (2) einen zunehmend größeren Platz in der Behandlung des Ulcus duodeni ein. Ein ihr zugeschriebener Vorzug, die fehlende Beeinträchtigung von Funktion und Synergismus der Oberbauchorgane, ist allerdings nicht hinreichend belegt (3). Deshalb erschien eine Untersuchung dieser Beziehung von Wert. Das exokrine Pankreas wurde seiner klaren sekretorischen Parameter bei bekannter Sekretionskinetik (4) wegen gewählt. Als Versuchstier diente das Schwein, da sich nach übereinstimmender Meinung (5) an ihm gewonnene Ergebnisse am ehesten auf den Menschen übertragen lassen. Untersucht wurden 5 Parameter der exokrinen Pankreassekretion vor und nach selektiver proximaler Vagotomie.

Methodik: Bei anaesthesierten (Chloralose 7o mg/kg KG i.v. Inf.) Göttinger Miniaturschweinen (21 - 42 kg KG) wurde der Pankreasgang kanüliert. Chloralose wurde verwendet, da es cholinerge Aktivitäten am wenigsten beeinflusst. Das reine (Enzymvorstufen) Pankreassekret wurde quantitativ bei $2^o C$ unter Luftabschluß gesammelt und in 15 min-Portionen fraktioniert. Folgende Parameter wurden gemessen:
1. Volumen (ml/15 min)
2. Bikarbonat (mval/Liter, titrimetrisch)
3. Gesamt-Protein (mg/ml, spektrofotometrisch bei 28o nm als Screening-Methode)
4. Alpha-Amylase (U/ml, chromogen (Ceska), Eichung enzymatisch (Schiwara))
5. Lipase (U/ml, kinetischer Test (Rick)).

Die Konzentrationen wurden in Output/kg-h umgerechnet, um Variationen von Konzentration, Körpergewicht und Sammelperiode zu eliminieren. Neben den "Basal"werten (o, 5 E Sekretin Karolinska/kg-h als i.v.-Inf. wurden permanent zugeführt, da das Schwein keine spontane Basalsekretion aufweist) wurde auch die stimulierte Sekretion untersucht mit (zusätzlich zu Sekretin) 1, 2-Deoxy-D-Glukose (2-DG 5o mg/kg i.v. Bolus) als starkes, dem Insulin überlegenes, an eine intakte Vagusfunktion gebundenes Stimulans der Magensäuresekretion 2. Cholezystokinin-Pankreozymin (CCK-

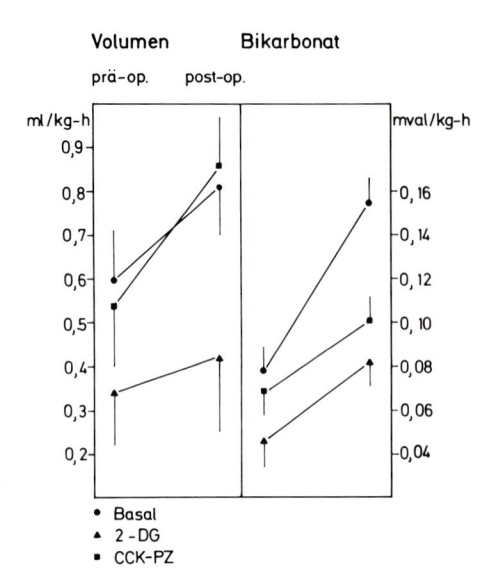

Abb. 1: Volumen und Bikarbonat (Output/kg-h) vor und nach SPV. Mittelwerte und mittlerer Fehler der Mittelwerte ($\bar{X} \pm S_{\bar{x}}$). Basal (o,5 E Sekretin/kg-h i.v.Inf.) und nach Stimulierung mit 2-Deoxy-D-Glukose bzw. Cholezystokinin-Pankreozymin.

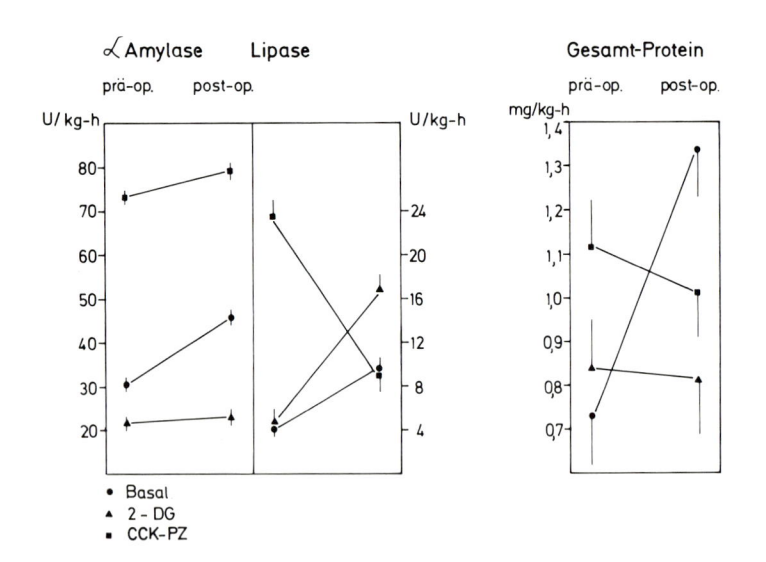

Abb. 2: Alpha-Amylase, Lipase und Gesamtprotein (Output/kg-h) basal und nach Stimulierung. Angaben wie bei Abb. 1

PZ, 4 E Karolinska/kg als i.v.Inf.) als direkter exogener vagusähnlicher Reiz.
Eine SPV wurde durchgeführt. Die Messungen wurden sofort nach der Operation wiederholt. Die prä- und postoperativen Werte wurden miteinander verglichen. Die Signifikanz der Mittelwert-Differenzen wurde mit dem t-Test für nicht gepaarte Daten überprüft, eine log-normale Verteilung vorausgesetzt (4).

Ergebnisse:
Sie sind in Tabelle 1, Abb. 1 und 2 dargestellt.

Bei Volumen und Bikarbonat (basal und stimuliert) fanden sich im wesentlichen keine statistisch signifikanten Unterschiede zwischen prä- und postoperativen Werten (ausgenommen die basale Bikarbonatmenge, hier signifikanter Anstieg nach SPV). Im Vergleich zu den Basalwerten führte direkter wie indirekter Vagusreiz eher zu einer Verminderung. Diese Reaktion war prä- und postoperativ (mit Ausnahme des CCK-stimulierten Volumens) gleichartig.

Bei beiden Enzymen wurden, wie beim Gesamt-Protein, basal signifikante Anstiege nach SPV gemessen. Nach indirektem und direktem Vagusreiz traten unterschiedliche Wirkungen auf. Bei der Lipase kam es postoperativ zu einem signifikanten Anstieg nach 2-DG, bei der Alpha-Amylase nach CCK-PZ, dagegen zu einem signifikanten Abfall der Lipase nach CCK-PZ.
Dies spricht ebenso wie der fehlende Abfall auch des Gesamt-Proteins nach SPV für intakte Verhältnisse.

Diskussion: Insgesamt läßt sich aus den vorgelegten Ergebnissen vorläufig der Schluß ziehen, daß direkt nach SPV beim anaesthesierten Versuchstier mit Ausnahme eines signifikanten Abfalls der CCK-stimulierten Lipase keine Beeinträchtigung der Pankreassekretion zu beobachten ist. Dies spricht für die Arbeitshypothese, daß die SPV den Synergismus der Oberbauchorgane wenig beeinflußt. Weitere Untersuchungen in längeren Abständen nach der Operation, insbesondere auch beim wachen Versuchstier, sind jedoch zur endgültigen Beantwortung der Frage erforderlich.

Zusammenfassung: Bei Miniaturschweinen in Chloralose-Narkose wurde die exokrine Pankreassekretion vor und nach selektiver proximaler Vagotomie gemessen. Prä- und postoperative Werte wurden miteinander verglichen. Bis auf einen signifikanten Abfall der CCK-stimulierten Lipase fanden sich postoperativ unveränderte oder zum Teil signifikant erhöhte Werte für Volumen, Bikarbonat, Gesamt-Protein, Alpha-Amylase und Lipase.

Summary: In miniature pigs anesthetized with chloralose the exocrine pancreatic secretion was measured before and after selective proximal vagotomy. Pre- and postoperative values were compared. Apart from a significant decrease of the CCK-stimulated lipase there were unchanged or-partly significant-increased values

Tabelle 1: Exokrine Pankreassekretion vor und nach selektiver proximaler Vagotomie (Volumen, Bikarbonat, Alpha-Amylase, Lipase und Gesamt-Protein). Angegeben sind Mittelwerte und mittlere Fehler der Mittelwerte ($\bar{X} \pm S_{\bar{x}}$), n und die p-Werte < 0,2 des t-Tests für nicht gepaarte Daten. Basal bedeutet Stimulierung mit 0,5 E ^{X} Sekretin / kg-h i.v. Inf., 2-DG-Deoxy-D-Glukose, CCK-PZ = Cholezystokinin-Pankreozymin.

	vor $\bar{X} \pm S_{\bar{x}}$	n	nach $\bar{X} \pm S_{\bar{x}}$	n	SPV p
Volumen (ml/kg-h)					
basal	0,592 ± 0,118	13	0,818 ± 0,118	13	
2-DG	0,344 ± 0,123	3	0,416 ± 0,166	2	
CCK-PZ	0,540 - 0,130	4	0,860 - 0,110	4	
Bikarbonat (mval/kg-h)					
basal	0,0782±0,0115	19	0,155 ±0,0115	10	<0,001
2-DG	0,0458±0,0108	23	0,0824±0,0110	16	
CCK-PZ	0,0692-0,0111	18	0,101 -0,0109	20	
Alpha-Amylase (U/kg-h)					
basal	30,5 ± 1,13	17	45,9 ± 1,33	10	<0,001
2-DG	21,7 ± 1,01	9	23,1 ± 1,28	6	
CCK-PZ	73,1 - 1,17	12	79,2 - 1,21	10	<0,01
Lipase (U/kg-h)					
basal	4,28 ±1,02	13	9,74 ± 1,28	13	<0,01
2-DG	4,93 ± 1,34	3	16,8 ± 1,65	3	<0,01
CCK-PZ	23,5 - 1,65	4	8,97 - 1,51	4	<0,001
Gesamt-Protein (mg/kg-h)					
basal	0,734 ± 0,108	16	1,34 ± 0,114	12	<0,001
2-DG	0,845 ± 0,111	24	0,812 ± 0,120	16	
CCK-PZ	1,11 - 0,109	15	1,02 - 0,108	19	

of volume, bicarbonate, total protein, alpha-amylase and lipase.

Literatur:

1. Holle, F.: Die Entwicklung einer physiologischen Methode für die Ulkus-Chirurgie. DMW 97, 779 (1972)

2. Lick, R.F., Klein, H.D., Schulze, H.: Früh- und Spätreinterventionen nach Vagotomien. Chirurg 44, 15 (1973)

3. Doouss, T.W., Brown, P.: The effects of vagotomy on the human pancreas. Preliminary communication. New Zealand Med. J. 77, 229 (1973)

4. Lehnert, P., Stahlheber, H., Forell, M.M., Fritz, H., Werle, E.: Kinetics of exocrine pancreatic secretion. Digestion 6, 9 (1972)

5. Cornelius, C.E. ed.: Workshop on comparative gastroenterology. Am. J. Dig. Dis. 16, 368 (1971)

Dr. H.D. Klein
Chirurgische Klinik und Poliklinik
der Universität Würzburg
87oo   Würzburg
Josef-Schneider-Str. 2

34. Einfluß einer portocavalen Anastomose (PCA) auf die Aktivität cytoplasmatischer, mitochondrialer und mikrosomaler Enzyme in der normalen und in der cirrhotischen Rattenleber[+]

Chr. Bode, O. Zelder, A. Middeler und J. Ch. Bode

Medizinische und Chirurgische Universitätsklinik Marburg/Lahn

Mit dem Anlegen einer porto-cavalen Anastomose (PCA) wird die Durchblutung der Leber akut vermindert. Durch die Änderung des Sauerstoff- und Substratangebotes an die Leberzellen ist eine Beeinflussung der Enzymausstattung der Leber zu erwarten. Es wurde daher untersucht, welchen Einfluß die durch eine PCA verminderte Blutversorgung der Leber auf die Aktivität von Enzymen des energieliefernden Stoffwechsels hat und wie sich eine PCA auf die Aktivität mikrosomaler, am Arzneimittelabbau beteiligter Enzyme auswirkt.

Methodik: Es wurden männliche Ratten, Stamm SIV-50 der Fa. Ivanovas mit einem Körpergewicht von 400 - 450 g benutzt. Bei Gruppen zu je 12 Ratten wurde ein End-zu-Seit-Shunt nach der von Lee (4) vorgeschlagenen Methode angelegt. Je eine Gruppe, unter Standardbedingungen gehalten, wurde nach 12 (PCA 1) bzw. 24 Tagen (PCA 2) aufgearbeitet. Zwei Gruppen (je n = 6) dienten als Kontrollen (K 1 und K 2). Die dritte Gruppe mit PCA erhielt vom 7. postoperativen Tag an über 10 Tage 50 mg Phenobarbital/kg Körpergewicht pro Tag (PCAP); analog wurde eine Gruppe nicht operierter Kontrollen (KP) behandelt. Eine Lebercirrhose wurde durch Thioacetamid (3%ig im Trinkwasser über 5 Monate) erzeugt. Da von den cirrhotischen Tieren mit End-zu-Seit-Shunt keines überlebte, wurde bei diesen Tieren ein Seit-zu-Seit-Shunt angelegt. Im übrigen wurde wie bei den Tieren ohne Lebercirrhose verfahren. Die Kalorienzufuhr der Kontrollen wurde derjenigen der operierten angeglichen. Die Durchgängigkeit des Shunts wurde bei einigen Tieren durch eine Splenoportographie geprüft, bei allen anderen bei der Aufarbeitung der Tiere. Es wurden Schlüsselenzyme der Glykolyse (F-6-PK, GAPDH), des Pentosephosphat-Shunts (G-6-PDH), des Zitratzyklus (Zitratsynthase, NAD- und NADP-abhängige IDH und MDH), der Fettsäureoxydation (HOADH) und des alpha-Glycerophosphatzyklus (GDH, GP_{ox}) sowie 5 mikrosomale Enzyme gemessen (1).

[+] mit Unterstützung des SFB 122 der Deutschen Forschungsgemeinschaft

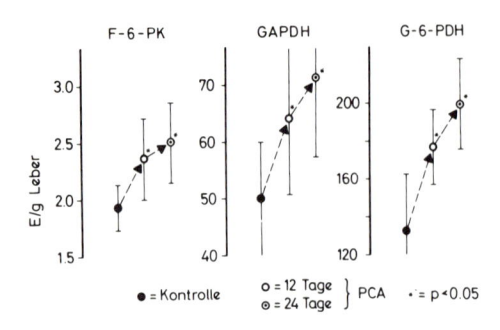

Abb. 1: Einfluß einer porto-cavalen Anastomose (PCA) auf die Aktivität der Fruktose-6-Phosphatkinase (F-6-PK), der Glyceraldehydphosphat-Dehydrogenase (GAPDH) und der Glukose-6-Phosphatdehydrogenase (G-6-PDH) in der Rattenleber

Ergebnisse und Diskussion: Das Anlegen einer PCA führt zu einem Anstieg der Aktivität glykolytischer Enzyme berechnet pro g Leber. Die Aktivität der F-6-PK und der GAPDH ist bereits 12 Tage nach der Operation erhöht und nimmt bis zum 24. Tag weiter zu (Abb. 1). Die Aktivität der G-6-PDH, des Eingangsenzyms in den Pentosephosphatzyklus, ändert sich parallel hierzu (Abb. 1). Bei den untersuchten Enzymen des oxydativen Stoffwechsels war in keinem Fall eine Aktivitätszunahme zu verzeichnen, die Aktivitäten der NAD-spezifischen IDH und der HOADH nahmen sogar deutlich ab. Besonders auffallend war eine Abnahme der Aktivität der GP_{ox}, des geschwindigkeitsbegrenzenden Enzyms des alpha-Glycerophosphatzyklus. Bisher war eine Aktivitätsänderung nur in Abhängigkeit von Schilddrüsenhormonen bekannt. Bei einer Hyperthyreose wurde eine erhöhte, bei einer Hypothyreose verminderte Aktivität gemessen (3). Es zeigte sich jetzt, daß durch das Anlegen einer PCA eine signifikante Aktivitätsabnahme der GP_{ox} zu beobachten ist (Kontrolle: 16o $\pm$ 36 mE/g Leber; PCA: 86 $\pm$ 1o mE/g Leber). Die Aktivität des cytoplasmatischen Enzyms, der GDH bleibt unbeeinflußt.
Bei den cirrhotischen Tieren führte das Anlegen einer PCA nicht zu einer Beeinflussung der Aktivität der Enzyme des energieliefernden Stoffwechsels im Vergleich zu cirrhotischen Kontrolltieren. Für diesen Unterschied zu Normaltieren bieten sich zwei Erklärungsmöglichkeiten an: die eine ist die, daß eine Seit-zu-Seit-Anastomose sich für die Blutversorgung im Vergleich zu einer End-zu-Seit-Anastomose nur unwesentlich auswirkt. Die zweite und unseres Erachtens wahrscheinlichere Erklärung ist folgende: mißt man im Verlauf der Cirrhoseentwicklung die Aktivität von Enzymen des oxydativen Stoffwechsels und der Glykolyse, so tritt die gleiche Veränderung der Enzymaktivitäten auf, wie sie bei normaler Leber durch Anlegen einer PCA zu beobachten ist. Die Zunahme der Aktivität glykolytischer Enzyme und die Abnahme der Aktivität von Schlüsselenzymen des oxydativen Stoffwechsels ist bei der

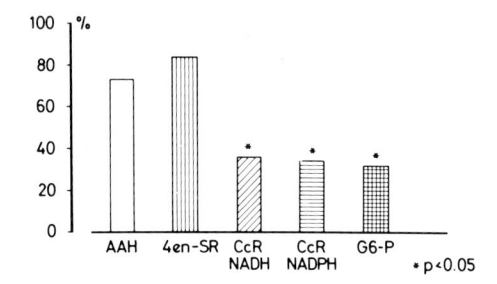

Abb. 2: Änderung der Aktivität mikrosomaler Enzyme 12 Tage nach Anlegen einer porto-cavalen Anastomose in der Rattenleber. Angegeben ist die Aktivität in % der Kontrolltiere (E/Gesamtleber). Erläuterung der Abkürzungen siehe Text. Die Signifikanzberechnung erfolgte für den Vergleich der Werte in E/g Leber.

Thioacetamidcirrhose z.T. noch ausgeprägter (2). Bei Tieren mit Lebercirrhose bestehen bereits die Änderungen von der PCA, die bei normalen Kontrollen erst nach der PCA auftreten. Hinsichtlich der Aktivität mikrosomaler Enzyme wurde versucht, zwei Fragen zu beantworten:
a) Wie wirkt sich eine End-zu-Seit-PCA aus? und
b) Wie wird die Wirkung einer induzierenden Substanz wie Phenobarbital durch eine PCA beeinflußt?

Die Menge der aus der Gesamtleber isolierbaren Mikrosomen ändert sich durch Anlegen einer PCA und durch Behandlung mit Phenobarbital (Mikrosomengewicht/Gesamtleber in g: K1 2,1 $\pm$ o,8; PCA 1 1,5 $\pm$ o,66; KP 3,7 $\pm$ 1,o; PCAP 2,55 $\pm$ o,8). Es wurden deshalb die für die Gesamtleber errechneten Aktivitäten in Abb. 2 miteinander verglichen. Die Aktivität der Acetanilid-Hydroxylase (AAH) und der 4-en-Steroid-Reduktase (4en-SR) ist nur wenig verändert. Die Aktivität der drei anderen Enzyme, der NAD- und NADP-abhängigen Cytochrom-c-Reduktase (CcR) und der Glukose-6-Phosphatase (G-6-P) ist hingegen auf weniger als 3o% der Kontrollwerte vermindert. Diese Befunde bestätigen die Beobachtung von Rubin u. Mitarb., die eine Aktivitätsabnahme zweier anderer mikrosomaler Enzyme durch Anlegen einer PCA bei der Ratte beobachteten. Sie zeigen zusätzlich, daß einige mikrosomale Enzyme auch gegensinnig beeinflußt werden. - Phenobarbitalgabe führt bei den Kontrolltieren zu einem Anstieg der Aktivität der 4-en-SR sowie der NADPH-CcR und der G-6-P. Die Aktivität der AAH und der NAD-spezifischen CcR wurde dagegen nicht beeinflußt. Unterschiede hinsichtlich der Reaktion auf Phenobarbital waren bei den Tieren mit PCA bei drei Enzymen zu sehen: die Aktivität der AAH und der NAD-spezifischen CcR steigt im Gegensatz zu den Kontrolltieren an. Die Aktivität der 4-en-SR ändert sich dagegen nur geringfügig. Aus diesen Ergebnissen wird geschlossen, daß die Aktivität mikrosomaler Enzyme durch Phenobarbital sich gegenüber Kontrollen ändert.

Literatur:

1. Bode, Christiane, J. Ch. Bode, G. A. Martini: Verh. d. Dtsch. Ges. Inn. Med. 79 (1973) im Druck

2. Holz-Slomczyk, M.: Dissertation, Marburg 1972

3. Lardy, H. A., Y. P. Lee, A. Takemori: Ann. N. Y. Acad. Sci. 86, 5o6 (196o)

4. Lee, S. H., B. Fisher: Surg. 5o, 668 (1961)

5. Rubin, E., F. Hutterer, T. Oshiro, J. H. II Jacobson: Proc. Soc. Exper. Biol. Med. 127, 444 (1968)

Dr. Chr. Bode
Medizinische Universitätsklinik
355o Marburg / Lahn
Robert-Koch-Str.

35. Nierenfunktion vor und nach portocavaler Seit-zu-Seit-Anastomose während des Verschlußikterus

D. Maroske, E. Lange, W. Priesack, B. W. Arnold und E. Bauer

Chirurgische Universitätsklinik Marburg/Lahn (Direktor: Prof. Dr. H. Hamelmann)

Klinische Beobachtungen und tierexperimentelle Untersuchungen sprechen für eine funktionelle Genese von glomerulärer und tubulärer Nierenschädigung während des Verschlußikterus. Der Einfluß der portocavalen Anastomose auf die Nierenfunktion bei bestehendem Verschlußikterus sollte hier geprüft werden.

Methodik: Bei 17 Bastardhunden beiderlei Geschlechts wurde der Ductus choledochus doppelt ligiert. Nur 7 Hunde überlebten die Choledochusligatur über den gesamten Beobachtungszeitraum. Diese 7 Hunde, deren mittleres Körpergewicht 22,0 $\pm$ 2,5 kg betrug, wurden 70 Tage nach der Choledochusligatur relaparotomiert, es wurde eine portocavale Seit-zu-Seit-Anastomose angelegt. In regelmäßigen Abständen wurden folgende Parameter bestimmt: Körpergewicht, Hämatokrit, Hämoglobin, Gesamteiweiß, Blutgase, Elektrolyte, Serumenzyme (GOT, GPT, alkalische Phosphatase und LDH), Serum-Bilirubin, Serum-Kreatinin, Inulin- und P.A.H.-Clearance, Serum- und Urinosmolarität. Die Clearance-Untersuchungen erfolgten in Nembutalnarkose und wurden vor der Choledochusligatur, am 21., 42. und 65. postoperativen Tag sowie 6, 21 und 42 Tage nach portocavaler Seit-zu-Seit-Anastomose durchgeführt. Der Druck in der Vena cava caudalis wurde vor der Choledochusligatur, zum Zeitpunkt der portocavalen Anastomose und 42 Tage später bei der Tötung der Tiere gemessen.

Ergebnisse: Das mittlere Körpergewicht der 7 Hunde reduzierte sich während des gesamten Beobachtungszeitraumes von 22,0 $\pm$ 2,5 kg auf 17,2 $\pm$ 2,5 kg.
6 der 7 Hunde hatten bei der Relaparotomie einen Ascites entwickelt (500 - 4 000 ml; Mittelwert 1 571 $\pm$ 1 484 ml). Bei der Tötung der Hunde wurde kein Ascites mehr nachgewiesen. Hb, Hämatokrit, Säure-Basen-Haushalt, Serumelektrolyte: Natrium, Kalium, Kalzium zeigten keine Abweichungen von der Norm. Das Serum-Bilirubin stieg sofort nach der Choledochusligatur an und blieb dann bei Werten um 9 mg% bis zum Versuchsende konstant erhöht (Abb. 1). Das Serum-Kreatinin (Abb. 1) stieg eben-

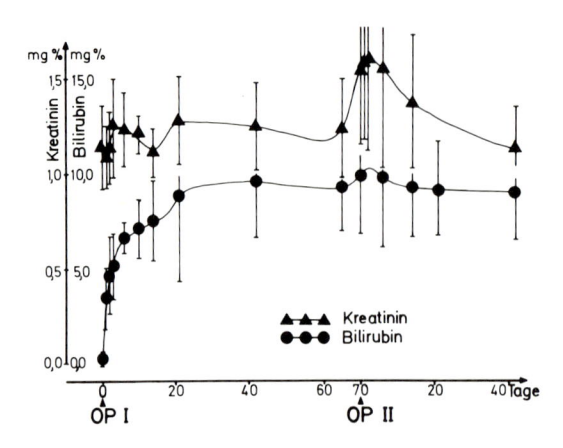

Abb. 1: Verhalten von Serum-Kreatinin und Serum-Bilirubin nach Choledochusligatur (OP I) und anschließender portocavaler Seit-zu-Seit-Anastomose (OP II) bei 7 Hunden

falls unmittelbar nach der 1. Operation an und blieb bei Werten um $1,24 \pm 0,19$ mg% gegenüber dem Ausgangswert von $1,14 \pm 0,22$ bis zur 2. Operation nicht signifikant erhöht. Am 2. Tag nach Anlegen der portocavalen Anastomose wurde der höchste Wert für das Serum-Kreatinin mit $1,60 \pm 0,48$ mg% ($p < 0,05$) gemessen. Bei Versuchsende war das Serum-Kreatinin im Normbereich.
SGOT, SGPT und alkalische Phosphatase stiegen nach der Choledochusligatur stark an. Nach der portocavalen Anastomose fielen die Aktivitäten aller 3 Enzyme nur langsam und geringfügig ab.
Die LDH zeigte keine typischen Veränderungen. Serum- und Urin-Osmolarität (Tabelle 1) fielen schon unmittelbar nach der Choledochusligatur deutlich ab, der Quotient U-Osmolarität/S-Osmolarität betrug vor Versuchsbeginn 3,54 , zum Zeitpunkt der Reoperation 2,43 und am Ende der Beobachtungszeit 2,68.
Der Urinflow (Abb. 2) fiel von $16,6 \pm 2,9$ ml/min auf $12,3 \pm 2,2$ ml/min bis zur Reoperation ab ($p < 0,001$). Nach der portocavalen Anastomose blieb der Urinflow mit Werten zwischen 12,6 und 12,8 ml/min um 24% gegenüber dem Ausgangswert erniedrigt ($p < 0,02$). Die Inulin-Clearance betrug am 42. Tag nach der portocavalen Anastomose 77,8 % des Ausgangswertes ($p < 0,05$). Die Paraaminohippursäure-Clearance betrug zum gleichen Zeitpunkt 76,2% des Ausgangswertes ($p < 0,1$).
Die Druckmessungen in der Vena cava caudalis zeigten einen deutlichen Anstieg von Ausgangswerten zwischen 3 und 7 cm Wassersäule auf Werte zwischen 6 und 18 cm Wassersäule.

Diskussion: In Übereinstimmung mit früheren Untersuchungen (2) fand sich eine deutliche Nierenfunktionseinschränkung nach 7o-tägigem Verschlußikterus, ohne daß sich eine signifikante Erhöhung des Serum-Kreatinins nachweisen ließ. Auffallend war ein signifi-

Tabelle 1: Verhalten von Serum- und Urin-Osmolarität nach Choledochusligatur (OP I) und anschließender portocavaler Seit-zu-Seit-Anastomose (OP II) bei 7 Hunden

Tage	K	OP I					OP II		
		6	21	42	65	70	6	21	42
n	7	7	7	7	7	7	7	7	7
S-Osmolarität mosmol/l	345 ± 19	328 ± 14	322 ± 22	330 ± 18	326 ± 19	321 ± 21	317 ± 23	317 ± 27	309 ± 34
U-Osmolarität mosmol/l	1222 ±352		879 ±324	746 ±384	793 ±333		829 ±309	905 ±388	827 ±314
$\alpha \frac{Osmol.\ U.}{Osmol.\ S.}$	3,54		2,73	2,26	2,43		2,61	2,86	2,68

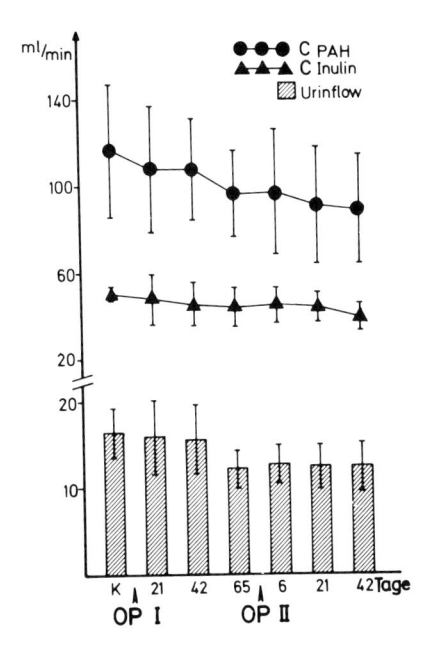

Abb. 2: Verhalten von Urinflow, Inulin- und PAH-Clearance bei 7 Hunden nach Choledochusligatur (OPI) und anschließender portocavaler Seit-zu-Seit-Anastomose (OP II)

kanter Anstieg des Serum-Kreatinin in den ersten Tagen nach der portocavalen Anastomose. Die aufgezeigten Ergebnisse zeigen eindeutig, daß bei Bestehenbleiben des Verschlußikterus durch eine portocavale Anastomose keine Verbesserung der Nierenfunktion eintritt, andererseits aber auch keine bleibende Verschlechterung der Nierenfunktion verursacht wird. Die von Schroeder u. Mitarb. (3) beim Menschen gefundene spontane Besserung der Nierenfunktion nach portocavaler Anastomose bei Lebercirrhose ist aufgrund der vorliegenden Untersuchungen nicht als Effekt der Anastomose anzusehen. Die Druckerhöhung in der Vena cava caudalis blieb bestehen. In Übereinstimmung mit früheren Befunden (2) fanden sich enge Beziehungen zwischen der portalen Hypertension und der zu beobachtenden Nierenfunktionsstörung. Für eine funktionelle Genese der Nierenfunktionsstörungen kann die Beobachtung von Koppel u. Mitarb. (1) gewertet werden. Sie fanden die Aufnahme einer normalen Nierenfunktion nach Transplantation von Nieren von Patienten mit hepatorenalem Syndrom in einen lebergesunden Organismus.

Zusammenfassung: Bei 7 Hunden mit Verschlußikterus von 7o-tägiger Dauer wurde eine portocavale Seit-zu-Seit-Anastomose angelegt. Die Nierenfunktionsstörungen ließen sich dadurch nicht beeinflussen. Die Serum-Osmolarität blieb erniedrigt. Das Serum-Kreatinin stieg nach der portocavalen Anastomose kurzzeitig deutlich an. Die Genese der Nierenfunktionsstörung während des Verschlußikterus ließ sich durch die Untersuchungen nicht klären.

Summary: 7o days after common bile duct ligation 7 dogs were reoperated and a portocaval shunt was performed. The kidney function was not altered after the shunt. The serum osmolality decreased after the common bile duct ligation and did not increase after the shunt-operation. Only the serum creatinine increased over a short period after the reoperation. The results don't explain the renal impaired function in chronic obstructive jaundice.

Literatur:
1. Koppel, M.H., J.W. Coburn, M.M. Mims, H. Goldstein, J.D. Boyle, M.E. Rubini: Transplantation of cadaveric kidney from patients with hepatorenal syndrome. (Evidence for the functional nature of renal failure in advanced liver disease). New Engl. J. Med. 28o, 1367 - 1371 (1969)
2. Maroske, D., K.H. Bichler, K. Naber, K. Hupe, K.H. Müller, I. Obrowski, H.U. Schreiber, J. Haas: Der komplette extrahepatische Verschlußikterus: Tierexperimentelle Untersuchungen am Hund. I. Nierenfunktionsveränderungen. Bruns' Beitr. klin. Chir. 219, 166 - 178 (1971)
3. Schroeder, E.T., P.J. Numann, B.E. Chamberlein: Functional renal failure in cirrhosis. Recovery after portocaval shunt. Ann. Intern. Med. 72, 923 - 928 (197o)

Professor Dr. D. Maroske
Chirurgische Universitätsklinik
und Poliklinik
355o Marburg/Lahn
Robert-Koch-Str. 8

36. Lymphostase der Hundeleber – Erprobung einer neuen Methode

T. S. Lie, G. Seifert, H. Nakano, F. Böhmer, G. Fasske und H. Ebata

Chirurgische Universitätsklinik Bonn-Venusberg (Direktor: Prof. Dr. Dr. h. c. A. Gütgemann) und Pathologische Abteilung des Forschungsinstitutes Borstel (Direktor: Prof. Dr. Dr. E. Freerksen)

Von einer kompletten Durchtrennung der bindegewebigen Verbindung zur Leber, um eine Lymphostase der Leber zu erzeugen, ist bis jetzt noch nicht berichtet worden. Wie dieses Vorgehen die Leberfunktion beeinflußt, ist nicht nur für die Lebertransplantation, sondern auch für Leberkrankheiten verschiedenster Genese interessant. Um die Folgen der kompletten Lymphbahnunterbindung der Leber auf die Leberfunktion zu prüfen, wurde folgender Versuch unternommen:

Material und Methodik: Es wurden 10 Bastardhunde von 8 - 12 kg Körpergewicht verwandt. Zuerst wurde das Ligamentum hepatoduodenale dargestellt, der Gallengang duodenumnahe ligiert und durchtrennt. Danach erfolgte nach Doppelligatur die schrittweise Durchtrennung der bindegewebigen Teile des Ligamentum unter Schonung der V. portae und A. hepatica. Die A. gastroduodenale wurde wie bei der Lebertransplantation ligiert und durchtrennt. Anschließend durchtrennten wir die Adventitia beider Gefäße nach Doppelligatur, so daß keine bindegewebige Kontinuität mehr zur Leber bestand. Das gleiche unternahmen wir bei den restlichen Leberbändern, der Adventitia der suprahepatischen V. cava inferior, sowie den bindegewebigen Verbindungen zum Retroperitoneum. Danach war die Leber nur noch mit 3 Gefäßen - V. cava inf., A. hepatica, V. portae - verbunden (Abb. 1). Anschließend wurde wie bei der Lebertransplantation eine Cholecystoduodenostomie angelegt. Postoperativ nahmen wir Untersuchungen der Serumleberchemie und der Histomorphologie vor.

Ergebnisse: Der Verlauf der Serumleberchemie ist in Abb. 2 dargestellt. Die histologischen Befunde sind in Tabelle 1 dargestellt.

Tabelle 1: Schematische Darstellung der histologischen Befunde

	Disse.	Sinus.	Ödem.	Zellinf.	Ly.Ba.	Verfet.	Nekro.	Cholang.	Faserver.
30 min	+	++	+	∅	+	∅	∅	∅	∅
3-4 T.	++	++	++	(+)	++	(+)	∅	∅	∅
7 Tage	++++	+++	+++	+	+++	+	+	++	++
21 T.	++	++	++	++	++	+	+	+++	+++
35 T.	∅	∅	∅	∅	∅	∅	∅	+++	+++

Disse. – Erweiterung der Disse'schen Räume
Sinus. – Erweiterung der Sinusoide
Ödem. – Ödembildung im periportalen Bindegewebe
Zellinf. – Zellinfiltration
Ly.Ba. – Erweiterungen der Lymphbahnen

Verf. – Verfettung der Leberzellen
Nekro. – Nekrose der Leberzellen
Cholang. – Cholangitis
Faserver. – Faservermehrung
T. – Tage / min – Minuten

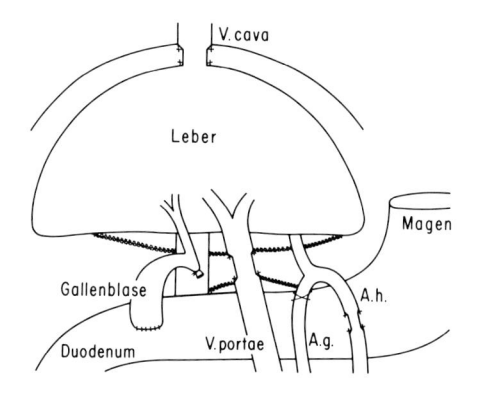

Abb. 1: Schematische Darstellung der kompletten Lymphbahnunterbindung der Leber

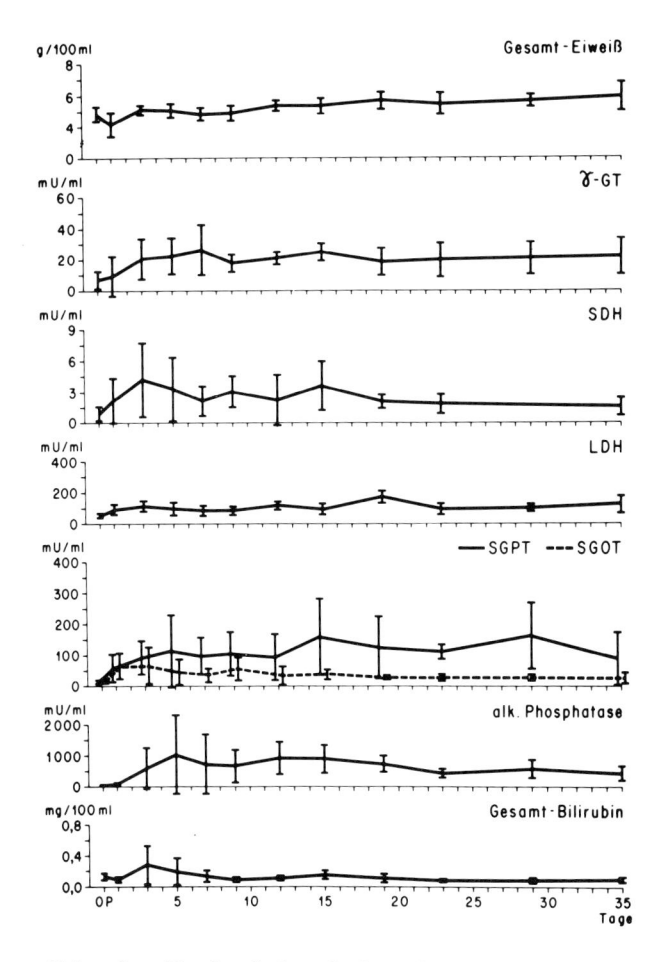

Abb. 2: Verlauf der Leberchemiewerte

Diskussion: Nach Ligatur und Durchtrennung der bindegewebigen Verbindungen zur Leber entstand eine lymphostatische Hepatopathie, wie dies auch von anderen Autoren berichtet wurde (1, 2). Im Gegensatz zu den Beobachtungen von Huth et al. (2) verzeichneten wir bei unseren Versuchen 3 - 7 Tage nach der Operation einen maximalen Anstieg der Enzymwerte, und zwar der SDH am 3. Tag, der GOT, GPT, AP am 5. Tag und von Gamma-GT am 7. Tag. Danach fielen die Werte zwar leicht ab, blieben jedoch bis zum 35. Tag erhöht (Tabelle). Im Durchschnitt betrug GPT 88 mU/ml, LDH 126 mU/ml, alk. Phosphatase 445 mU/ml, Gamma-GT 21 mU/ml. Dies bedeutet, daß die Leberzellschädigung bis zum Ende der Beobachtungszeit progredient war.

Dieser Unterschied beruht nach unserer Ansicht auf dem andersartigen Versuchsmodell, denn die Autoren unterbanden nur die Hiluslymphbahnen; wir dagegen haben sämtliche bindegewebigen Verbindungen zur Leber, sogar die Adventitia der Gefäße ligiert und durchtrennt. Allein dieses Vorgehen erzeugt eine komplette Lymphostase der Leber.

Schon 3o min nach der Durchtrennung der Lymphbahnen konnten wir eine Erweiterung der Sinusoide, der Disse'schen und Mall' schen Räume, sowie der Lymphbahnen in den interlobulären Septen, bzw. in den periportalen Feldern und Ödembildung im periportalen Bindegewebe beobachten. Die stärksten morphologischen Veränderungen stellten wir vom 7. - 21. Tag fest. Entzündliche Zellinfiltrationen, Lebernekrose und Verfettung der Leber nahmen zu diesem Zeitpunkt stark zu. Am 35. Tag waren die histo-pathologischen Veränderungen zwar rückgängig, aber noch nicht abgeklungen. Die Leberzellverfettung und -nekrose war völlig verschwunden; dagegen hatte die kollagene Bindegewebsvermehrung zugenommen. Nach Földi (1) ist es ein unabänderliches Schicksal eines jeden eiweißreichen Ödems, daß es früher oder später fibrotisch-sklerotische Sekundärveränderungen des Gewebes verursacht.

Wie unsere Ergebnisse zeigen, beeinflußt die Lymphbahnunterbindung die Leberfunktion erheblich. Jede Art der Erkrankung der Leber und der Gallenwege kann die extra- und intrahepatischen Lymphbahnen drosseln oder sogar verschließen und damit eine Lymphostase erzeugen. Diese belastet die durch die Noxe geschädigte Leber zusätzlich.

Zusammenfassung: Um eine komplette Blockade der Leberlymphbahnen zu erzeugen, wurde an Hunden eine neue Methode erprobt. Biochemisch ergab sich bis zum 35. Tag eine Hepatocytenschädigung; am stärksten war diese 1 - 2 Wochen nach der Operation. Histologisch zeigte sich schon 3o min nach der Lymphbahnblockade eine Erweiterung der Disse'schen Räume, der Sinusoide sowie Ödembildung im periportalen Bindegewebe. Die stärksten morphologischen Veränderungen wurden zwischen dem 7. - 21. Tag festgestellt. Sie bildeten sich jedoch bis zum 35. Tag zurück. Die Faservermehrung in den Portalfeldern allerdings blieb bestehen.

Summary: A new method of a complete blockade of the liver was described. Biochemically a damage of the hepatic cells was seen until the 35th day. It was most intensive 1 - 2 weeks after the operation. Histologically 3o min after the blocking of the lymphatic channels a dilatation of the Disse's spaces and the sinusoids and formation of edema were observed in the periportal connective tissue. The most significant changes were seen between the 7th and 21st day. On the 35th day only a proliferation of connective tissue in the periportal fields was left.

Literatur:

1. Földe, M.: Physiologie und Pathologie des Lymphgefäßsystems In: Lymphgefäßsystem (Handb. d. allgem. Pathologie, 3 Bd., 6. Teil, Berlin-Heidelberg-New York, Springer (1972)

2. Huth, F., A. Wilde, H.J. Schulten, S. Berger: Morphologische Beiträge zur Pathophysiologie des Lymphgefäßsystems der Leber. Virchows Arch. Abt. A 351 : 41 (197o)

Dr. T.S. Lie
Chirurgische Universitätsklinik
53oo Bonn - Venusberg

37. Einfluß portaler Blutzufuhr auf Regeneration der transplantierten Leber

C. E. Brölsch, S. Lee, J. C. Sgro, A. C. Charters, W. Meyer und M. J. Orloff

Chirurgische Universitätsklinik Düsseldorf (Direktoren: Prof. Dr. K. Kremer, Prof. Dr. W. Bircks); Department of Surgery, University of California, San Diego (Chairman: Marshall J. Orloff, M.D.).

Die Leberregeneration nach partieller Hepatektomie ist aufgrund zahlreicher Untersuchungen abhängig von der Zufuhr portalen Blutes (1, 2, 3). Das Vorhandensein eines hepatotrophen portalen Faktors (HPBF) ist als entscheidende Ursache für dieses Phänomen beschrieben worden (2, 3). Im Einzelnen ist jedoch der Wirkungsmechanismus des HPBF noch ungeklärt sowie die Frage, welche Organe als sein Ursprungsort anzusehen sind. Neuere Untersuchungen mittels selektiver Organentfernung von splanchnischen Organen haben das Interesse auf Pankreas und Duodenum als Ursprungsort des HPBF konzentriert (4).

Die vorliegende Arbeit untersucht den Einfluß des portalen Blutes auf 7o% resezierte Leberisotransplantate, die zusammen mit verschiedenen Organen des Pfortadersystems verpflanzt worden waren.

Material und Methode: Insgesamt wurden 15o männliche Lewis-Ratten (28o - 35o g) für die Versuche verwendet. An 75 Spenderratten wurde eine standardisierte 7o%ige Leberresektion durchgeführt. Dem verbliebenen Lebersegment wurden in 5 Gruppen zu je 15 Ratten folgende Organe mitverpflanzt: in der 1. Gruppe (Kontrollgruppe) wurde allein das Lebertransplantat verpflanzt; in der 2. Gruppe die resezierte Leber zusammen mit Jejunum und Ileum; in der 3. Gruppe zusammen mit dem Duodenum allein; in der 4. Gruppe zusammen mit dem Pankreas und Duodenum, sowie in der 5. Gruppe zusammen mit dem Pankreas allein. Die Spenderorganpakete wurden in situ mit 4 - 7°C kalter Ringer-Laktatlösung perfundiert und in die rechte Bauchhöhle des Empfängertieres verpflanzt. Die Gefäßversorgung in der Kontrollgruppe bestand aus einem arteriellen Zufluß sowie einem venösen, der

---

[+] Mit Unterstützung der Deutschen Forschungsgemeinschaft

Tabelle 1: Leberregeneration in Leberisotransplantaten mit portaler Blutzufuhr aus verschiedenen mittransplantierten Intestinalorganen

Gruppe	Verpflanzte Organe	Mitose Index		Radioaktiv markierte Zellkerne		Aufnahme von H-3-Thymidin in DNA	
		Mitosenzahl/100 Feld.(400x vergr.)	% Anstieg geg.Kontrollgruppe	Anzahl/100 Feld. 400x vergr.	%Anstieg gegen Kontrollgruppe	Ausschläge/min	%Anstieg gegen Kontrollgruppe
1	30% Lebertransplantat (kein portales Blut)	0,2		9		267	
2	30% Lebertransplantat + Jejunum und Ileum	0,6	+ 200	31	+ 255	381	+ 43
3	30% Lebertransplantat + Duodenum	0,8	+ 400	40	+ 344	362	+ 36
4	30% Lebertransplantat + Duodenum und Pankreas	5,2	+ 2500	167	+ 1755	858	+ 222
5	30% Lebertransplantat + Pankreas	5,3	+ 2550	129	+ 1400	699	+ 167

durch eine End-zu-Seit-Anastomose zwischen Pfortadersegment des Transplantats und der unteren Hohlvene des Empfängers gebildet wurde. Dicht oberhalb der Anastomose - unterhalb der Nierenveneneinmündungen - wurde die Vena cava des Empfängers unterbunden, um einen starken Durchfluß peripheren venösen Blutes durch das Lebertransplantat zu gewährleisten. Der venöse Abfluß erfolgte durch ein craniales Lebervenen-Vena cava - Segment, welches End-zu-Seit mit dem infrahepatischen Teil der VCI des Empfängers anastomosiert wurde. Die arterielle Blutversorgung sowohl des Lebersegmentes als auch der mittransplantierten Organe erfolgte über ein Aorta-Truncus coeliacus- bzw. Art. mesenterica-Segment, welches End-zu-Seit mit der Empfängeraorta anastomosiert wurde. Die transplantierte Leber wurde so mit eigenem arteriellen Blut versorgt, wie auch von durch die mitverpflanzten Organe "gefiltertem" portalen Blut. Der Ductus choledochus wurde in den Gruppen 1, 2 und 5 direkt in das Empfängerduodenum implantiert.

7 Tage nach der Operation wurden die Tiere getötet. 30 min zuvor ist H-3 Thymidin in einer Dosis von 250 μC intraperitoneal injiziert worden zur autoradiographischen Bestimmung markierter Zellkerne. Von allen transplantierten Organen wurde Material zur histologischen Untersuchung in Formalin fixiert, sowie Lebergewebsstücke zur oszillographischen Messung der markierten DNA präpariert.

Ergebnisse: Kriterien der regeneratorischen Aktivität waren: Mitose Index, definiert als Anzahl der Mitosen pro 100 mikroskopisch untersuchter Felder (400 x vergr.). Die Anzahl von radioaktiv markierten Zellkernen pro 100 untersuchter Felder (400 x vergr.) und die oszillographisch gemessene Aufnahme von H-3 Thymidin in DNA Die Mittelwerte der gefundenen Ergebnisse sind in Tabelle 1 zusammengestellt.

Die allein verpflanzte resezierte Leber zeigte trotz ausreichender arterieller und peripher-venöser Blutversorgung keinerlei regeneratorische Aktivität. Eine eindeutige Regeneration ist nur in den Lebertransplantaten aufgetreten, denen portales Blut entweder aus dem allein mitverpflanzten Pankreas oder aus den gemeinsam mitverpflanzten Pankreas und Duodenum zugeführt worden war (p= 0,001). Die alleinige Mitverpflanzung des Duodenums hatte einen eindeutig geringeren Einfluß auf die Regeneration als die alleinige Mitverpflanzung des Pankreas, zeigte jedoch einen in 2 Parametern leicht erhöhten Effekt gegenüber der Gruppe, die portales Blut aus den mitverpflanzten Jejunum und Ileum erhielt.

Zusammenfassung: Nach heterotoper Transplantation einer 70% resezierten Rattenleber fand sich eine deutliche regeneratorische Aktivität nur in den Organen, denen portales Blut aus einem mitverpflanzten Pankreas oder Pankreas-Duodenumtransplantat zugeführt worden war. Die vorliegenden Ergebnisse lassen den Ursprung des hepatotrophen portalen Faktors (HPBF) im Pankreas-Duodenumbereich vermuten, höchstwahrscheinlich im Pankreas.

Summary: Isogenetic auxiliary transplantation of a 3o% liver segment along with various splanchnic organs demonstrated a marked active regeneration in those organs which had access to portal blood supply coming from the pancreas either alone or combined with the duodenum. The results indicate, that the hepatotrophic portal blood factor (HPBF) originates in the pancreaticoduodenal area and most likely in the pancreas.

Literatur:

1. Lee, S., Edgington, T.S., Orloff, M.J.: The role of afferent blood supply in regeneration of liver isografts in rats. Surg. Forum 19, 36o (1968)

2. Lee, S., Keiter, J.E., Rosen, H. : Influence of blood supply on regeneration of liver transplants. Surg. Forum 2o, 369 (1969)

3. Chandler, J.G., Lee, S., Krubel, R. : The Inter-Liver-Competition and portal blood supply in regeneration of auxiliary liver transplants. Surg. Forum 22, 341 (1971)

4. Sgro, J.C., Charters, A.C., Chandler, J.G.: Site of origin of the hepatotrophic portal blood factor involved in liver regeneration. Surg. Forum 24, 377 (1973)

                    Dr. E. Brölsch

                    Chirurgische Universitätsklinik

                    4ooo Düsseldorf

                    Moorenstraße 5

Prae- und postoperative Therapie

38. Klinische und physikalische Untersuchungen über die Abhängigkeit der Komplikationen vom Material des Cava-Katheters

G. Krischak und C. Burri

Abteilung für Unfallchirurgie (Prof. Dr. C. Burri) des Departments für Chirurgie der Universität Ulm

Seit der Einführung von Kunststoffkathetern im Jahre 1945 hat sich der Cava-Katheter weltweit verbreitet und wird heute millionenfach in Therapie und Diagnostik eingesetzt. In gleichem Maße stieg die Zahl der Veröffentlichungen über Komplikationen beim Cava-Katheterismus, wobei Thrombose, Embolie, sekundäre Gefäß- und Herzperforationen überwiegend durch ungünstige Materialeigenschaften und mangelhafte Einlegetechnik bedingt sind. Außerordentlich verbreitet sind Modelle aus silikonisiertem PVC. PVC enthält Elastizität verleihende "Weichmacher", überwiegend Phtalate, die durch Blutplasma herausgelöst werden (nicht aber durch einfache Elektrolytlösungen). Von Jaeger und Rubin (2), Baltimore, wurde 1970 auf diese Tatsache alarmierend aufmerksam gemacht, als sie Glycol-Phtalate in mit PVC-Schläuchen perfundierten Rattenlebern fanden. In Blutkonserven, die in PVC-Behältern bis zu 21 Tagen gelagert waren, wurde von den selben Autoren bis zu 7 mg Weichmacher pro 1oo ml Blut gefunden. In letzter Zeit mehren sich Hinweise für eine schleichende Toxizität der Weichmacher, die durch Schädigung des Endothels zu Störungen der Antikörperproduktion und der Gefäßpermeabilität führen.

Zudem wird PVC durch den Verlust des "Weichmachers" rigide. Damit steigt die Gefahr der Drucklaesion der Gefäßwand mit nachfolgender Thrombose und der Sekundärperforation.

Der Kunststoff Polyaethylen besitzt physikalische Eigenschaften, die auf den Zusatz von Weichmachern verzichten lassen. Es schien uns deshalb von Interesse, die beiden Materialien als Cava-Katheter physikalisch und in Bezug auf die Thrombosegefährdung experimentell und klinisch vergleichend zu prüfen:

Material und Methode: Verglichen werden 6o cm lange, sterile Cava-Katheter aus silikonisiertem PVC und silikonisiertem Poly-

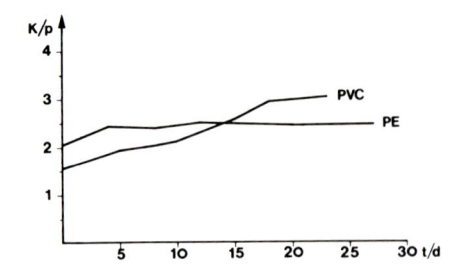

Abb. 1: Starrheit der verschiedenen Katheter in Abhängigkeit von der Liegedauer

aethylen kommerzieller Herkunft.

Versuch 1: Prüfung der Starrheit der Katheter nach intravasaler Liegedauer zwischen o und 27 Tagen. Bestimmt wird die Kraft in Pond, die bei 37°C notwendig ist, um die Katheterspitze bei konstantem Hebelarm zu verformen.

Versuch 2: Bei je 12 Kathetern wird nach konstantem Durchfluß von recalzifiziertem Frischblut im Blindversuch die subaquale Blutungszeit nach Marx und Derlath gemessen.

Versuch 3: In einer alternierenden Versuchsreihe haben wir an je 3o Patienten die Reaktion der Haut und einer Vene auf beide Materialien geprüft. Die Katheter wurden von der Ellenbeuge aus in die Vena basilica für 5 Tage eingelegt, wobei darauf geachtet wurde, daß die Spitze in der relativ englumigen Vene liegen blieb. Um ein unverfälschtes Ergebnis zu erhalten, wurden ausschließlich neutrale physiologische Lösungen als Infusion verwendet.

Ergebnisse:

Versuch 1: Die subaquale Blutungszeit betrug nach dem Durchfluß durch den PVC-Katheter im Mittel 189,8 sec, beim Polyaethylen 247,o sec. Dieser statistisch signifikante Unterschied deutet auf eine erhöhte Thrombosegefährdung durch PVC gegenüber Polyaethylen hin.

Versuch 2: Die unter standardisierten Bedingungen aufzuwendende Deformierungskraft steigt mit zunehmender Liegedauer bei PVC von 1,6 auf 3,2 pond, bei Polyaethylen von 2,1 auf 2,4 pond (Abb. 1).

Versuch 3: Abhängig vom verwendeten Material fanden sich folgende Gewebereaktionen:

Nicht entzündliche Schwellung und Verfärbung der Haut
  PVC   4
  Polyaethylen 1

Thrombose mit Induration entlang der Vene ohne Entzündungszeizeichen
  PVC   1o
  Polyaethylen 1

Phlebitis mit Schmerz und Rötung entlang der Vene sowie Begleitoedem
  PVC   1
  Polyaethylen o

Keine Reaktion
  Beim PVC-Modell in 15 Fällen = 5o%
  Beim Polyaethylen-Modell in 28 Fällen = 91,1%

Schlussfolgerung: Zahlreiche Komplikationen beim Cava-Katheter sind u.E. auf die Verwendung ungeeigneter Modelle zurückzuführen. Es wurde in 3 verschiedenen Reihen die Thrombose- und Entzündungsgefährdung von PVC- mit Polyaethylenkathetern verglichen. Polyaethylen erwies sich dabei dem silikonisierten PVC in jeder Hinsicht als überlegen.

Conclusion: Many complications of vena-cava-catheters have to be atributed to utilisation of inadequate devices. In three different series the danger of thrombosis and inflammatory complications of PVC- or polyethylen-catheters were compared to each other. By any means polyethylene was superior to siliconized PVC.

Literatur:

1. Burri, C., Gasser, D.: Der Vena-cava-Katheter. Berlin-Heidelberg-New York, Springer (1971)

2. Jaeger, R.J., Rubin, R.J.: Plasticizers from Plastics Devices: Extraction, Metabolism and Accumulation by Biological Systems. Science 17o, 46o (197o)

> Dr. G. Krischak
> Abteilung für Unfallchirurgie
> Department für Chirurgie
> der Universität
> 79oo Ulm
> Steinhövelstr. 9

39. Thrombosefrüherkennung mit markiertem Fibrinogen nach alloplastischem Hüftgelenksersatz

O. Trentz, G. Zech, S. Behrens, M. Barthels, H. Bockslaff, H.J. Dowidat, Th. Wuppermann

Unfallchirurgische Klinik (Direktor Prof. Dr. H. Tscherne), Hämatologische Abteilung (Leiter: Prof. Dr.H. Poliwoda), Institut für Nuklearmedizin und spezielle Biophysik (Direktor: Prof. Dr. H. Hundeshagen), Institut für klinische Radiologie (Direktor: Prof. Dr. H.-St. Stender) und Angiologische Abteilung (Leiter: Prof. Dr. K. Alexander) der Medizinischen Hochschule Hannover

Für elektive hüftchirurgische Eingriffe wird ohne gezielte Prophylaxe eine Thrombosehäufigkeit von 53,6% angegeben, wovon 81% klinisch übersehen und erst phlebographisch festgestellt worden sind (2). Große retrospektive Studien zeigen, daß bei tödlichen, autoptisch gesicherten Lungenembolien in weniger als 25% der Fälle ante mortem eine Thrombose diagnostiziert worden war (3). Eine Senkung von Morbidität und Mortalität durch tiefe Beinvenenthrombosen ist von einer zuverlässigen Früherkennung zu erwarten, die die Thrombose bereits in statu nascendi erfaßt.

Wir haben an einer für diese Fragestellung besonders interessanten und homogenen Patientengruppe untersucht, ob der Radiofibrinogen-Test (1) eine sichere Früherkennung von tiefen Beinvenenthrombosen erlaubt und was er im Vergleich zu klinischen, phlebographischen und gerinnungsphysiologischen Methoden zu leisten vermag.

Methodik: Das unselektierte Krankengut umfaßte 73 Patienten - 51 Frauen, 22 Männer -, bei denen ein alloplastischer Hüftgelenksersatz durchgeführt wurde. Das Alter der Patienten lag zwischen 32 und 8o, mit größter Häufung bei 7o Jahren. Eine Thromboseprophylaxe mit Dextran oder Antikoagulantien wurde nicht betrieben. Am 3. oder 4. postoperativen Tag wurde bereits mit Gehübungen begonnen. Für den Radiofibrinogentest benutzten wir 125-Jod-Human-Fibrinogen, welches 24 Std. nach der Operation intravenös gegeben wurde. Um eine Aufnahme des Tracers in die Schilddrüse zu vermeiden, wurde diese nach Kontrolle des T_4-Testes mit Kaliumperchlorat blockiert. 2 Stunden nach der Radiofibrinogenapplikation erfolgte die erste Oberflächenmessung an beiden Beinen, wobei von je 7 Meßbereichen die Impulsrate pro Minute aufgenommen wurde. Die Messungen wurden täglich

Tabelle 1: Aufschlüsselung der Meßergebnisse des Radiofibrinogen-Tests bei 73 Fällen

Gruppe I Normalbefunde	N = 21	28,8%
Gruppe II Thrombosen	N = 28	38,4%
Gruppe III Fibrinablagerungen-Lyse	N = 24	32,8%

Tabelle 2: Zeitliches Auftreten von Thrombosezeichen beim Radiofibrinogen-Test

Gruppe II - Thrombosen

1. postop. Tag 2 Std. nach RIF.-Gabe	N = 18	64,3%
2. postop. Tag	N = 6	21,4%
3. postop. Tag	N = 0	0%
4. postop. Tag u. später	N = 4	14,3%

wiederholt. Alle Patienten wurden präoperativ an beiden Beinen phlebographiert und diese Untersuchung zwischen 6. und 8. postoperativen Tag - bei Thromboseverdacht sofort - wiederholt. Zusätzlich erfolgte eine regelmäßige klinische und gerinnungsphysiologische Überwachung.

Ergebnisse: Mit dem Radiofibrinogen-Test fanden wir bei 21 Patienten postoperativ keine thrombotischen Ablagerungen, 28 sichere Beinvenenthrombosen und in 24 Fällen kurzdauernde Fibrinablagerungen mit nachfolgender Lyse (Tabelle 1). Die Beurteilung erfolgte nach folgenden Kriterien: Bei der biologischen Halbwertszeit des Radiofibrinogens von 4,2 Tagen ist im Normalfall mit einer kontinuierlichen Abnahme der Impulsrate über allen Meßbereichen zu rechnen. Bildet sich eine Thrombose, wird markiertes Fibrinogen nach Umbau zu Fibrin in den Thrombus eingelagert und zeigt seine Größe und Ausdehnung als Anstieg der Impulsrate über diesen Bezirk an. Ein passagerer Anstieg spricht für eine Fibrinablagerung mit nachfolgender Lyse (Abb. 1). Aus Strahlenschutzgründen mußte auf die präoperative Radiofibrinogengabe verzichtet werden, so daß intraoperativ und unmittelbar postoperativ entstandene Thrombosen mit einer Verzögerung bis zu 24 Std. erfaßt werden konnten. Von den 28 gesicherten Thrombosen sind 18 bereits

Gruppe I - Normalbefunde

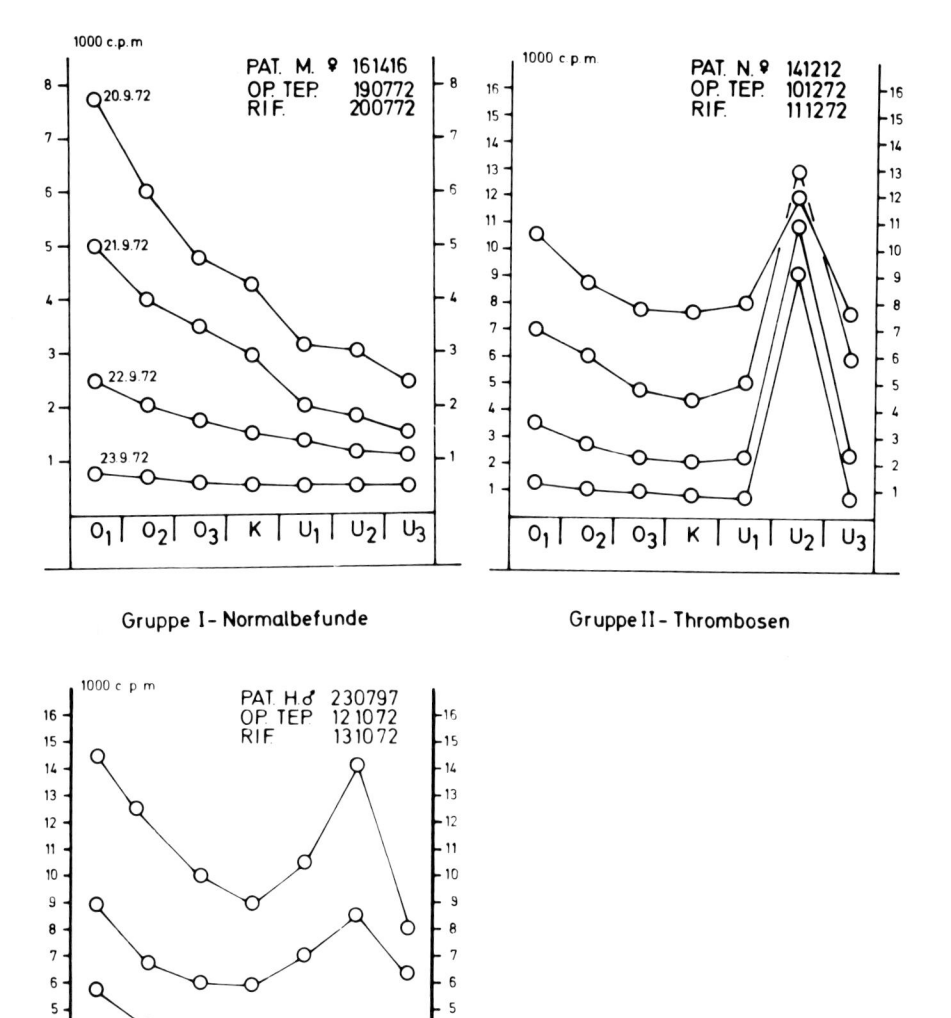

Gruppe II - Thrombosen

Gruppe III - Fibrinablagerungen - Lyse

Abb. 1: Typische Kurvenverläufe beim Radiofibrinogen-Test und ihre Interpretation

bei der ersten Messung zumindest als Verdachtsfälle erkannt worden (Tabelle 2). Die erhobenen Befunde wurden phlebographisch weitgehend bestätigt: von 21 Fällen der Gruppe I waren 2o röntgenologisch unverdächtig, in 1 Fall war präoperativ eine alte Gefäßobliteration nicht sicher ausgeschlossen worden. Von den 28 gefundenen Thrombosen wurden 24 phlebographisch verifiziert, während bei den 24 Fällen mit kurzdauernder Fibrinablagerung in keinem Fall ein Gefäßverschluß nachgewiesen wurde. Die abgelaufene Lyse wurde durch erhöhte Titer von Fibrinspaltprodukten bestätigt. Die klinische Untersuchung zeigte, wenn überhaupt, erst mit erheblicher Verzögerung Anzeichen einer Thrombose. Bei allen gefundenen Thrombosen konnten durch frühzeitige Antikoagulantienbehandlung weitere Komplikationen vermieden werden.

Zusammenfassung: Bei 73 Patienten wurde nach alloplastischem Hüftgelenksersatz zur Thrombosefrüherkennung der Radiofibrinogen-Test durchgeführt. Es fanden sich 28 Thromben, 18 bereits am 1. postoperativen Tag. Weiterhin zeigten sich 24 Fälle von kurzdauernder Fibrinablagerung mit anschließender Spontanlyse. Phlebographische und gerinnungsphysiologische Untersuchungen bestätigten die Befunde. Klinische Thrombosezeichen wurden, wenn überhaupt, erst mit erheblicher Verzögerung festgestellt. Der Radiofibrinogen-Test läßt thrombotische Ablagerungen sehr frühzeitig erkennen und kann ohne Belastung des Patienten zur Verlaufskontrolle wiederholt werden.

Summary: The 125-J-fibrinogen uptake-test was applied in 73 patients after total hip replacement for early detection of venous thrombosis of the legs. Deep-vein thrombosis was detected in 28 patients - 18 on the first day after surgery. In 24 cases increased counts for a short time were found, followed by lysis of the thrombus. Phlebography and coagulation screening tests confirmed the results. The diagnosis of venous thrombosis by clinical signs is far less sensitive and considerably delayed. The fibrinogen uptake-test seems to be a precise tool in the diagnosis of deep-vein thrombosis at the earliest time, causes no discomfort and can be used for serial observation.

Literatur:
1. Atkins, P., Hawkins, L.A.: The diagnosis of deep-vein thrombosis in the leg using 125-J-fibrinogen. Brit. J. Surg. 55, 825 - 83o (1968)
2. Evarts, C.M., Feil, E.J.: Prevention of thromboembolic disease after elective surgery of the hip. J. Bone Jt. Surg. 53-A, 1271 - 128o (1971)
3. Hamilton, H.W., Crawford, J.S., Gardiner, J.H., Wiley, A.M.: Venous thrombosis in patients with fracture of the upper end of the femur. J. Bone Jt. Surg. 52-B, 268 - 289 (197o)

Dr. O. Trentz. Unfallchirurgische Klinik der Med. Hochschule 3ooo Hannover, Karl-Wiechert-Allee 9

40. 2,3 Diphosphoglyzerat und Sauerstoffaffinität des Haemoglobins nach Infusion von Vollblut, konserviert in ACD oder CPD

F. Jesch, L. M. Webber, J. W. Dalton und J. S. Carey

University of California Los Angeles, Department of Surgery, Los Angeles, USA und Institut für Chirurgische Forschung an der Chirurgischen Universitätsklinik München

Acid-Citrat-Dextrose (ACD) und Citrat-Phosphat-Dextrose (CPD) sind die beiden wichtigsten Antikoagulantien zur Konservierung von frischem Vollblut. In ACD-Blut sinkt die Konzentration des Glycolysemetaboliten 2,3-Diphosphoglycerat (2,3-DPG) zeitabhängig sehr schnell. Dadurch erhöht sich die Affinität des Hämoglobins für Sauerstoff. In CPD-konserviertem Blut bleibt, verursacht durch die Phosphatkomponente und geringere Acidität, der 2,3-DPG-Spiegel über längere Zeit im Normalbereich (1, 4). Es wurde daher geprüft, inwieweit sich nach Transfusion von unterschiedlich konserviertem Spenderblut die Sauerstoffaffinität von Hämoglobin verändert.

Methodik: Während und nach der Operation an Koronargefäßen bzw. Herzklappen erhielten 1o Patienten ACD-Blut, 1o weitere Patienten CPD-Blut. Die Sauerstoffaffinität des Hämoglobins wurde unmittelbar prä- und postoperativ sowie 2 oder 3, 5 und 13 Tage nach der Operation gemessen. Sie bestand in der Bestimmung des Sauerstoffpartialdruckes (pO_2) bei einer Hämoglobinsättigung von 5o% und wurde ausgedrückt als P_{50} (in mmHg). Eine venöse Blutprobe wurde bei zwei unterschiedlichen Sauerstoffpartialdrucken equilibriert, die zu einer Sättigung des Hämoglobins über und unter 5o% führten. Die Messung wurde unter Standardbedingungen durchgeführt (Temperatur 37°C, CO_2-Partialdruck 4o mmHg, gesättigter Wasserdampf). Alle pO_2-Werte wurden unter Verwendung des Bohr-Faktors von o,48 entsprechend einem normalen Plasma-pH von 7,4o korrigiert. Die jeweils erzielte Sättigung wurde photometrisch - simultan mit der pO_2-Bestimmung - gemessen. Der Schnittpunkt der Sauerstoffdissoziationskurve (O_2-DK) nach Linearisierung entsprechend einer von Hill (2) angegebenen Gleichung mit der Sättigungsachse bei 5o% ergibt P_{50}, den inversen Ausdruck für die Sauerstoffaffinität des Hämoglobins. Die Konzentration von 2,3-DPG (3) und Hämoglobin wurde photometrisch bestimmt.

Ergebnisse: Der Blutverlust während der Operation wurde durch 268o ± 535 ml ACD-Blut oder 399o ± 89o ml CPD-Blut ersetzt.

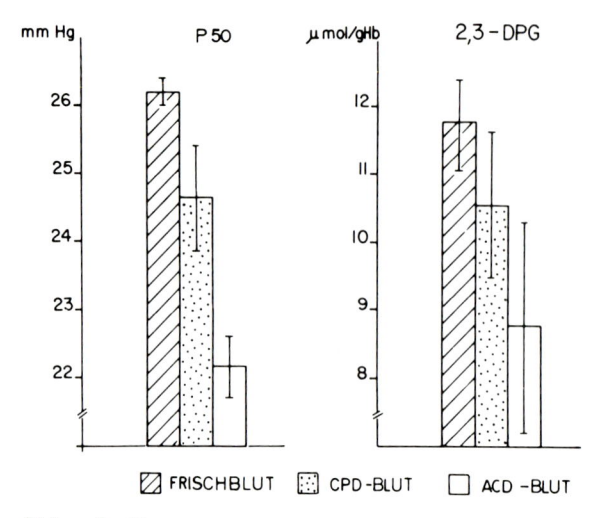

Abb. 1: P_{50} und 2,3-Diphosphoglycerat (2,3-DPG) in heparinisiertem Frischblut und in Vollblut, konserviert für 1 - 3 Tage in ACD oder CPD (Mittelwerte $\pm$ SEM).

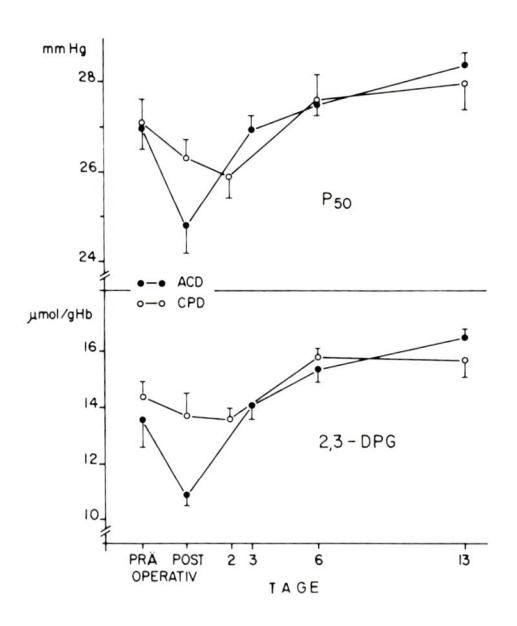

Abb. 2: Verhalten von P_{50} und 2,3-Diphosphoglycerat (2,3-DPG) nach Infusion von ACD- oder CPD-Blut gleicher Konservierungsdauer (Mittelwerte $\pm$ SEM)

Bis zum dritten postoperativen Tag wurden weitere 1750 $\pm$ 133 ml ACD-Blut oder 611 $\pm$ 139 ml CPD-Blut infundiert. Bei gleicher Konservierungsdauer (1,3 - 0,3 Tage für ACD-Blut, 1,4 $\pm$ 0,2 Tage für CPD-Blut) waren P_{50} und 2,3-DPG-Konzentration in den ACD-Konserven im Gegensatz zu den CPD-Konserven bereits signifikant ($p < 0.05$) unter den Normalwert gesunken (Abb. 1).

Nach intraoperativer Infusion von ACD-Blut sanken P_{50} und 2,3-DPG signifikant ab ($p < 0.05$). Am dritten postoperativen Tag wurden die Ausgangswerte wieder erreicht und nach zwei Wochen signifikant überschritten. Die Veränderungen der O_2-Affinität und der 2,3-DPG-Konzentration nach Infusion von CPD-Blut waren zu keinem Zeitpunkt signifikant (Abb. 2).

Diskussion: Nur bei Verwendung von ACD-Blut wurde die O_2-Affinität während der Operation signifikant erhöht. Dies bedeutet eine Linksverschiebung der O_2-Dissoziationskurve in der unmittelbaren postoperativen Phase mit erschwerter Abgabe von Sauerstoff an das Gewebe. Um dennoch eine ausreichende Gewebsoxygenierung zu erhalten, muß entweder das Herzzeitvolumen erhöht oder aber - bei gleichbleibender O_2-Extraktion - der venöse pO_2 erniedrigt werden. Da beim Herzoperierten eine kompensatorische Steigerung des HZV nicht immer möglich ist, besteht bei Erniedrigung des venösen pO_2 die Gefahr der Gewebshypoxie infolge Verminderung des O_2-Druckgradienten im Gewebe. Bei erniedrigtem Blut-pH könnte infolge Rechtsverschiebung der Bindungskurve auf Grund des Bohr-Effektes ebenfalls eine Erleichterung der O_2-Abgabe erfolgen. Da quantitative Angaben über die tatsächliche Beurteilung der genannten 3 Faktoren nicht vorliegen und deren Inanspruchnahme in jedem Falle eine gewisse Gefährdung des Patienten darstellt, sollte eine Erhöhung der O_2-Affinität durch Verwendung von CPD - anstelle von ACD-Blut bei herzchirurgischen Patienten vermieden werden.

Zusammenfassung: Die Erhöhung der O_2-Affinität nach Infusion von ACD-Blut bedeutet eine Erschwerung der O_2-Abgabe ans Gewebe, welche nur durch eine Erhöhung des Herzzeitvolumens bzw. Erniedrigung des venösen O_2-Partialdruckes kompensiert werden kann. Für den Herzoperierten bedeutet dies eine zusätzliche Belastung. Da bei CPD-Blut trotz Infusion größerer Volumina die O_2-Affinität nicht beeinträchtigt wurde, sind CPD-Konserven zur Transfusion vor allem bei Herzoperationen vorzuziehen.

Summary: On 20 patients undergoing open heart surgery 2,3-diphosphoglycerate (2,3-DPG) and oxygen affinity of hemoglobin (P_{50}) was measured after replacement of ACD-(n=10) or CPD-blood (n=10). Only the infusion of ACD-blood caused a significant decrease of P_{50} and 2,3-DPG immediately after the operation. This increase in oxygen affinity has to be compensated by a rise in cardiac output and/or a decrease in venous pO_2. Both mechanisms may impair recovery, particularly in patients after cardiac surgery. Therefore, CPD stored blood is to prefer, when the infusion of blood is needed to guarantee a sufficient oxygen release to the tissue.

Literatur:

1. Dawson, R.B. jr., Kocholaty, L.F.: Hemoglobin Function in stored blood: VI. The Effect of Phosphate on Erythrocyte ATP and 2,3-DPG. Amer. J. Clin . Pathol. 56, 656 (1971)

2. Hill, A.V.: The possible effects of the aggregation of molecules of hemoglobin on its dissociation curve. J. Physiol. (Lond.), 4o, IV (191o)

3. Sigma Techn. Bul. 665, 1/1972

4. Shafer, A.W., Tague, L.L., Welch, M.H., Guenter, C.A.: 2,3-Diphosphoglycerate in red cells stored in acid-citrate-dextrose and citrate-phosphate-dextrose: Implications regarding delivery of oxygen. J. Lab. Clin. Med. 77, 43o (1971)

Dr. F. Jesch
Institut für Chirurgische Forschung
Chirurgische Universitätsklinik
8ooo München 2
Nußbaumstr. 2o

41. Extrakorporale Blutfilter: Veränderungen der Lactatdehydrogenase-Gesamt- und -isoenzymaktivität und der Gerinnungsfaktoren F I und F VIII unter arteriellen Flußbedingungen

J. A. Herzer, A. Krian, H. D. Schulte, H. Brüster und W. Bircks

Chirurgische Klinik und Poliklinik der Universität Düsseldorf
Klinik B

Die Anwendung extrakorporaler Zirkulation in der Herzchirurgie ist mit einer Reihe pathophysiologischer Veränderungen verbunden. Hierzu gehören vor allem Mikroembolisationen im Bereich der Kapillargebiete des Gehirns, der Lunge, der Niere und des Herzens (1).

Die Bildung von Aggregaten aus zellulären Blutbestandteilen und Bluteiweißkörpern im extrakorporalen Kreislauf scheint hauptsächlich durch die Berührung des Blutes mit Fremdoberflächen bedingt zu sein.

In zunehmenden Maße finden in den letzten Jahren Mikrofilter, die extrakorporal in den Kreislauf eingeschaltet werden, zur Elimination dieser Aggregate Verwendung (2).

Nach vorliegenden Untersuchungen kann die Effektivität extrakorporaler Blutfilter hinsichtlich ihres Filtrationsvermögens als gesichert angesehen werden (3). Dagegen liegen kaum Ergebnisse vor, welche Veränderungen die zusätzliche Fremdoberfläche des Filtermaterials im Blut hervorruft.

Es wurden deshalb in einer in-vitro-Studie zwei verschiedene Filtertypen unter dieser Fragestellung überprüft, wobei diese Arbeit nur über einen Teil der Ergebnisse berichtet.

Methodik: In einem Rezirkulationssystem (Abb. 1) wurde ACD-Frischblut 180 min lang bei konstanter Temperatur von $32^{\circ}C$ in gleichbleibendem Fluß von 2 l/min gehalten. Das Füllvolumen des Systems betrug 500 ml. Vor Beginn, sowie nach jeweils 60 min wurde die LDH-Aktivität (UV-Test), der Fibrinogengehalt (Ausfällungsmethode) und die Aktivität des Antihämophilen Globulins A (Einphasenmethode nach Jung) bestimmt. Als Kontrolle galt die gleiche Versuchsanordnung und -durchführung ohne Filter im Kreislauf. Die Konstanz des Blutmilieus wurde blutgasanalytisch kontrolliert und korrigiert. Bei den überprüften Filtern handelte es sich um:

Barrier^R-Extrakorporaler Blutfilter (Johnson & Johnson)
zylindrisches Polyprophylengehäuse
mit gewebtem Polyestermaschennetz
konstante Porengröße von 4o Micron
Oberfläche 65o cm^2, Füllvolumen 12o ml

Swank-Filter^R CA 1oo (Pioneer-Filters)
durchsichtiges, zylindrisches Plexiglasgehäuse
mit Dacronfasern von 12 Micron Dicke
Packdichte o,15 g/ml
Oberfläche 1oo.ooo cm^2, Füllvolumen 24o ml

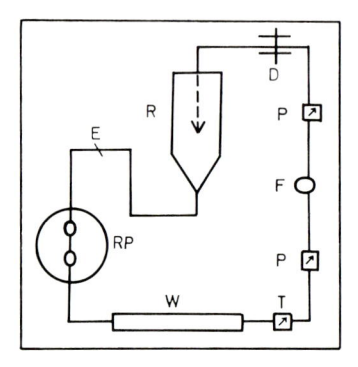

Abb. 1: Schematische Darstellung der Versuchsanordnung
RP Rollerpumpe
W Wärmeaustauscher
T Temperaturkontrolle
P Druckmessung
F Blutfilter
D Drosselklemme
R Blutreservoir
E Blutentnahme

	MIN	KV	PF	SF
L D H	60	+ 18,7 %	+ 24,7 %	+ 3,4 %
	120	+ 50,4 %	+ 41,4 %	+ 38,0 %
	180	+ 67,7 %	+ 75,4 %	+ 42,1 %
α HBDH	60	+ 20,9 %	+ 21,2 %	+ 8,4 %
	120	+ 44,2 %	+ 40,5 %	+ 30,5 %
	180	+ 60,0 %	+ 65,0 %	+ 45,3 %
F I	60	- 3,4 %	- 7,5 %	- 2,5 %
	120	- 10,3 %	- 4,0 %	- 0,3 %
	180	- 11,0 %	- 4,5 %	+ 2,1 %
F VIII	60	+ 13,0 %	- 7,2 %	- 13,3 %
	120	+ 10,7 %	- 14,8 %	- 18,3 %
	180	+ 8,2 %	- 14,2 %	- 8,3 %

Abb. 2: Tabellarische Aufstellung der Ergebnisse
KV Kontrollversuch
PF Maschennetzfilter-Versuch
SF Dacronwollfilter-Versuch

Ergebnisse: Die Ergebnisse sind tabellarisch zusammengefaßt und aus Abb. 2 im Einzelnen zu entnehmen. Angegeben werden dort der prozentuale Anstieg oder Abfall gegenüber der Ausgangsmessung zu Versuchsbeginn. Die Werte stellen für jede Versuchsanordnung die Mittelwerte aus fünf Meßreihen dar.

Der Aktivitätsanstieg der LDH und ihres Isoenzyms nahm als Ausdruck fortschreitender Blutzellschädigung durch die Rezirkulation mit der Zeit zu und war mit dem Anstieg des Plasmahämoglobins zu korrelieren. In der Versuchsreihe mit dem kleinoberflächigen Maschennetzfilter war eine etwa gleich große Aktivitätszunahme zu verzeichnen. Im Gegensatz zu einem höheren Plasmahämoglobinanstieg in der Versuchsreihe mit dem großoberflächigen Dacronwollfilter fiel hier der Aktivitätsanstieg der beiden Enzyme deutlich geringer aus.

Da die Schädigung der zellulären Blutelemente und damit die Enzymaktivitätsveränderung mindestens in einem Ausmaß zu erwarten gewesen wäre wie im Kontrollversuch, zeigt sich in dem genannten Verhalten, daß der Dacronwollfilter auf Grund seiner grösseren Oberfläche und eventuell besonderer chemophysikalischer Eigenschaften seines Filtermaterials u. a. Eiweißkörper, wie die Lactatdehydrogenase "adhäsiv filtrieren" kann. Dieser Vorgang, der einer zunehmenden Beschichtung des Filtermaterials und damit einer Veränderung der Oberfläche gleichkommt, erscheint uns im Hinblick auf den Filtrationseffekt des Dacronwollfilters von Bedeutung. Es konnte von uns eine mit der Zeit zunehmende Durchlässigkeit für zelluläre Blutbestandteile bei diesem Filter nachgewiesen werden (4).

Bei den Bestimmungen des Fibrinogengehaltes trat erwartungsgemäß im Rezirkulationssystem ohne Filter ein mit der Zeit zunehmender Abfall auf. In den Filterversuchen kam es dagegen zu einer relativen Fibrinogenzunahme als Ausdruck einer Veränderung des Moleküls durch das Filtermaterial. Methodisch addieren sich hier Restfibrinogen und das Auftreten von Fibrinogensplits. Es zeigte sich dabei, daß der großoberflächige Dacronwollfilter das Eiweißmolekül in höherem Maße alteriert als der kleinoberflächige Maschennetzfilter. Dieser Effekt, der sich sicherlich auch an anderen Eiweißkörpern vollziehen dürfte, stellt über die Eiweißdenaturierung zum Teil einen Ausgangspunkt für die Bildung von Microaggregaten dar.

Beim Antihämophilen Globulin kam es in der Versuchsreihe ohne Filter durch Kontakt mit benetzbarer Oberfläche zunächst zu einer Aktivitätssteigerung, die mit Fortdauer der Rezirkulation durch den physiologischen Abfall ($t/2 = 15^h$) zunehmend kompensiert wurde. Die generelle Reduktion der Faktor VIII-Aktivität in den Filterversuchen erscheint uns dagegen als Resultante aus gesteigerter Aktivierung durch zusätzlich benetzbare Oberfläche des Filtermaterials, physiologischem Abfall und adhäsiver Filtration oder Veränderung des Eiweißmoleküls, wobei methodisch die einzelnen Anteile nicht erfaßt werden konnten.

Auf Grund dieser Ergebnisse kommen wir u. a. zu dem Schluß, daß es nicht unproblematisch ist, auch zu dem guten Zweck einer Verminderung der Mikroembolisationsgefahr, zusätzliche Fremdoberflächen in Form von Blutfiltern in eine extrakorporale Zirkulation einzuschalten. Es werden dabei noch weitgehend unkontrollierte Blutveränderungen hervorgerufen, die zwar quantitativ bei herzchirurgischen Routineeingriffen nicht bedeutsam sein dürften, sicherlich aber bei assistierten Langzeitperfusionen zum Tragen kommen würden.

Wir verwenden deshalb die zur Zeit erhältlichen extrakorporalen Blutfilter nicht im arteriellen Hauptfluß, sondern filtrieren lediglich das venös vom Kardiotomiereservoir zufließende Blut und geben dabei dem Maschennetzfilter den Vorzug.

Zusammenfassung: In einem Rezirkulationssystem werden zwei verschiedene extrakorporale Blutfiltertypen hinsichtlich möglicher Nebenwirkungen auf das Blut überprüft. Es werden hierzu in zeitlichen Abständen die LDH-Gesamt- und isoenzymaktivität , sowie der Gehalt an Fibrinogen und Faktor VIII bestimmt.

Über die dabei gewonnenen Ergebnisse erscheint es sicher, daß Eiweißkörper durch das Filtermaterial "adhäsiv filtriert" werden. Außerdem kommt es dabei zu Veränderungen der Eiweißmoleküle, die sich frei im Blutstrom finden. Es zeigt sich, daß das Ausmaß dieser Vorgänge in Abhängigkeit zu der Größe der Gesamtoberfläche des Filtermaterials zu stehen scheint.

Wenn auch diese durch die Filter hervorgerufenen Veränderungen des Blutes quantitativ bei herzchirurgischen Routineeingriffen nicht so bedeutsam sein dürften, so ist es aber bei assistierten Langzeitperfusionen sicher nicht unproblematisch, in Form von Blutfiltern zusätzlich Fremdoberflächen in einen extrakorporalen Kreislauf einzuschalten.

Summary: Two different types of extracorporeal bloodfilter were examined in a recirculation system to make evident possible secondary effects. Therefore the activity of LDH and one of its isoenzymes, the level of fibrinogen and factor VIII was determined several times during the investigation. The results led us to the conclusion, that protein will be "adhesively filtered" and moreover we found an alteration of the proteinmolecules being free in the bloodstream of the circuit. Obviously these secondary effects are in function to the dimensions of the total filtersurface. The quantitatively small amounts of these changes will not be of great importance for heart surgery, provided the bypass-time is within normal limits. It seems, however, that additional foreign surfaces of a filter in an extracorporal system for assisted circulation will not be without problems.

Literatur:

1. Swank, R.L.: Microemboli and cardiopulmonary bypass - treatment and prevention. Int. Congress Series No. 247 (1971) (ISBN 9o219o1854)

2. Hill, J.D. et al.: Experience using a new Dacron wool filter during extracorporeal circulation. Arch. Surg. 1o1, 649 (197o)

3. Solis, R.T. et al.: Filtration of the microaggregates in stored blood. Transfusion Vol 12, No. 4, 245 (1972)

4. Herzer, J.A. et al.: (noch unveröffentlicht)

Dr. J.A. Herzer
Chirurgische Klinik und
Poliklinik der Universität
Düsseldorf, Klinik B
4ooo Düsseldorf
Moorenstr. 5

42. Autotransfusion durch akute, praeoperative Haemodilution – erste klinische Erfahrungen

H. Bauer, H. Pichlmaier, E. Ott, W. P. Klövekorn, L. Sunder-Plassmann und K. Meßmer

Abteilung für Thoraxchirurgie, Anaesthesiologie und Institut für Chirurgische Forschung an der Chirurgischen Universitätsklinik München und Deutsches Herzzentrum München

Einleitung: Bei elektiven chirurgischen Eingriffen, die einen Blutverlust von 1ooo - 2ooo ml erwarten lassen, ist bei Anwendung akuter präoperativer Hämodilution (HD) zur Gewinnung autologen Frischblutes eine Transfusion homologen Blutes nicht erforderlich, wenn der operative Blutverlust 2ooo ml nicht übersteigt. Aufgrund der dilutionsbedingten Verminderung der zirkulierenden Erythrozytenmenge bedeuten intraoperative Blutverluste in erster Linie den Verlust von Plasma bzw. Plasmaersatzmittel, während bis zu 5o% der Erythrozyten des Patienten außerhalb des Kreislaufs zur späteren Retransfusion verfügbar sind. Ausgedehnte Untersuchungen der Veränderungen von Kreislauf, Sauerstofftransport und Blutgerinnung haben gezeigt, daß eine akute Verdünnungsanaemie für einen kardiorespiratorisch gesunden Patienten keine Gefahr darstellt und voll kompensiert werden kann (1, 2). Die vorliegende Hämodilutionsstudie sollte zur weiteren Klärung der Indikation und Vereinfachung der Technik für die routinemäßige klinische Anwendung der HD dienen.

Methodik: 34 Patienten (18 Männer, 16 Frauen) im Alter von 25 - 69 Jahren (mittleres Alter 43 $\pm$ 3 Jahre) wurden unmittelbar vor Operationsbeginn nach Einleitung der Narkose zwischen 1ooo - 28oo ml (Mittel 186o $\pm$ 7o ml) Blut in Fenwal-Beutel mit 75 ml ACD-Stabilisator entnommen. Die entzogene Blutmenge wurde durch volumengleiche, synchrone Infusion von 5% Albuminlösung ersetzt. Blutentnahme wie Infusion erfolgten durch Punktion beider Cubitalvenen mit einer möglichst großlumigen Plastikkanüle (Nr. 2 Braunüle). Neben der Kontrolle von Säure-Basen Haushalt, Blutgasen, EKG, Puls und Blutdruck wird zur Kontrolle der Volumenbilanz der zentrale Venendruck mittels Subclavia-Katheter fortlaufend gemessen. Vor HD-Beginn (C) sowie nach Entnahme von 1ooo ml (HD1) werden Hb und Hkt gemessen. Entsprechend dem nach Austausch von 1ooo ml erreichten Verdünnungsgrad wird bis zu einem Hkt-Tiefstwert von 2o - 25% (HD2) weiter Blut entnommen.

Tabelle 1: Vergleich von Blutverlust und durch HD gewonnene Blutmenge bei 4 von 34 Patienten, bei denen zusätzlich homologes Blut transfundiert werden mußte

Pat.	Op.-Indik.	präop. Hkt %	HD-Blut ml	Blutverl. ml	Fremdblut ml
S. A.	Lipsarkom	29,0	1500	4500	2000
M. L.	Hüftgelenk	39,0	1500	3800	700+
K. T.	Leberechin.	38,0	2000	2200	500
C. V.	Leberechin.	32,0	1100	1400	500

+ gewaschene Erythrozyten

Tabelle 2: Verhalten von Prothrombinzeit (PT), Gerinnungszeit (CT), Thromboblastinzeit (PTT) sowie Fibrinogen und Thrombozyten während akuter HD und bis zum Ende der Operation (EO)

	C	HD1	HD2	EO
PT (sec)	$13,3 \pm 0,5$	$14,2 \pm 0,6$	$14,6 \pm 0,6$	$14,8 \pm 0,3$
CT (sec)	$15,9 \pm 1,5$	$19,3 \pm 2,2$	$21,5 \pm 5,2$	$17,6 \pm 2,2$
PTT (sec)	$46,2 \pm 4,4$	$49,8 \pm 6,3$	$57,1 \pm 3,8$	$47,7 \pm 1,7$
Fibrinogen(mg%)	263 ± 25	220 ± 20	191 ± 23	185 ± 14
Thromboz. (x 10^3)	234 ± 42	163 ± 16	154 ± 15	181 ± 16

Im Regelfall wird das Hkt-Minimum nach Entnahme von ca. 2000 ml erreicht. Für den gesamten Blutaustausch sind 20 - 30 min erforderlich. Die Blutbeutel werden in der Reihenfolge der Entnahme beschriftet und bei Raumtemperatur aufbewahrt. Nach Beginn der Operation kann bis zu einem Blutverlust von 300 ml eine Volumensubstitution mit Kolloiden und Elektrolytlösung erfolgen. Danach wird der weitere Blutverlust durch Retransfusion des autologen Blutes ausgeglichen; wobei zunächst die zuletzt entnommene Konserve transfundiert wird. Auf diese Weise steht am Ende des Eingriffs das zuerst entnommene, an Erythrozyten und Gerinnungsfaktoren reichste Blut, zur Verfügung. Ist der intraoperative Blutverlust wesentlich geringer als erwartet, wird das durch die HD gewonnene Blut innerhalb von 48 Stunden retransfundiert. Dabei wird angestrebt, den Hkt des Patienten im Bereich von 30 - 35% zu halten.

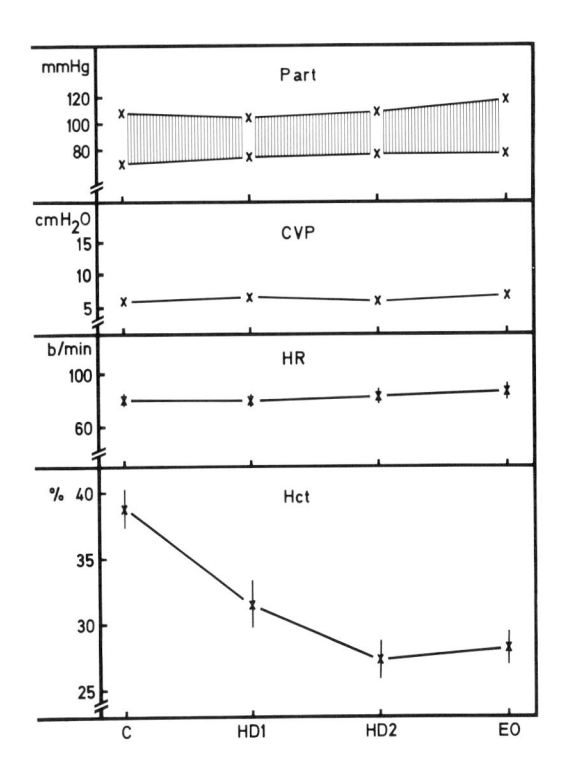

Abb. 1: Verhalten von art. Blutdruck (p_{art}), zentralem Venendruck (CVP), Herzfrequenz (HF) und Hämatokrit (Hct) während HD bis zum Ende der Operation (EO)

Ergebnisse: Abb. 1 zeigt das Verhalten von art. Blutdruck, zentralem Venendruck sowie Herzfrequenz und Hct während und nach akuter HD. Die korrespondierenden Werte für die art. und ven. O_2-Sättigung, den zentralven. pO_2 und die O_2-Kapazität sind in Abhängigkeit vom Verlauf von Hb und Kt in Abb. 2 dargestellt. Bei den 34 unter HD operierten Patienten wurde der chirurgische Eingriff in 16 Fällen wegen eines Carzinoms, in 5 Fällen wegen Leberechinococcus, in 4 Fällen wegen Erkrankung des Hüftgelenks (totaler Gelenkersatz) und in weiteren 8 Fällen aus verschiedenen anderen Indikationen (intrathorakale Neurinome, mediastinaler Lymphknoten-Tumor bei M. Hodgkin, Thymom) durchgeführt. Die Patienten hatten im Mittel einen Gesamtblutverlust von 137o $\pm$ 2oo ml. Bei 4 von 34 Patienten, die in Tabelle 1 zusammengefaßt sind, war der intraoperative Blutverlust größer als die durch die HD gewonnene Blutmenge, so daß zusätzlich homologes Blut transfundiert werden mußte. Bei 24 Patienten lag der Blutverlust zwischen 6oo - 3ooo ml (145o $\pm$ 13o ml) und konnte durch Eigenblut voll ersetzt werden. 6 Patienten hatten einen Blutverlust von weniger als 5oo ml (22o $\pm$ 7o ml), hierbei handelte es sich vorwiegend um Carcinompatienten, bei denen wegen Inoperabilität auf

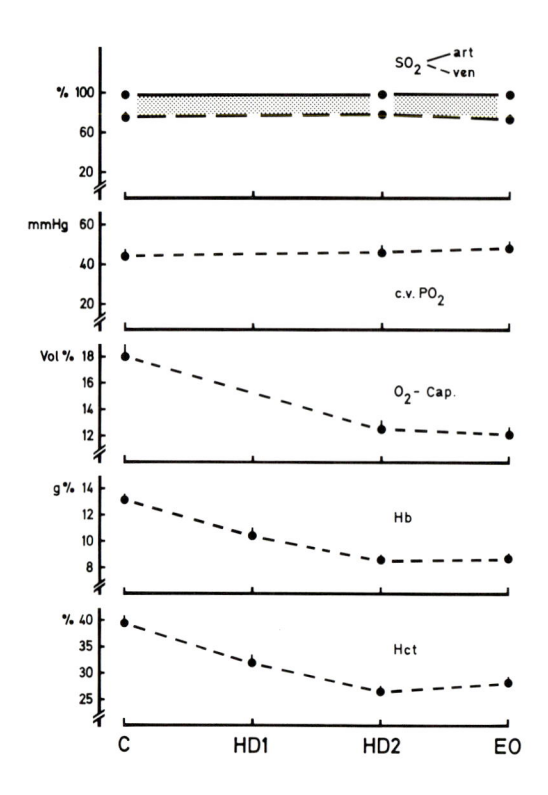

Abb. 2: Verhalten von art. und ven. Sauerstoffsättigung (SO_2), zentralven. PO_2 (c.v. PO_2), O_2-Kapazität (O_2-Cap.) sowie Hb und Hkt während HD bis zum Ende der Operation (EO)

den geplanten Eingriff verzichtet werden mußte.

Diskussion: Wie unsere bisherigen Erfahrungen mit präoperativer HD gezeigt haben, läßt sie sich in der hier beschriebenen Weise problemlos als klinisches Routineverfahren anwenden. Bei genauer Indikationsstellung kann eine signifikante Reduzierung homologer Bluttransfusionen erreicht werden. Kreislauf und O_2-Versorgung des Organismus werden durch die akute HD nicht gefährdet. Die dilutionsbedingte Abnahme der Hb-Konzentration und damit der O_2-Kapazität des Blutes wird durch einen HZV-Anstieg voll kompensiert (1). Wie Laks et al. (2) bei akuter HD am Patienten zeigen konnten, kommt es während der HD auch beim Menschen zu der im Tierversuch nachgewiesenen Steigerung der relativen O_2-Transportkapazität über den Ausgangswert (3). Die HZV - Zunahme wird während der HD durch ein erhöhtes Schlagvolumen, in der postoperativen Phase durch eine Pulsfrequenzsteigerung bewirkt. Blutgerinnungsstörungen traten weder während noch nach der HD auf. Die gemessenen Gerinnungsparameter (Tabelle 2) zeigten keine pathologischen Veränderungen. Eine Beeinträchtigung des postoperativen

Heilungsverlaufes oder andere negative Effekte der HD konnten nicht festgestellt werden.

Zusammenfassung: Durch akute präoperative Hämodilution (HD) zur autologen Bluttransfusion konnte bei 3o von 34 chirurgischen Patienten trotz eines mittleren Blutverlustes von 137o $\pm$ 2oo ml eine homologe Bluttransfusion vermieden werden. Technisch ist die HD einfach durchzuführen und stellt keine Gefährdung des Patienten dar, da die akute Verdünnungsanämie durch eine HZV-Zunahme voll kompensiert werden kann.

Summary: Using autologous blood transfusion by means of acute hemodilution in 3o out of 34 surgical patients intraoperative blood loss (137o $\pm$ 2oo ml) could be covered by the patient's own blood. The dilution technique is very simple and hemodilution per se does not endanger the patient. Inspite of the dilutional anemia oxygen supply is well maintained by a compensatory rise in cardiac output.

Literatur:

1. Klövekorn, W.P., Laks, H., Pilon, R.N., Anderson, W.P., Maccallum, J.R., Moore, F.D.: Langenbecks Arch. Chir. Suppl. Chir. Forum 323 (1973)

2. Laks, H., O'Connor, N.E., Pilon, R.N., Anderson, W.P., Maccallum, J.R., Moore, F.D.: Surgical Forum XXIV, 2o1 (1973)

3. Messmer, K., Lewis, D.H., Sunder-Plassmann, L., Klövekorn, W.P., Mendler, N., Holper, K.: Europ, Surg. Res. 4 55 (1972)

Dr. H. Bauer
Chirurgische Universitätsklinik
8ooo München 2
Nußbaum str. 2o

43. Verhalten von 125-J-Albumin im Intravasalraum von Querschnittsgelähmten

J. Ring, J. Seifert, G. Lob, H. v. Bibra, E. Stoephasius, J. Probst und W. Brendel

Institut für Chirurgische Forschung an der Chirurgischen Universitätsklinik München und Berufsgenossenschaftliche Unfallklinik Murnau

Frühere Untersuchungen (3) haben gezeigt, daß die Blutvolumenbestimmung bei Querschnittgelähmten mit der Rihsa-Methode oft falsche Werte ergibt, weil bei diesen Patienten die Eliminationsrate von homologem Serumalbumin erhöht ist. Die folgenden Untersuchungen sollten klären, ob dieser Befund durch immunologische Reaktionen, z.B. aufgrund einer Sensibilisierung durch vorhergehende Humanalbumininfusionen, erklärt werden kann. Wenn Immunreaktionen hier eine Rolle spielen, sollte man einen Unterschied in der Elimination von radioaktiv markierten homologen und autologen Albuminfraktionen erwarten.

Patienten und Methodik: Die Untersuchungen wurden an 17 Diplegikern und 13 Tetraplegikern der BG-Unfallklinik in Murnau durchgeführt und die Ergebnisse mit denen von 1o freiwilligen Kontrollpersonen verglichen. 24mal bestand eine komplette und 6mal eine inkomplette Lähmung. Die Albuminverschwinderaten wurden mit 125-J-Humanalbumin gemessen. Dazu wurden nach der Injektion des radioaktiv markierten Humanalbumins in Abständen von 1, 5, 1o, 2o, 3o und 6o min 1 ml Vollblut in heparinisierten Zentrifugengläschen entnommen. Die darin enthaltene Radioaktivität wurde mittels eines Gamma-Scintillationszählers gemessen und aus dem Konzentrationsabfall pro Stunde die Eliminationsrate berechnet. Ferner wurden der Hämatokrit, die BKS, der kolloidosmotische Druck, die Osmolarität, das Gesamteiweiß und die Serum-Elektrophorese untersucht. Bei 5 Patienten wurde mit der Antigeneliminationstechnik (5) sowie mit Agar-Doppeldiffusionstesten die immunologische Reaktion gegen homologes und autologes Humanalbumin getestet. Die autologen Albuminfraktionen wurden von der Fa. Biotest speziell hergestellt und vor ihrer Applikation chromatographisch untersucht. Intrakutanteste mit homologem und autologem Humanalbumin wurden nach 1/2 und 36 Stunden abgelesen.

Tabelle 1: Albuminelimination, Eiweißkonzentration und BKS bei Querschnittgelähmten und Kontrollpersonen

	Albuminelimination (%/n)	Ges.Eiweiß (g%)	Ges.Albumin (g%)	BKS
Kontrollen (n=10)	7,6±0,5	7,09±0,2	3,80±0,66	4±2 / 8±4
Diplegiker (n=17)	17,8±2,1	6,89±0,7	3,49±0,25	40±12 / 48±11
Tetraplegiker (n=13)	35,2±6,5	6,91±0,1	3,51±0,06	14±5 / 25±10
Patienten m. Decubitus (n=22)	18,5±1,8	6,61±0,5	3,43±0,3	17±6 / 30±7
Patienten ohne Decubitus (n=8)	14,6±2,1	7,07±0,2	3,56±0,2	39±13 / 49±12

Ergebnisse: Während Kontrollpersonen homologes Humanalbumin mit einer Geschwindigkeit von 7,6-o,5% pro Stunde eliminieren, wurde bei Diplegikern eine Verschwinderate von 17,8-2,1% pro Stunde und bei Tetraplegikern sogar 35,2-6,5% pro Stunde gefunden (Tabelle 1). Entsprechend wurde bei diesen Patienten auch eine Erniedrigung des Gesamtalbumingehaltes im Serum um 8% bzw. 1o% beobachtet, was sich wiederum auf den Gesamteiweißgehalt um 4% bzw. 5% auswirkte. Eine mögliche Präsensibilisierung durch vorhergehende Humanalbumin-Applikationen konnte ausgeschlossen werden. Weder der Intrakutantest vom Sofort- noch vom verzögerten Typ waren positiv. Bei keinem Patienten konnten präzipitierende Antikörper gegen Humanalbumin nachgewiesen werden.
Der Hämatokrit der querschnittgelähmten Patienten entsprach mit durchschnittlich 43% ebenso wie der kolloidosmotische Druck mit durchschnittlich 37 cm H_2O und die Osmolarität mit 285 mosm den Normalwerten.
Die BKS war am höchsten in der Gruppe der Diplegiker (4o/48) bzw. der Patienten ohne Decubitus (39/49) und korrelierte somit nicht mit den Werten der Albumineliminationsraten.
In der Antigenelimination von 125-J-Humanalbumin zeigte sich kein Unterschied zwischen homologen und autologen Präparaten. Mit einem durchschnittlichen Wert von 5o% der Radioaktivität am 1o. Tag entsprach die Elimination einer normalen Stoffwechselsituation (1, 2). Im Falle einer Sensibilisierung gegen Humanalbumin würde man einen Abfall der Radioaktivität auf Werte unter 1o % innerhalb der 1. Woche erwarten (S. Abb. 1) (4).

Elimination von ^{125}**I-Albumin**
o---o Patient Ha. (Albuminunverträglichkeit)
x—x Patient Fo. (homolog)
•---• " " (autolog)

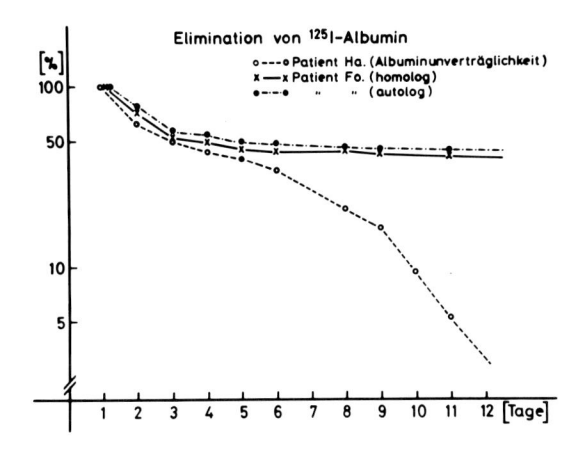

Abb. 1: Antigenelimination von homologem und autologem 125-J-Albumin im Vergleich zu dem Befund bei einer Patientin mit Humanalbuminunverträglichkeit

Diskussion: Diese Untersuchungen zeigen, daß immunologische Reaktionen bei der Verursachung erhöhter Albuminverschwinderaten bei Querschnittgelähmten keine Rolle spielen dürften. Auch andere pathologische Zustände, wie Blasenlähmung mit aufsteigender Pyelonephritis, Bestehen einer kompletten oder inkompletten Lähmung, konnten nicht zur Erklärung beitragen. Vielmehr weist die Abhängigkeit der Albuminverschwinderaten von der Höhe der Verletzung auf eine zentralnervös bedingte Permeabilitätsveränderung als ursächlichen Faktor hin. Hierfür spricht auch der klinische Befund des pastösen, teigig-ödematösen Zustandsbildes der Haut. Ein ausgedehnter Decubitus scheint durch den damit verbundenen Eiweißverlust die Symptomatik weiter zu akzentuieren. Kontrollstudien mit Decubitus-Patienten ohne Querschnittlähmung stehen jedoch noch aus.

Zusammenfassung: Untersuchungen an 30 Querschnittgelähmten und 10 freiwilligen Kontrollpersonen ergaben, daß die Albuminverschwinderaten bei Querschnittgelähmten mit Höchstwerten von 35,2-6,5% pro Stunde bei Tetraplegikern signifikant über denen von Normalpersonen (7,6-0,5) liegen. Dieser Befund konnte nicht durch immunologische Reaktionen erklärt werden. Es wurden weder Antikörper gegen Albumin im Serum der Patienten gefunden noch positive Intrakutanteste. Die Verschwindekurven von homologem und autologem 125-J-Albumin in der Antigeneliminationstechnik entsprachen ohne Unterschied denen einer normalen Stoffwechselsituation. Klinische Kriterien (Höhe der Verletzung) weisen vielmehr auf eine zentral-nervös bedingte Permeabilitätsänderung als ursächlichen Faktor hin. Ein zusätzlicher Eiweißverlust durch vorhandene Druckgeschwüre scheint die Symptomatik weiter zu akzentuieren. Bei der Infusionstherapie von Querschnittgelähmten sollten deshalb diese hohen Albuminverschwinderaten berücksichtigt werden.

Summary: Investigations in 3o paraplegic patients and 1o voluntary controls showed that the albumin elimination rate is significantly higher in paraplegics with the highest values of 35,2-6,5% per hour in tetraplegic patients than in normal persons (7,6-o,5). This finding could not be explained by immunological mechanisms. There were no antibodies against human albumin in the serum of the patients detected nor positive skin tests. The disappearance curve of homologous and autologous 125-J-albumin according to the antigen elimination technique corresponded without difference to a normal metabolic situation. Clinical criteria (height of the lesion) indicate that a central nervous permeability change may be regarded as the etiologic factor. A chronic pressure sore can accentuate the symptoms by its additional protein loss. These increased albumin elimination rates should therefore be respected in the infusion therapy of paraplegics.

Literatur:

1. Cohen, S., Freeman, T., Mac Farlane, A.S.: Metabolism of 131-J-labelled Human Albumin. Clin. Sci. 2o, 161 (1961)
2. Glaubitt, D., Rippel, H.G.: Der Wert von Umsatzuntersuchungen mit 131-J-Humanalbumin für die Klinik. Blut XV, 335 (1967)
3. Lob, G., Seifert, J., Stoephasius, E., Probst, J.: Die Bestimmung des Blutvolumens bei Querschnittgelähmten. Hefte zur Unfallheilkunde Nr. 11o, 247 (1971)
4. Ring, J., Seifert, J., Lob, G., Coulin, K., Brendel, W.: Klinische und immunologische Untersuchungen zum Phänomen der Humanalbuminunverträglichkeit. In Vorbereitung (1974)
5. Seifert, J., Fateh-Moghadam, A., Hopf, U., Land, W., Brendel, B., Lob, G.: Die Antigeneliminationstechnik beim Hund. Zschr. ges. exp. Med. 156, 157 (1971)

> Dr. J. Ring
> Institut für Chirurgische Forschung an der Chirurgischen Universitätsklinik
> 8ooo München 2
> Nußbaumstr. 2o

44. Die Insulinsekretion unter Stress

W. Stremmel

Chirurgische Universitätsklinik Freiburg (Direktor: Prof. Dr. M. Schwaiger)

Durch die Fortschritte auf dem Gebiet der radioimmunologischen Bestimmungsmethoden verschiedener Hormone sind die Kenntnisse über metabolische Veränderungen zahlreicher Krankheitsbilder vertieft worden. Im chirurgischen Krankengut ist die Stressreaktion von besonderem Interesse, da sie mit einer vermehrten Ausschüttung zahlreicher Hormone, wie Katecholamine, ACTH, Glukocortikoide u.a. - diabetogene Hormone - einhergeht.

Es liegen bisher nur wenige, z.T. sich widersprechende Untersuchungsergebnisse über die Insulinsekretion unter Stress-Situationen beim Menschen vor. Insulin nimmt in der hormonellen Regulation des Kohlenhydrat- und Fettstoffwechsels eine zentrale Stellung ein. Für die Pathogenese der seit vielen Jahren bekannten posttraumatischen Hyperglykämie und Glukosurie ist es wesentlich zu wissen, wie sich das Insulin verhält. Porte (3) wies 1967 erstmals einen hemmenden Effekt von Adrenalin auf die Insulinfreisetzung bei normalen Erwachsenen nach. Malaisse (1) zeigte 1967, daß die Hormonwirkung auf die Insulinsekretion durch das Adenylzyklasesystem vermittelt wird.

Das vorliegende Untersuchungsprogramm sollte die Frage beantworten:

1. In welcher Weise beeinflußt ein operativer Eingriff als stressauslösende Noxe, der mit einer vermehrten Katecholaminausschüttung einhergeht, die Insulinsekretion am Menschen?

2. Ist ein unterschiedliches Verhalten im zeitlichen Abstand von dem Operationstrauma feststellbar?

3. Kann die veränderte Insulinfreisetzung unter Stress-Situationen durch alpha-Rezeptorenblockade am Menschen beeinflußt werden?

Die Beantwortung der dritten Frage galt sowohl pathogenetischen als auch therapeutischen Problemen. Senft und Mitarbeiter (4)

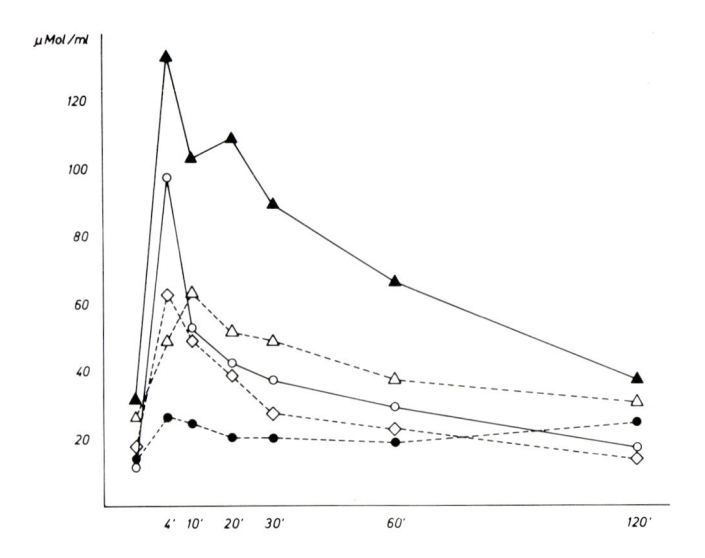

Abb. 1: Seruminsulin (IMI) nach i.v. Glukosebelastung (o, 33 g/ kg KG). Präop. -o- n = 22, intraop. --•-- n=1o, 4 - 6 Std. postop. --Δ-- n = 22, 3 Tage postop. -▲- n = 21, 1o - 12 Tage postop. --◊-- n = 17

konnten 1968 zeigen, daß der hemmende Effekt der Katecholamine auf die Insulinsekretion über alpha-Rezeptoren vermittelt wird. Diese sollen die Adenylzyklase hemmen und dadurch eine Abnahme der intrazellulären 3,5-AMP-Konzentration bewirken.

Die Untersuchungen wurden an 37 Patienten beiderlei Geschlechts im Alter zwischen 2o und 64 Jahren durchgeführt. Die Patienten waren stoffwechselgesund und nicht übergewichtig. Als stressauslösender Effektor wurde der intraabdominelle Eingriff gewählt.
Die Patienten wurden in Halothannarkose operiert. Untersucht wurde die basale und glukosestimmulierte Insulinsekretion (2) mit Hilfe des standardisierten Conardtestes (o.33 g Glukose/kg KG i.v.). Die intravenösen Glukosetoleranzteste wurden einen Tag vor, während und zu verschiedenen Zeiten nach der Operation durchgeführt (Abb. 1). Bestimmt wurden die Blutglukose enzymatisch-kolorimetrisch und das Seruminsulin radioimmunologisch. Zur Blockierung der alpha-Rezeptoren wurde Phentolamin in einer Dosierung von 18 - 24 mg/h gegeben.

Ergebnisse: Die basalen Seruminsulinspiegel steigen während des operativen Eingriffes nicht signifikant an, obwohl die Blutglukosewerte erhöht sind. Erst postoperativ ist das Seruminsulin erhöht. Die zu den verschiedenen Zeiten (vor, während und nach intraabdominellen Eingriffen) durchgeführten Conardteste (Abb. 1) zeigen eindrucksvoll das Verhalten der glukosestimmulierten Insulinsekreti‹

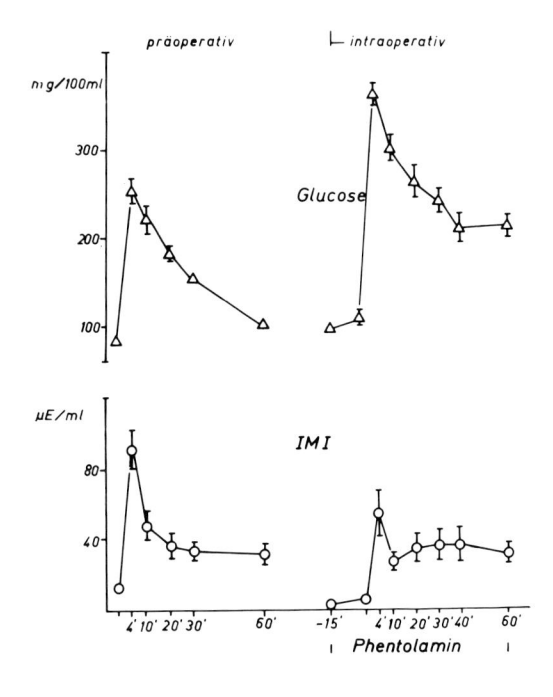

Abb. 2: Blutglukose und Seruminsulin (IMI) während des prä- und intraoperativen i.v. Glukosetoleranztestes, intraoperativ Blockierung der alpha-Rezeptoren mit Phentolamin

Präoperativ erfolgt nach der Glukosegabe ein initialer, steiler Insulinanstieg. Intraoperativ steigt das Insulin nach 4 min nur schwach signifikant an. Zu den nachfolgenden Entnahmezeiten sind die Insulinwerte gegenüber praeoperativ bis 6o min erniedrigt. Bereits 4 - 6 Stunden postoperativ werden nach Glukosegabe höhere Insulinspiegel gemessen, die Insulinsekretion ist jedoch noch verzögert. 2 - 4 Tage postoperativ ist eine überhöhte Insulinsekretion nachweisbar, am 1o. - 12. postoperativen Tag ist eine weitgehende Normalisierung eingetreten. Werden während der intraoperativen Glukosebelastung die alpha-Rezeptoren mit Phentolamin blockiert, so ist 4 min nach Glukosebelastung ein initialer signifikanter Insulinanstieg nachweisbar. Der Vergleich mit der praeoperativen Glukosebelastung zeigt keine signifikant erniedrigten Insulinwerte (Abb. 2). Dennoch ist die Glukosetoleranz (K_G-Wert) intraoperativ herabgesetzt.

Zusammenfassend kann gesagt werden, daß unter Stress-Situationen die Insulinsekretion gehemmt ist. Ist die Stressphase überwunden, so ist eine überschießende Insulinfreisetzung nach Glukosereiz nachweisbar. Die Hemmung der Insulinsekretion beruht auf einer stressinduzierten Katecholaminausschüttung, sie kann durch alpha-

Rezeptorenblockade aufgehoben werden . Die Ergebnisse sind unter pathophysiologischen und therapeutischen Gesichtspunkten von Bedeutung.

Summary: In conclusion we can say, that the insulin secretion is inhibited under stress situations. When this stress phase is overcome, an overboarding insulin secretion can be found after glucose stimulation. The inhibition of insulin secretion is caused by a stress induced catecholamin excretion, which can be abolished by alpha-receptor blocking. The results are of importance considering pathophysiological and therapeutical points of view.

Literatur:

1. Malaisse, W.J., F. Malaisse-Lagae, D. Mayhaw: A possible role for the adenylcyclase system in insulin secretion. J. Clin. Invest. 46, 1724 (1967)

2. Pfeiffer, E.F.: Statik und Dynamik der Insulinsekretion bei Diabetes, Proto-Diabetes und Adipositas. In E.F. Pfeiffer Handb. des Diabetes mellitus Bd. II, München , Lehmann (1971)

3. Porte, D.: A Receptor Mechanism for the Inhibition of Insulin Release by Epinephrine in Man. J. Clin. Invest. 46, 86 (1967)

4. Senft, D., R. Sitt, W. Losert, G. Schultz, M. Hoffmann: Hemmung der Insulininkretion durch alpha-Rezeptoren-stimmulierende Substanzen. Naunyn-Schmiedebergs Arch. Pharmak. u. exp. Path. 26o, 3o9 (1968)

Priv.-Doz. Dr. W. Stremmel
Chirurgische Universitätsklinik
7800 Freiburg / Br.
Hugstetter Str. 55

45. Die Änderung der Insulinsekretion nach abdimonellen Operationen

E. Kraas, R. Bittner, R. Roscher und H.G. Beger

Chirurgische Klinik und Poliklinik im Klinikum Westend der Freien Universität Berlin (Direktor: Prof. Dr. E.S. Bücherl)

Die Ursache des postoperativ gestörten Glucosestoffwechsels ist auch im Zusammenhang mit tierexperimentellen Untersuchungsergebnissen bisher ungeklärt. Eine veränderte Insulinsekretion auf Grund des inhibitorischen Effektes der Katecholamine sowie ein gestörter Kohlehydratstoffwechsel der Leber werden für die postoperativen Veränderungen verantwortlich gemacht (3, 5).

Patientengut und Methodik: Um eine optimale Aussage machen zu können, wurde zur maximalen Insulinstimulation der intravenöse Glucoseinfusionstest (nach Ikkos und Luft 1957) gewählt. Unter folgenden Bedingungen wurde Glucose (enzymatisch) und Insulin (radioimmunologisch) gemessen:
1. Basalsekretion
2. stimulierte Insulinsekretion (o, 5 g Glucose/kg KG in 5 min)
3. stimulierte Insulinsekretion (o, 5 g Glucose/kg KG in 6o min)
4. Insulinsekretion nach Absetzen der Stimulation.

Untersucht wurden 21 lebergesunde Nichtdiabetiker (12 ♂, 9 ♀) mit einem Durchschnittsalter von 47 (22-77)Jahren. Die Patienten der Gruppe I wurden zwischen dem 5. und 8. postoperativen Tag untersucht, die Patienten der Gruppe II zwischen dem 9. und 21. postoperativen Tag. Die Insulinkonzentrationen wurden bestimmt:
1. unmittelbar nach dem Pankreas vor der Leber in der Vena portae
2. nach der Leber in der Vena hepatica
3. in der Peripherie in der Vena cubitalis.

Die Blutproben aus der Pfortader wurden über einen am Ende der Operation via Vena mesenterica gelegten Teflon-Katheter gewonnen (2). Als Maß für die Insulinsekretion diente die "2 Stunden Insulinfläche" der Vena portae (in Abb. 2 gerasterte Fläche)(4). Als Maß für den Insulinverbrauch der Leber dient die Flächendifferenz Vena portae minus Vena hepatica. Als Maß für den Gesamtinsulinverbrauch (Leber, Gehirn, Muskulatur und Fettgewebe) dient die Flächendifferenz Vena portae minus Vena cubitalis (Abb. 1 gerasterte Fläche). Zur statistischen Auswertung diente das SPSS-IBM-Computer-Programm.

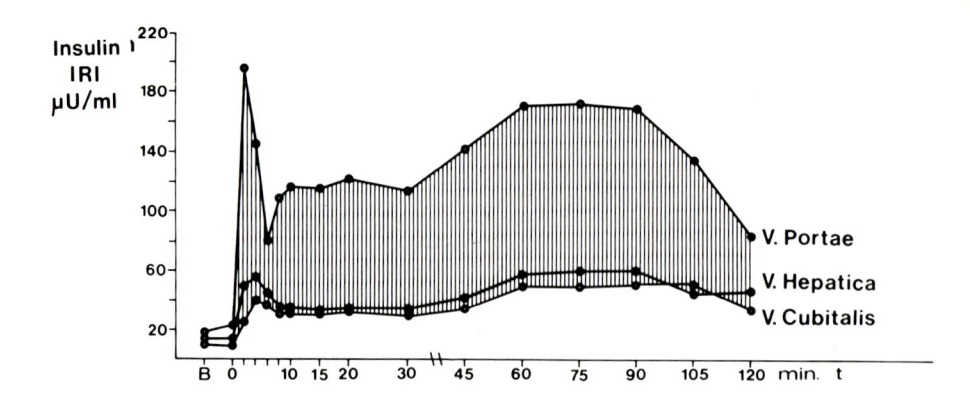

Abb. 1: Insulinkonzentrationen (IRI uU/ml) im Pfortader-, Lebervenen- und Cubitalvenenblut. Vor, während und nach i.v. Glucosestimulation (o,5 g/kg KG in der Zeit 0-5 min und o,5 g/kg KG in der Zeit 5 - 6o min). Mittelwerte von 1o Meßreihen. Gerasterte Fläche = errechneter Insulinverbrauch

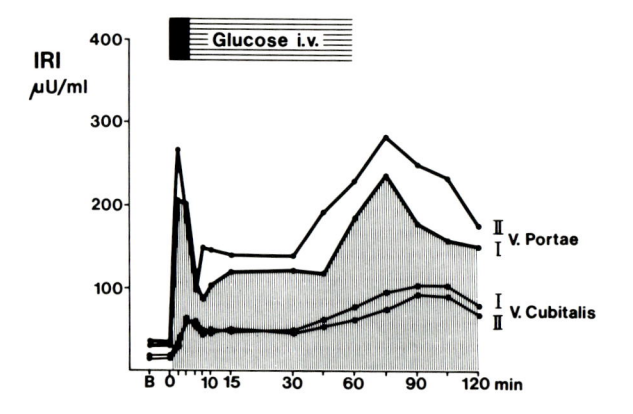

Abb. 2: Insulinkonzentrationen (IRI uU/ml) im Pfortader- und Cubitalvenenblut von 2 Patientengruppen (Gruppe I = Patienten, die am 5. - 8. Tag post operationem untersucht wurden; Gruppe II = Patienten, die am 9. - 21. Tag post operationem untersucht wurden). Mittelwerte von jeweils 8 Meßreihen. Gerasterte Fläche = errechnete Insulinsekretion

Ergebnisse: Abb. 1 zeigt die Mittelwerte (n=1o) der Insulinkonzentrationen in Vena portae, Vena hepatica und Vena cubitalis während des Glucoseinfusionstestes. Zu jedem Meßzeitpunkt bestehen signifikante Unterschiede der Insulinkonzentrationen zwischen Vena portae und Vena cubitalis. Dagegen sind die Konzentrationsunterschiede zwischen Vena hepatica und Vena cubitalis nicht signifikant. D.h., der Insulinverbrauch von Gehirn, Muskulatur und

Tabelle 1: Charakteristika von 2 Patientengruppen (I und II), die an verschieden postoperativen Tagen untersucht wurden

	n	Geschl. ♂	Geschl. ♀	Größe in cm	Gewicht in kg	Alter in Jahren	Tag post operat.	K_G	2-Stunden Insulin-Fläche V.cub.	2-Stunden Insulin-Fläche V.port.	"Insulin-Verbrauch"
Gruppe I	8	3	5	164±8	57,6±7,2	41±14,3	6,6±1	1,31-0,39	74±14	156±48	85±40
Gruppe II	8	4	4	163,5±8,5	61,5±10,8	40±14,7	11,8±3,8	1,23-3,8	64±20	203±27	139±18
Differenz	-	-	-	-	-	-	5 Tage	-	13%	33%	64%
p	-	-	-	-	-	-	$p<0.01$	-	$p<0.05$	$p<0.05$	$p<0.01$

Fettgewebe spielt im Vergleich zum Insulinverbrauch der Leber beim ruhenden Patienten nur eine untergeordnete Rolle (1). Abb. 2 zeigt die Mittelwerte der Insulinkonzentrationen in Vena portae und Vena cubitalis von 2 Patientengruppen (jeweils n=8), deren Glucosetoleranz an verschiedenen Tagen post operationem geprüft wurde. Aus Abb. 2 wird deutlich, daß die Insulinkonzentrationen in der Pfortader bei den Patienten in der früh postoperativen Phase (Gruppe I) deutlich niedriger sind als bei den Patienten in der späten postoperativen Phase (Gruppe II). Die Insulinkonzentrationen in der Vena cubitalis zeigen keine deutliche Differenz, sie sind bei Patientengruppe I zwischen der 3o. bis 12o.min sogar höher als bei der Patientengruppe II. Wie aus der Tabelle 1 ersichtlich, sind die Unterschiede der Insulinsekretion (= 2 Stunden Insulinfläche Vena portae) zwischen den beiden Patientengruppen signifikant verschieden. Der errechnete Insulinverbrauch ist in der spät postoperativen Phase um 64% ($p < 0.01$) höher als in der frühen postoperativen Phase. Da, wie aus Abb. 1 hervorgeht, die Leber das Hauptverbrauchsorgan für Insulin ist, kann aus den vorliegenden Ergebnissen gefolgert werden, daß für die Höhe der Insulinkonzentrationen im Blut peripherer Gefäße nicht nur die Insulinsekretion des Pankreas eine Rolle spielt, sondern besonders die Insulinextraktion der Leber. Uns erscheint für den postoperativ veränderten Glucosestoffwechsel weniger "insulin resistance" bzw. "insulin antagonism" eine Rolle zu spielen, als vielmehr die veränderte Insulinextraktion der Leber.

Zusammenfassung: In der postoperativen Phase ist bei Patienten der Insulinverbrauch von Gehirn, Muskulatur, Fett und anderen Geweben sehr gering im Vergleich zum Verbrauch der Leber. Die errechnete Insulinsekretion ist in der späten postoperativen Phase um 33% höher als in der frühen postoperativen Phase. Der Insulinverbrauch der Leber ist spät postoperativ um 64% höher als früh postoperativ.

Summary: In patients after abdominal surgery the insulin binding of the cerebrum, muscle and fatty tissue is low in comparison with the endogenous insulin binding of the liver. The calculated insulin secretion rate in the late postoperative period is 33% higher than in the early postoperative period. The hepatic binding of human endogenous insulin is 64% higher in the late postoperative phase than in the early postoperative phase.

Literatur:

1. Beger, H.G., R. Bittner, E. Kraas, E. Gerhards and H.M. Sonderkamp: Hepatic insulin extraction in man in the early postoperative state. Europ. Surg. Res. 5, Suppl. 2, 1 (1973)

2. Eisele, R., H.G. Beger, D. Kintzonidis, M. Nasseri, E.S. Bücherl: Die langfristige Katheterisierung des Pfortadergefäßsystems nach abdominellen Operationen beim Menschen. Z. ges. exp. Med. 149, 356 (1969)

3. Hiebert, J.M., J.M. Mc Cormick, R.H. Egdahl: Direct measurement of insulin secretory rate: Studies in shocked primates and postoperative patients. Ann. Surg. 176, 296 (1972)

4. Welborn, T.A., A.H. Rubenstein, R. Haslam, R. Fraser: Normal insulin response to glucose. Lancet I, 28o (1966)

5. Wright, P.D., I.D.A. Johnston: Insulin secretion and glucose tolerance during and after surgical operation. Brit. J. Surg. 6o, 3o9 (1973)

Dr. E. Kraas
Chirurgische Universitätsklinik
im Klinikum Westend
1ooo Berlin 19
Spandauer Damm 13o

46. Eine neue Methode der rhythmisch wechselnden Elektrostimulation von Fasergruppen eines Nerven

E. Moritz, J. Holle, H. Thoma und A. Lischka

II. Chirurgische Universitätsklinik Wien (Vorstand: Prof. Dr. J. Navrátil) und II. Anatomisches Institut (Vorstand: Prof. Dr. W. Zenker)

Die elektrische Langzeitstimulation eines Nerven scheiterte bisher immer daran, daß es nach einer Stimulationsdauer von einigen Stunden zur Ermüdung des Nerv-Muskel-Systems kam und eine Erholungsphase von mehreren Stunden nötig war. Glenn (2) konnte in tierexperimentellen Untersuchungen zeigen, daß die motorische Endplatte als Sitz der Ermüdung gelten dürfte.

Es war also unser Bestreben, die bisher verwendeten Stimulationsmethoden so zu verändern, daß durch rhythmisch wechselnde Stimulation verschiedener Nervenfasergruppen unterschiedliche motorische Endplatten belastet werden. Somit kann eine den physiologischen Bedingungen nahekommende Muskelkontraktion erzielt werden.

Methodik: Im Elektrolytbad wurde die Verteilung der elektrischen Equipotentiallinien studiert, um Einblick in die Verteilung der Potentiallinien im Gewebe in nächster Umgebung der Stimulationselektroden zu gewinnen (Abb. 1). Dabei sieht man, daß die Zonen der hauptsächlichen Depolarisation vom Abstand zu den stimulierenden Elektroden abhängt. Durch Verwendung von vier Elektroden, welche nahe am Nerven plaziert sind, lassen sich durch unterschiedliche Schaltung der Elektrodenplatten verschiedene elektrische Felder plazieren. Voraussetzung für diese Methode ist die kurze Distanz zwischen Elektroden und Nerv, ebenso aber auch ein Stimulationsimpuls, der die Reizschwelle nur knapp überschreitet. Die Brauchbarkeit dieser Methode wurde tierexperimentell am Modell der elektrophrenischen Atmung (electrophrenic respiration -EPR) getestet, mit welcher wir schon früher experimentell und klinisch Erfahrung gesammelt hatten (1, 3, 4). Dabei wird durch elektrische Reizung eines oder beider Nervi phrenici eine Zwerchfellkontraktion hervorgerufen, die eine suffiziente Belüftung der Lungen ermöglicht. Wir verwendeten einen Impulsgenerator, der Impulssalven, bestehend aus Einzelimpulsen von o,2 mSek Dauer und einer Frequenz von 2o bis 5o Hertz liefert. Nach jeder Salve,

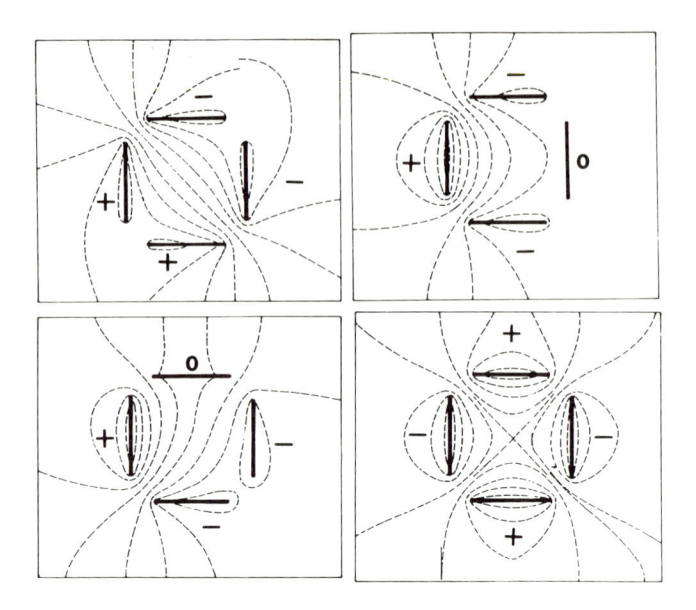

Abb. 1: Equipotentiallinien im Elektrolytbad bei vier verschiedenen Elektrodenkombinationen

die eine Inspirationsphase bewirkt, wird ein automatischer Wechsel der Elektroden vorgenommen. Dies bewirkt ein vom Atemstimulator gesteuerter Zähler, der die jeweilige Elektrodenkombination über eine fix programmierte Logik steuert. Für die Funktion dieses Systems ist es natürlich notwendig, die Stimulationsstärke für jede Elektrodenkombination gesondert einzustellen. Ein zu schwacher Stimulationsimpuls wäre ventilatorisch unbefriedigend, ein zu hoher Strom würde den ganzen Nerven depolarisieren und somit zu einer vorzeitigen Ermüdung des Nerv-Muskel-Systems führen. Es wird daher jede Kombination gesondert manuell auf die gewünschte Stromstärke eingestellt. Auf diese Weise ist eine ausreichende Kontraktion des Zwerchfelles mit submaximaler Phrenicusreizung zu erzielen. Jeweils nicht stimulierte Nervenfasern finden Zeit, sich zu erholen.

Abbildung 2 zeigt zwei elektromyographische Abteilungen von Muskelgruppen des Zwerchfells während Stimulation des Nervus phrenicus über verschiedene Elektrodenkombinationen. Man sieht, daß mit dem Wechsel des stimulierenden Stromfeldes auch verschiedene motorische Einheiten zur Kontraktion gebracht werden.

An 2 Bastardhunden wurde die Möglichkeit einer Dauerstimulation getestet. Nach Thorakotomie wurden vier Elektroden um einen N. phrenicus plaziert und am Nacken des Tieres nach außen geleitet. Während einer dreiwöchigen Stimulationszeit wurden laufend Atemvolumen, Atemflow, Nervenleitgeschwindigkeit und Blutgasanalysen

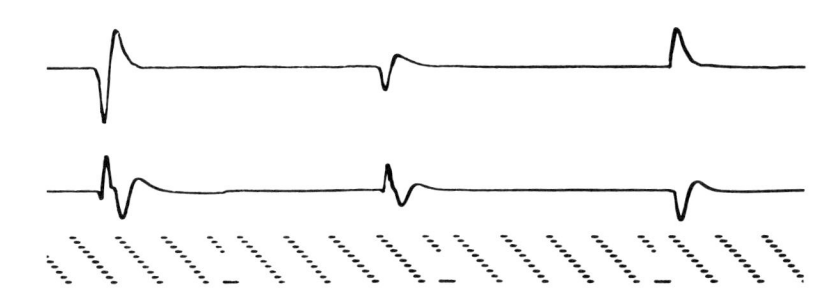

Abb. 2: Darstellung von zwei elektromyographischen Zwerchfellableitungen während Phrenikusstimulation mit wechselnden Elektrodenkombinationen. Die deutlich in ihrer Form abweichenden Summenpotentiale dokumentieren, daß jeweils unterschiedliche Muskelgruppen stimuliert werden.

durchgeführt. Es zeigte sich während der gesamten Stimulationsdauer eine gute Reaktion des Nerv-Muskel-Systems auf die elektrische Stimulation. Lediglich die erforderliche Stimulationsstärke erhöhte sich während der ersten drei Tage um etwa ein Milliampere, blieb aber dann konstant. Blutgase, atemphysiologische Parameter und Nervenleitgeschwindigkeit blieben im Rahmen der Norm. Die nach Versuchsende entnommenen Nervenstücke, an welchen die elektrische Kontaktierung durchgeführt worden war, ergaben histologisch eine normale Struktur.

Aufgrund unserer Versuche glauben wir, daß mit periodischem Wechsel der stimulierten Nervenfasergruppen - wir haben dieses System "Karussellstimulation" benannt - eine Langzeitstimulation peripherer Nerven möglich ist, und eventuell auf verschiedenen Gebieten eine klinische Bedeutung erlangen könnte.

Zusammenfassung: Ein neues Verfahren zur elektrischen Langzeitstimulierung peripherer Nerven wird berichtet. Dabei werden vier Elektroden um den Nerven plaziert und durch wechselnde Impulsfolge verschiedene Nervenfasern und Muskelgruppen stimuliert. Auf diese Weise soll die Ermüdung des Nerv-Muskel-Systems verhindert werden. Am Modell der elektrophrenischen Atmung wurde die Funktionsfähigkeit dieser Methode demonstriert.

Summary: A new method of electrical long term stimulation of peripheral nerves is presented. 4 electrodes are placed closely around the nerve and different nerve and muscle groups are stimulated by periodic changing of the current fields. In this way electrically-induced fatique will be prevented. The function of this method was sucessfully tested on the electrophrenic respiration model.

Literatur:

1. Baum, M., Benzer, H., Haider, W., Holle, J., Lepier, W., Moritz, E., Szehi, E., Thoma, H. : Der Anaesthesist 21, 216 (1972)

2. Glenn, W.W.L., Holcomb, W.G., Gee, J.B.L., Rath, R.: Ann. Surg. 172, 755 (1970)

3. Holle, J., Moritz, E., Thoma, H.; Anaesthesist 20, 102 (1971)

4. Moritz, E., Baum, M., Benzer, H., Holle, J., Thoma, H., Zacherl, H. : Kongreßband, Öst. Ges. Chir. 346 (1973)

Dr. E. Moritz
II. Chirurgische Universitäts-
klinik Wien
A 1090   Wien
Spitalgasse 23

Trauma

47. Gaschromatographischer Nachweis eines Antibiotikums bei chronischer Osteomyelitis

F. Klapp, P. Poeplau, P. Hertel, G. Baldauf und J.S. Braun

Unfallchirurgische Abteilung der Chirurgischen Universitätskliniken Homburg / Saar (Direktor: Prof. Dr. L. Schweiberer), Chirurgische Universitätsklinik Homburg/Saar (Direktor: Prof. Dr. H. Lüdeke) und Urologische Universitätsklinik Homburg/Saar (Direktor: Geh.San.Rat Prof. Dr. C. Alken)

Antibakteriell wirksame Substanzen wurden bisher nur in einzelnen Fällen auf ihre Knochengängigkeit hin untersucht. Über Trimethoprim, das in der Kombination mit Sulfamethoxazol im Handel ist, liegen bisher von zahlreichen Autoren gute klinische Erfahrungsberichte vor. Untersuchungen über die Verteilung im gesunden und entzündlich erkrankten Knochengewebe wurden bisher jedoch nicht durchgeführt. Trimethoprim erschien uns für unsere Untersuchungen besonders geeignet, da es ein breites Wirkungsspektrum besitzt, oral genommen werden kann - was bei der Langzeitbehandlung der chronischen Osteomyelitis wichtig ist, und kaum Nebenwirkungen zeigt.

Das Ziel unserer Untersuchung bestand darin festzustellen, ob Trimethoprim bei üblicher Dosierung in unveränderter, nicht metabolisierter Form im gesunden und entzündlichen Knochen nachweisbar ist und ausreichend hohe Konzentrationen erreicht, um eine Behandlung bei der chronischen Osteomyelitis gerechtfertigt erscheinen zu lassen.

Methodik: Es wurden 1o Patienten mit einer chronischen posttraumatischen Osteomyelitis untersucht. 4 bis 7 Tage lang vor der Operation wurden den Patienten 2 x 3 Tabl. Eusaprim (8o mg Trimethoprim und 4oo mg Sulfamethoxyzol) gegeben. Bei 2 Patienten wurden 6. bzw. 5 Std. vor der Operation 1oo mg Trimethoprim i.v. verabreicht. Vor Operationsbeginn mit Einleiten der Narkose wurden 1o ml Venenblut entnommen und zentrifugiert. Das Serum wurde bei $-2o^{o}C$ bis zur Weiterverarbeitung eingefroren. Die Bestimmung des Trimethoprim im Serum erfolgte quantitativ nach einem von Schwartz angegebenen Verfahren. Trimethoprim wurde nach Extraktion oxydativ umgewandelt und das Oxydationsprodukt wurde fluoro-

Tabelle 1: Trimethoprimgehalt im Serum, im gesunden und osteomyelitischen Knochen

Nr.	Serumspiegel von Trimethoprim (μg/ml)	TMP-Gehalt im gesunden Knochen (μg/g TG)	% des Serumspiegels	TMP-Gehalt im kranken Knochen (μg/g TG)	% des Serumspiegels
1	4,2	29,5	702,4	3,23	76,9
2	0,89	1,03	115,7	4,16	467,4
3	1,72	0,73	42,4	0,67	38,9
4	1,45	2,3	158,6	0,39	26,9
5	1,00	0,41	41,0	<0,1	20,0
6	4,1	-	-	4,88	119,0
7	0,37	-	-	0,28	75,6
8	0,76	-	-	1,46	192,5
9	0,5	-	-	<0,1	20,0
10	0,6	-	-	0,2	33,3

metrisch gemessen. Die methodische Fehlerbreite lag maximal bei $\pm$ 6,6 %.

Bei allen 1o Patienten handelte es sich um eine chronische posttraumatische Osteomyelitis. In 8 Fällen wurde eine Herdausräumung durchgeführt, während in 2 Fällen lediglich eine Sequestrotomie bzw. die Entfernung eines avitalen, noch nicht vollständig demarkierten Knochensporns vorgenommen wurde. Bei 5 dieser Patienten konnte außerdem gesunder Knochen zum Vergleich entnommen werden. Die Knochenproben wurden von Gewebe und Blut befreit und bis zur Weiterverarbeitung bei $-2o^{o}C$ aufbewahrt. Nach dem Auftauen wurden die Knochen bis zur Gewichtskonstanz gefriergetrocknet und in einer Kugelmühle zerkleinert. Die bisher allgemein durchgeführte Bestimmung der Antibiotikakonzentrationen erfolgte mit mirkobiologischen Methoden. Diese Methoden weisen jedoch mehrere Fehlermöglichkeiten auf und können zu unzuverlässigen Ergebnissen führen. Die fluorometrische Bestimmung, die bei dem quantitativen Nachweis des Trimethoprims im Serum durchgeführt wurde, war für die Bestimmung des Trimethoprims in Knochenextrakten nicht geeignet, da darin Stoffe enthalten waren, die fluorometrisch von Trimethoprim nicht zu trennen waren und den Nachweis störten . Es wurde daher in Zusammenarbeit mit der Abteilung für biochemische Pharmakologie ein Verfahren entwickelt, Trimethoprim in unveränderter Form gaschromatographisch zu identifizieren und exakt quantitativ zu bestimmen. Der relative Fehler lag bei je dreifachen Wiederholungsbestimmungen unter $\pm$ 5%.

Bei 9 der 1o Patienten wurden vor der Operation Abstrichuntersuchungen in regelmäßigen Zeitabständen durchgeführt. Alle Keime wurden im Agardiffusionstest auf ihre Empfindlichkeit gegenüber Eusaprim geprüft.

Ergebnisse:
Tabelle 1: Die Serumspiegel von Trimethoprim zeigten eine grosse Schwankungsbreite von o,37 µg/ml bis 4,2o µg/ml. Die Schwankungsbreite erklärt sich aus der unterschiedlichen Dosierung des Trimethoprims bezogen auf das Körpergewicht und aus dem unterschiedlichen zeitlichen Abstand zwischen der letzten Einnahme von Trimethoprim und der Serumentnahme. Der Trimethoprimgehalt im gesunden Knochen lag zwischen o,41 µg/g Trockengewicht und 29,5o µg/g Trockengewicht. Der Vergleich mit den Serumspiegeln läßt erkennen, daß bei 3 von 5 untersuchten Proben die Knochenkonzentrationen über den Serumspiegeln lagen. In den osteomyelitischen Knochenproben lag der Trimethoprimgehalt zwischen o,2o und 4,88 µg/g Trockengewicht. In 3 Fällen lag auch hier der Trimethoprimgehalt über dem Serumspiegel, während er bei 5 Proben unter dem Serumspiegel lag. Lediglich in den beiden Fällen, in denen es sich um avitale Knochenproben handelte, lag der Trimethoprimgehalt unter der unteren Nachweisgrenze.

Tabelle 2: Minimale Hemmkonzentration des Trimethoprim für die nachgewiesenen Keime; vergleichend der TMP-Gehalt im osteomyelitischen Knochen

Nr.		MHK (g/ml)		TMP-Gehalt im osteomyel. Knochen (g/g TG)
1	Staph. aureus	o,2		3,23
2	Staph. aureus	o,2		4,16
3	Klebsiella/Aerobacter, E. coli	1,o	o,2	o,67
4	Prot. mirabilis, Streptococcus faecalis	1,o	o,5	o,39
5	Staph. aureus, E. coli	o,2	o,2	<o,1
6	Staph. aureus	o,2		4,88
7	Staph. aureus	o,2		o,28
8	Staph. aureus	o,2		1,46
9	Staph. aureus	o,2		<o,1
1o	kein Keimnachweis durchgeführt			

Tabelle 2: Die Angaben über die minimale Hemmkonzentration von Trimethoprim für die bei den Patienten nachgewiesenen Keime wurden einer Arbeit von Bushby und Hitchings entnommen. Abgesehen von den beiden avitalen Knochenstücken fanden wir bei allen untersuchten Knochenproben Wirkspiegel von Trimethoprim, die die zur Abtötung von Staphylococcus aureus und Escherichia coli erforderlichen minimalen Hemmkonzentrationen von Trimethoprim erreichten bzw. überschritten. Lediglich bei 2 Patienten lag der Trimethoprimgehalt im osteomyelitischen Knochen unter der minimalen Hemmkonzentration für die gefundenen Keime.

Zusammenfassung: Mikrobiologische Nachweismethoden von Trimethoprim in Gewebe und Serum zeigen ungenaue Ergebnisse. Fluorometrische Bestimmungen von Trimethoprim konnten im Serum durchgeführt werden, waren jedoch in Knochenextrakten aus verfahrenstechnischen Gründen nicht möglich. Daher wurde eine Methode entwickelt, Trimethoprim in Knochenextrakten gaschromatographisch sowohl qualitativ als auch quantitativ nachzuweisen. Die Fehlerbreite lag dabei unter $\pm$ 5%. Die Trimethoprimkonzentration im physiologisch ernährten Knochen lag bei 3 von 5 Proben über dem Serumspiegel. Auch im osteomyelitisch erkrankten, aber noch nicht avitalen Knochen fanden sich Trimethoprimkonzentrationen, die ausreichend hoch lagen, um die wesentlichsten, für die Osteomyelitis verantwortlichen Erreger hemmen bzw. abtöten zu können.

Summary: Microbiological determinations of Trimethoprim in tissue and serum show inexact results. Fluorometrical determinations of Trimethoprim were carried out in the serum, but could not be determined in bone-tissue for technical reasons. Therefore a method was developed, to determine Trimethoprim qualitativly and quantitativly in bone extracts with gaschromatography. The range of mistake was under 5%. In three out of 5 cases the normal bone-tissue showed a higher concentration of Trimethoprim than in serum. In chronic inflamed, but not yet necrotic bone-tissue, the Trimethoprim concentrations were high enough to inhibit the growth of most of the pathogenic bacteria.

Literatur:

1. Bushby, S.R.M., Hitchings, G.H.: Brit. J. Pharmacol. 72 (1968)

2. Schwartz, D.E., Koechlin, B.A., Weinfeld, R.E.: Chemotherapy 14, 22 (1969)

3. Witzmann, H.K.: Inaug. Dissertation Math. nat. Fakultät Saarbrücken (1973)

       Dr. F. Klapp
       Chirurgische Abteilung der
       Medizinischen Fakultät
       665 Homburg / Saar

48. Veränderungen mechanischer Qualität der unter Druckplatten liegenden Knochencorticalis (Stressprotection)

L. Kinzl, St. Perren und C. Burri

Abteilung für Unfallchirurgie des Department für Chirurgie der Universität Ulm (Leiter: Prof. Dr. C. Burri) und Abteilung für Experimentelle Chirurgie des Schweizer Forschungsinstitutes (Leiter: Priv.-Doz. Dr. St. Perren)

Bei Durchführung einer reinen Druckplattenosteosynthese zur Stabilisierung einer Fraktur werden die auf den Knochen einwirkenden Kräfte teilweise von der Platte aufgenommen. Die Gesamtbelastung des Knochens erfährt dadurch eine erhebliche Reduktion. Dem Wolff'schen Gesetz entsprechend erwartet man eine Rarifizierung jenes Knochenanteils, der bei dem reduzierten Stress einen Überschuß der Struktur darstellt. Uthoff und Dubuc haben den Corticalisumbau unter Kompressionsplatten im Tierversuch beschrieben und die histologischen Veränderungen der Corticalis als Spongiosierung charakterisiert. Neueste Arbeiten von Coutts und Matter bestätigen diese Beobachtung und zeigen ergänzend, daß die Corticalisumbauvorgänge im Einflußbereich von Mehrlochplatten nur durch das Anlegen der Implantate, also durch alleinige Längsversteifung des Knochens induziert werden. Den mechanischen Aspekten der strukturveränderten Corticalis unter Kompressionsplatten ist bis heute nicht nachgegangen worden. Die vorliegende Arbeit befaßte sich daher mit der mechanischen Qualitätsbestimmung der durch Implantateinfluß histologisch veränderten Corticalis.

An Schafen (Fallzahl 33) erfolgte nach Tibiaquerosteotomie die Osteosynthese in einer ersten Untersuchungsgruppe von Tieren mit nur einer, in einer zweiten Gruppe hingegen mit zwei dynamischen Kompressionsplatten (DCP der AO). Durch die Doppelverplattung wurde, wie vorausgehende Modellversuche gezeigt hatten, eine verstärkte Längsversteifung des Knochens und damit eine gegenüber der Einplattenmontage deutlich erhöhte Stressprotection geschaffen.

Nach Ablauf einer Beobachtungszeit von 4 - 8 Monaten, und damit unterschiedlicher Verweildauer der Implantate, wurden die Tiere getötet und mechanische Testungen (statische und dynamische Biegebelastungsproben) standardisierter, frischer Knochenmikroproben (1, 5 x 2 x 15 mm) aus der fern der Osteotomie, aber noch im direkten Einflußbereich der Implantate liegenden Corticalis durchgeführt. Die Corticalisproben stammten stets aus entsprechenden, in Bezug zu den Implantaten definierten Corticalisarealen.

Bestimmt wurde für jedes dieser Corticalisareale eines Knochens die zum Bruch der Proben notwendige verbrauchte Schlagarbeit, das maximal mögliche Biegemoment, sowie der Elastizitätsmodul.

Die so ermittelten Parameter eines jeden Corticalisareals verglichen wir mit den Werten der übrigen Areale des gleichen Knochens, den entsprechenden Werten der anderen in beiden Untersuchungsgruppen durchgetesteten Knochen, sowie mit den Werten von Normproben (Corticalisproben unbehandelter Schafsknochen).

Die verbrauchte Schlagarbeit bis zum Probenbruch betrug für Normproben 0,36 kp cm $\pm$ 0,02 (SE), das maximal mögliche Biegemoment 14,9 kp $\pm$ 0,41 (SE). Der Elastizitätsmodul konnte aus diesen Messungen mit 1 260 kp/mm^2 $\pm$ 205 (SE) errechnet werden.

Bei den Doppelplattenversuchen lag der Elastizitätsmodul, gleich aus welchem Areal der Knochencircumferenz die Corticalis entnommen war, stets unter den Normalwerten. Corticalisproben aus den den Platten direkt unterliegenden Arealen zeigten Werte, die 32 - 40 % des Normalwertes betrugen. Unterhalb der einen Platte in den Versuchen mit einfacher Plattenmontage war ein ähnlich starker Abfall des E-Moduls für die Corticalis feststellbar. Für der Platte gegenüberliegende Corticalisproben jedoch ließen sich der Norm vergleichbare Durchschnittswerte ermitteln. Nach der Plattenentfernung und einer anschließenden zweimonatigen Erholungsphase war nur bei dem rigideren Doppelplattensystem eine Zunahme des Elastizitätsmoduls für die ehemals unter den Platten gelegenen Corticalisproben zu beobachten. Die Werte der Normproben wurden dabei jedoch nie erreicht.

Zusammenfassend kann gesagt werden, daß den unter Kompressionsplatten ablaufenden, histologisch faßbaren Corticalisumbauvorgängen mechanische Qualitätsverluste zugeordnet werden können. Je nach Steifigkeit der verwendeten Plattenmontagen und Liegezeit der Implantate kommt es zur flächenmäßig mehr oder weniger stark ausgeprägten Herabsetzung der Knochenfestigkeit und des Elastizitätsmoduls.

                                          Dr. L. Kinzl
Abteilung für Unfallchirurgie
des Departments für Chirurgie
der Universität Ulm
7900   Ulm
Steinhövelstr. 9

49. Belastungsversuche zu Biomechanik und Stabilität von Kombinationsosteosynthesen am Schenkelhals

G. Ritter und A. Grünert

Unfallchirurgie der Universitätskliniken Mainz (Prof. Dr. C.-H. Schweikert) und Physiol. Chem. Institut der Universität Mainz (Prof. Dr. K.H. Bäßler)

Bei gelenknahen Frakturen alter Menschen, aber auch bei pathologischen Knochenveränderungen ist mit üblichen Osteosynthesemitteln oft keine primäre Belastungsstabilität erreichbar. In diesen Fällen erfolgt die kombinierte Anwendung von Metallimplantat und autopolymerisierendem Kunststoff, dem sog. Knochenzement. Häufigste Indikation für solche Kombinationsosteosynthesen ist die pertrochantere Schenkelhalsfraktur im hohen Lebensalter, wobei als Metallimplantat meist die Winkelplatte benutzt wird (Tscherne, Müller, Scheuba). Eigene Erfahrungen an einem größeren Krankengut haben gezeigt, daß so zwar primär eine sehr gute Stabilität erreicht wird, daß es jedoch nach längerer Zeit zum Ermüdungsbruch der Winkelplatte und erneuter Fraktur am Knochen kommen kann. Aufgrund theoretischer biomechanischer Überlegungen über die bei solchen Kombinationsosteosynthesen auftretenden Kräfte wurde bei uns in den letzten Jahren ein modifiziertes Operationsverfahren unter kombinierter Verwendung einer AO-95-Grad-Condylenplatte und Knochenzement angewandt. Nach dieser modifizierten Versorgung wurden Refrakturen und Metallbrüche bisher nicht gesehen. Ziel der experimentellen Untersuchungen war, sowohl die Stabilität der beiden verschiedenen Kombinationsosteosynthesen bei pertrochanteren Schenkelhalsbrüchen - Winkelplatte und Knochenzement sowie Condylenplatte und Knochenzement - als auch die dabei vorliegenden unterschiedlichen biomechanischen Beziehungen zu untersuchen.

Methodik: Material: Frische Leichenknochen von Menschen zwischen 72 und 83 Jahren. Nach einer, der pertrochanteren Schenkelhalsfraktur entsprechenden Osteotomie wird jeweils von einem zusammengehörigen Knochenpaar der rechte Femur mit Winkelplatte und Knochenzement in üblicher Operationstechnik, der linke Femur mit Condylenplatte und Knochenzement in der von uns modifizierten Technik stabilisiert; dabei wird nur die Klinge der Condylenplatte mit Zement unterfüttert (Abb. 1b) und nicht wie sonst üblich, der ganze Schenkelhals ausgefüllt (Abb. 1a).

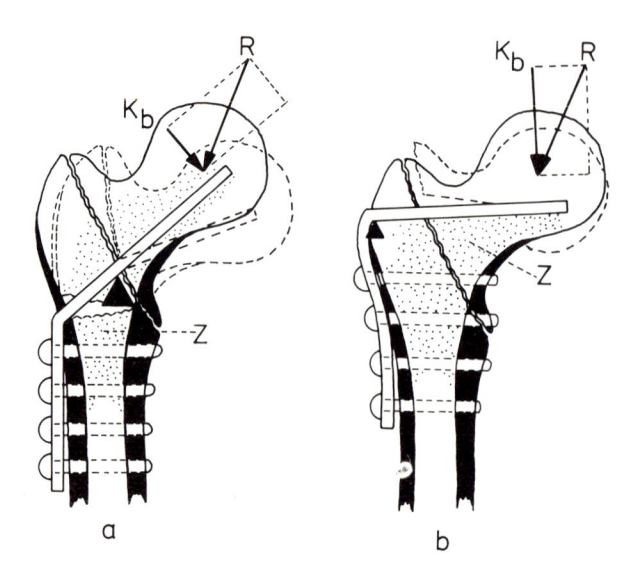

Abb. 1: Darstellung der biomechanischen Belastungsverhältnisse
(R resultierende Gesamtbelastung, K_b als Biegekraft wirkender
Kraftfaktor, Z Knochenzement).
a) Versorgung der pertrochanteren Fraktur mit Kombinationsosteosynthese von 130° - Winkelplatte und Knochenzement in üblicher
Technik; Zustand vor ____ und nach ---- dem Belastungsexperiment.
b) Versorgung der pertrochanteren Fraktur mit Kombinationsosteosynthese von 95° - Condylenplatte und Knochenzement in modifizierter Technik; Zustand vor ____ und nach ---- dem Belastungsexperiment.

Prüfeinrichtung: INSTRON-Materialprüfmaschine mit speziell entwickelter Halterung, die eine Belastung des Hüftkopfes in physiologischer Richtung erlaubt. Cyclische Wechseldruckbelastungen und anschließende Maximalbelastung erlauben über fortlaufende Registrierung eines Spannungs-Dehnungsdiagramms eine exakte Auswertung auftretender elastischer und plastischer Veränderungen (Grünert und Ritter).

Ergebnisse und Diskussion: Im Belastungsversuch zeigt sich, daß sich mit Hilfe der Kombinationsosteosynthesen an pertrochanteren Frakturen eine recht hohe mechanische Stabilität erreichen läßt. Für die Maximalbelastbarkeit wurden bei den Winkelplattenosteosynthesen in Altersabhängigkeit folgende Werte gefunden:
72 Jahre m...460 kp, 75 Jahre m...310 kp, 83 Jahre m...270 kp.
Bei der Condylenplattenosteosynthese wurden entsprechend die Werte 500 kp, 395 kp und 450 kp gemessen. Während die Maximalbelastbarkeiten keine so bedeutenden Unterschiede zwischen den beiden Operationsverfahren erkennen lassen, bestehen hinsichtlich der

biomechanischen Auswirkungen und der Reaktionsweise des Knochens bei Überschreiten der Belastungsgrenze prinzipielle und bedeutsame Unterschiede:

1. Bei der Kombination Winkelplatte und Zement treten an der Winkelplatte erhebliche Biegekräfte auf, die aufgrund der Klingenlage nicht auf ein distales Drucklager übertragen werden können. Bei guter Stabilität der Frakturstelle selbst erweist sich als entscheidender Nachteil dieses Verfahrens, daß die laterale Corticalis an durch Biegezugkräfte biomechanisch hoch beanspruchter Stelle durch die Einschlagsöffnung für die Winkelplatte fast in ganzer Breite unterbrochen wird. Hier, und nicht an der eigentlichen Frakturstelle, kommt es im Experiment bei Überbelastung zur plötzlichen Querfraktur des Knochens (Abb. 1a), während die Verankerung der Winkelplattenklinge in Hüftkopf und Schenkelhals bei diesen Belastungen noch völlig stabil bleibt, die Klinge selbst aber entsprechend der Krafteinwirkung abgebogen wird. Dieses Ergebnis stimmt mit den Beobachtungen an unserem Patientengut überein, wo es an den entsprechenden Stellen zur Fraktur am Knochen bzw. zum Ermüdungsbruch des Metalls kommt, und zwar zu einem Zeitpunkt noch, wo die pertrochantere Fraktur selbst bereits verheilt ist.

2. Bei der Kombination Condylenplatte und Zement wird das Metall praktisch keinen Biegebelastungen ausgesetzt; die annähernd senkrecht auf die Klinge der Condylenplatte einwirkenden Druckbelastungen werden über den darunterliegenden, als Drucklager dienenden Zement auf das distale Femurfragment übergeleitet. Die laterale Femurcorticalis wird, im Gegensatz zur Winkelplatte nicht geschwächt, da die Klinge proximal im spongiösen Bereich eingeführt wird. Bei Überbelastung kommt es erst bei hohen Drucken, die bei der Winkelplattenosteosynthese schon zur Querfraktur des Femurs führte, zum langsamen Nachgeben der Spongiosa und damit zum Aufklappen im proximalen Anteil der pertrochanteren Fraktur selbst (Abb. 1b). Das bedeutet, daß nicht nur primär, sondern gerade nach Heilung der Fraktur eine Stabilität erreicht wird, die nun wieder allen biomechanischen Anforderungen gewachsen ist. Die im Experiment bei Überbelastung beobachteten Veränderungen werden in vivo nicht durch einmalige Krafteinwirkung, sondern durch Summation der durch viele dynamische Wechselbelastungen hervorgerufenen Einzeleffekte verursacht.

Zusammenfassung: Mit einer Material-Prüfmaschine wurde die Stabilität zweier verschiedener Kombinationsosteosynthesen (Winkelplatte und Knochenzement in üblicher Technik, Condylenplatte und Knochenzement in modifizierter Technik) zur Stabilisierung pertrochanterer Schenkelhalsfrakturen experimentell überprüft. Aufgrund der Ergebnisse und ihrer biomechanischen Analyse werden die Vor- und Nachteile beider Operationsverfahren diskutiert.

Summary: Two different surgical methods for the stabilization of pertrochanteric fractures by combination of pertrochanteric AO-130°- angle plate and bone cement in usual technique or percondyleric AO-95°-angle plate and bone cement in a modified technique were tested with a material testing machine. On the basis of the results and their biomechanical analysis both methods were discussed in respect of their suitability.

Literatur:

1. Grünert, A., Ritter, G.; Meßverfahren zum Nachweis von plastischen Knochenveränderungen im um-Bereich. Res. exp. Med. <u>16o</u>, 213 - 219 (1973)

2. Müller, M.E.: Die Verwendung von Kunstharzen in der Knochenchirurgie. Arch. orthop. Unfall-Chir. <u>54</u>, 513 - 522 (1962)

3. Ritter, G.: Stabile Kombinationsosteosynthesen in der geriatrischen Unfallchirurgie. Act. traumatologie <u>3</u>, 141 - 147 (1973)

4. Scheuba, G.: Die operative Behandlung der pertrochanteren Oberschenkelfraktur mit Palacos. Mschr. Unfallhk. <u>69</u>, 361 - 368 (1966)

5. Tscherne, H., Szyszkowitz, R.: Zur Behandlung pertrochanterer Frakturen im hohen Alter: Osteosynthese mit AO-Winkelplatte und Palacos. Act. chir. Austr. <u>1</u>, 142-148 (1969)

Dr. G. Ritter
Unfallchirurgie der Universitätskliniken
<u>65oo   Mainz</u>
Langenbeckstr. 1

50. Biologische Stabilisierung von Kunststoffimplantaten am Schafhüftgelenk

G. Muhr, H. Stockhusen und R. Scartazini

Unfallchirurgische Klinik der Medizinischen Hochschule Hannover
(Direktor: Prof. Dr. H. Tscherne)

An der derzeitigen Technik des totalen Hüftgelenkersatzes wird nach übereinstimmender Ansicht zahlreicher Autoren der Knochenzement wegen seiner Toxizität, zellulären Reaktion und des beschriebenen Abbaues als der schwache Punkt in der Verankerung bezeichnet.

Um bei Berücksichtigung bewährter Techniken neue Wege zu finden und die Nachteile der bisherigen Fixation zu vermeiden, wurde an Schafen ein Hüftgelenk durch eine Kunststofftotalprothese ersetzt, ohne Knochenzement zu verwenden.

Die Implantatoberfläche erhielt Vertiefungen, um durch knöchernes Umwachsen eine entsprechende Stabilität zu erzielen. Die Fixation der künstlichen Gelenksteile bis zum Abschluß des ossären Einheilens wurde mit Schrauben vorgenommen.

Technik: In Allgemeinnarkose Darstellung eines Hüftgelenkes von einem seitlichen Zugang aus. Kapselresektion, Osteotomie des Schenkelkopfes und Entknorpeln der Pfanne. Nun wird eine Führungsnut für den Pfannenzapfen gefräst und die Pfanne mit 2 AO-Kleinfragmentschrauben an den Erkern fixiert. Nach Entspongiosierung des proximalen Femurendes mit einer Raspel wird die Kopfprothese eingepaßt und mit einer Zugschraube am Trochantermassiv befestigt. Spülung und Wundverschluß beenden den Eingriff. Postoperativ wird die Beweglichkeit geprüft und das Tier mit einem Kissen zwischen den Hinterläufen gelagert, um etwaige Luxationen zu vermeiden. 2 Stunden später, nach Abklingen der Narkose, belasten die Tiere.

Ergebnisse: 44 implantierte Hüftgelenke kamen nach 2 bis 51 Wochen postoperativ zur Auswertung. Präparate mit schweren Infekten wurden ausgeschieden. Die makroskopische Untersuchung zeigte an der Acetabulumprothese in 35 Fällen ein klinisch festes Einheilen. 9 mal traten Lockerungen auf, die durch Brüche der primären Fixation (Schrauben, Pfanne) bedingt waren. Dagegen zeigte sich 33mal eine Lockerung der Kopfprothese, nur bei 11 Schafen lag klinische Stabilität vor. Auffallend war, daß letztere Tiere zum Teil Femurschaftbrüche oder Luxationen aufwiesen, und somit das Implantat entlasteten. Diese große Anzahl instabiler Kopfprothesen wurde teils auf technische Fehler bei der Implantation (ungenügende Formschlüssigkeit am Schaft, mangelnde Abstützung des Prothesenkragens medial) hauptsächlich aber auf die Sofortbelastung der bis zu 60 kg schweren Tiere zurückgeführt.

Mikroskopisch konnte bei stabilem Implantat eine knöcherne Reaktion ab der 10. bis 16. Woche festgestellt werden. Der Knochen folgt der Kunststoffoberfläche und läßt lebhafte Anbauvorgänge erkennen.
Nach 36 bzw. 51 Wochen zeigt sich ein ca. 0,2 mm schmaler Bindegewebssaum zwischen Implantat und ossärem Lager. In den Pfannenvertiefungen ist lamellärer Knochen nachzuweisen. An infizierten Präparaten dagegen war der Cup allseitig von einer dicken Bindegewebsmembran umgeben, ohne erkennbare knöcherne Reaktion.

Um die Gelenke bildete sich eine mehr oder weniger derbe Kapsel mit Synovialauskleidung. Stellenweise fanden sich herdförmige Verknöcherungen. Im straffen Bindegewebe ließen sich unterschiedlich starke Ablagerungen von Kunststoffteilchen nachweisen. Bei einer Größe von 100 μ sind diese in der Regel von Bindegewebslamellen umgeben, die Fremdkörperriesenzellen enthalten. Partikel unter 100 μ sind in Fremdkörperriesenzellen, um 10 μ in Makrophagen gespeichert. Der Kunststoff verhält sich hier ähnlich dem in der Muskulatur eingeheilten Nahtmaterial, wo ebenso Fremdkörperriesenzellen im straffen Bindegewebe im direkten Kontakt zum Fremdmaterial nachzuweisen sind.

Die regionären Lymphknoten enthalten in der Regel im Rindensinus herdförmige Uferzellansammlungen, ihre Zellen haben kleinste um 10 μ große doppelt brechende Kunststoffpartikel aufgenommen. Alle weiteren Lymphknoten und die inneren Organe waren frei von Kunststoff.

Die geweblichen Reaktionen des neu gebildeten Gelenkskapselgewebes und der Lymphknoten sind als milde zu beurteilen.

Diese Methode erscheint bei weiterer Perfektionierung als ein Weg einer biologischen Implantatfixation ohne schnell-polymerisierende Kunstharzprodukte zu verwenden.

Zusammenfassung: Nach Implantation von isoelastischen Kunststofftotalprothesen am Schafhüftgelenk wird über die Ergebnisse berichtet. An stabilen Gelenkkörpern konnte nach 3 - 4 Monaten ein knöchernes Umwachsen festgestellt werden. Kunststoffabriebteilchen, die eine milde biologische Gewebsreaktion hervorrufen, wurden in der Gelenkskapsel und nur in den regionären Lymphknoten nachgewiesen.

Summary: The results of the implantation of isoelastic artificial total hip prothesis in sheep are reported. After 3 to 4 months an active bony anchorage took place. Abration products, which gives a mild biological reaction, where found only in the capsule and regional lymphnodes.

        Dr. G. Muhr
        Unfallchirurgische Klinik
        Medizinische Hochschule
        3ooo Hannover
        Karl-Wiechert-Allee 9

51. Einbaustudien autologer Spongiosa am Kompaktknochen in Abhängigkeit von der übertragenen Menge und des anliegenden Gewebes

D. Wolter, P. Hutzschenreuter und C. Burri

Abteilung Experimentelle Chirurgie (Priv.-Doz. Dr. P. Hutzschenreuter) und Abteilung für Unfallchirurgie (Prof. Dr. C. Burri) des Departments für Chirurgie der Universität Ulm.

Primäre und sekundäre autologe Spongiosaplastiken als therapeutische Maßnahmen bei Frakturen oder Osteitis finden klinisch immer mehr Anwendung (1). Neuere experimentelle Untersuchungen (3, 4) führten dies auf die osteogenetischen Zellen in der autologen Spongiosa zurück. Wir stellten uns daher die Frage, ob dieser osteogenetische Effekt im Kompaktalager ebenfalls vom Zustand der Spongiosa und vom anliegenden Gewebe (Periost-Muskel) abhängig ist.

Material und Methoden: Bei 2o ein- bis zweijährigen männlichen Schafen, Gewicht 4o - 6o kg, frästen wir in Intubationsnarkose an beiden lateralen Femurflächen je 4 Löcher aus, welche bei einer mittleren Kompaktadicke von 3 - 3,5 mm einen Durchmesser von 7 mm und eine Tiefe von 2 mm aufwiesen. Der Abstand zwischen den Lochrändern betrug 1 cm.

Die Spongiosa wurde nach Abtragen der Corticalis und Auslöffelung beider Cristae iliacae gewonnen. Nach Zerkleinerung mit einem Spezial-Mehrfach-Messer hatten die präparierten Spongiosapartikel einen Durchmesser von ca. 1 - 2 mm und wurden in einem Zylinder mit einem Kolben so geformt (Abb. 1), daß diese Spongiosaplombe schlüssig in die vorher gefrästen Löcher paßte. Von diesen 4 Löchern wurde eines mit lockerer Spongiosa, das zweite mit komprimierter, das dritte mit der doppelten Menge komprimierter Spongiosa (Abb. 1) ausgefüllt und das vierte Loch als Kontrolle leer belassen. Diese Reihenfolge der Auffüllung wurde sowohl beim gleichen Schaf, als auch bei den übrigen systematisch gewechselt. Bei 1o Schafen erfolgte die Abdeckelung der Corticalislöcher durch Knochenwachs (R1), bei den 1o übrigen wurde sie mit dem Muskelperiostlappen bedeckt, der zusätzlich zirkulär durch Histoacryl (R2) um die Löcher fixiert wurde (Abb. 2). Alle Versuchstiere erhielten je nach Gruppe (Versuchsdauer 6 oder 12 Wochen) präoperativ, nach 4, 8 und 12 Wochen 25 mg/kg Körpergewicht Tetracyclin (Achromycin (R)) und nach

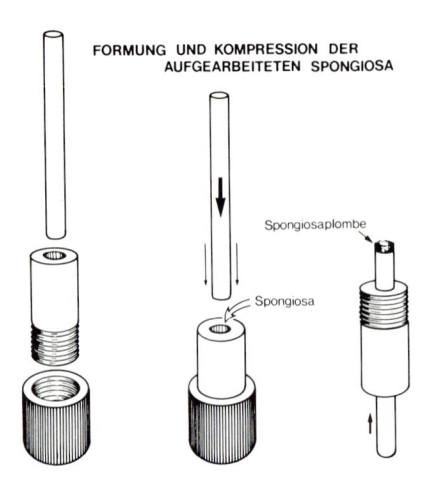

FORMUNG UND KOMPRESSION DER AUFGEARBEITETEN SPONGIOSA

ohne Kompression: 0,1 gr. Spongiosa = 2 mm Plombenhöhe
mit Kompression: 0,1 gr. Spongiosa = 1 mm Plombenhöhe
mit Kompression: 0,2 gr. Spongiosa = 2 mm Plombenhöhe

Abb. 1: Technik der Herstellung von standardisierten Spongiosaplomben. In einem Zylinder mit aufgeschraubtem Boden (Bildmitte) wird die Spongiosa durch einen Kolben komprimiert. Nach Abschrauben des Bodens erhält man bei Vorschieben des Kolbens die Spongiosaplombe (Bild rechts)

2, 6 und 1o Wochen 2o mg/kg Körpergewicht Calcein grün in einer 2%igen $NaHCO_3$-Lösung verabfolgt (2).

Die Hälfte der Tiere beider Gruppen wurden nach 6, die übrigen nach 12 Wochen getötet. Die histologische Aufarbeitung des Kompaktalagers mit autologer Spongiosa erfolgte zur qualitativen Auswertung entweder als Frischschnitte oder nach Einbettung in Metacrylat mit der Mikroradiographie- und Fluoreszenztechnik.

Ergebnisse:
- Leerloch: Eine beginnende Knochenneubildung ist unabhängig von der Bedeckung nur am Boden und den endostnahen Rändern der Seitenflächen nachweisbar.

- Lockere Spongiosa: Bei Wachsabdeckelung ist nach 6 Wochen um 2o%, nach 12 Wochen um 4o% des Transplantates umgebaut, Abdeckung des Lagers mit vitalem Gewebe beschleunigt den Umbau nachweisbar. Nach 12 Wochen ist das gesamte Loch von vitalen Knochenbälkchen ausgefüllt.

- Komprimierte Spongiosa: Bei Knochenwachsabdeckung erscheint der Knochenumbau gegenüber jenem bei Auffüllung mit lockerer Spongiosa vermehrt. Bei Periostabdeckung ist nach 6 Wochen gleich viel Knochenaufbau nachweisbar wie mit Wachsabdeckung nach 12 Wochen. Alle Löcher mit Periostabdeckung sind nach

EINLEGEN DER SPONGIOSAPLOMBE UND ABDECKUNG DER KORTIKALISLÖCHER MIT KNOCHENWACHS ODER PERIOST-MUSELLAPPEN

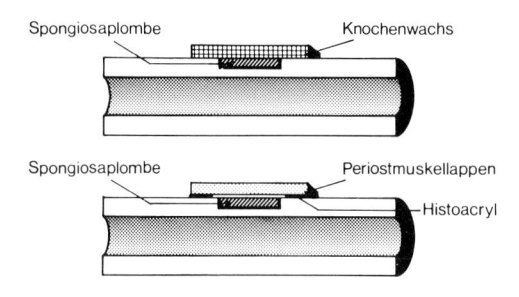

Abb. 2: Abdeckelung der Corticalislöcher durch 2,5 g Knochenwachs (R) oder durch den mit Histoacryl (R) am Knochen fixierten Muskelperiostlappen.

12 Wochen voll mit vitaler Knochensubstanz ausgefüllt.

- Doppelte Menge komprimierter Spongiosa: Bei Abdeckelung mit Knochenwachs ist kaum ein Unterschied zwischen der 6. und 12. Woche nachweisbar. Der Umbau entspricht der Menge jener bei Einlegen von lockerer Spongiosa nach 6 Wochen bei Muskelperiostlappenabdeckung. Mit Periostabdeckelung sind alle Löcher bereits nach 6 Wochen vollständig von vitaler Knochensubstanz aufgefüllt.

(R1) = Knochenwachs der Firma Ethicon
(R2) = Histoacryl der Firma Braun Melsungen

Diskussion: Wie die vollständige Auffüllung eines 7 mm breiten und 2 mm hohen Kompaktaloches mit doppelt komprimierter Spongiosa unter Abdeckelung mittels Muskelperiostlappen durch vitale Knochensubstanz innerhalb von 6 Wochen zeigte, stellt für die Revaskularisation der Spongiosaplombe ein intakter Muskelperiostlappen die günstigste Voraussetzung dar. Im Gegensatz dazu reduziert die Knochenwachsabdeckelung der Löcher eine Revaskularisation der Spongiosaplombe, was sich in einer verminderten Umbauquote zeigt. Dies läßt den Schluß zu, daß die Umbaurate einer autologen Spongiosaplastik im Kompaktalager sowohl vom Zustand (5) der übertragenen Spongiosa abhängt, als auch insbesondere von der Blutversorgung durch das anliegende Gewebe (Muskel-Periost) entscheidend beeinflußt wird.

Zusammenfassung: An 2o Schafen wurden in jedem Femur 4 nach Menge und Kompression unterschiedliche Spongiosaplomben eingebracht. Die besten Resultate erzielten wir mit der doppelten Menge komprimierter Spongiosa und unter Abdeckelung des Kompaktadefektes mittels Muskelperiostlappen.

Summary: In 2o sheep 4 types of spongious plombs differing in quantity and in compression were inserted in each femur. Best results were achieved with twice the amount of spongiosa and by occlusion of the compacta defect with a muscle-periost flap.

Literatur:

1. Burri, C.: Die posttraumatische Osteitis. Verlag H. Huber, Bern, Stuttgart, Wien (1974)

2. Rahn, B.A., Perren, S.M.: Xylenolorange, a fluorochrome useful in polychrome sequential labeling of calcifying tissues. Stain Technol. 46, 125 (1971)

3. Schramm, W.: Klinische und experimentelle Untersuchungen über Transplantationen autoplastischer Spongiosa. H. Unfallheilkunde 1o4 (1970)

4. Schweiberer, L.: Experimentelle Untersuchungen von Knochentransplantaten mit unveränderter und denaturierter Knochensubstanz. Ein Beitrag zur kausalen Osteogenese. H. Unfallheilkunde 1o3 (1970)

5. Urist, M.R., Jurist, J.M, Dubuc, F.L., Strates, B.S.: Quantitation of New Bone Formation in Intramuscular implants of bone matrix in rabbits. Clin. Orthop. 68, 279 - 293 (1970)

Dr. D. Wolter
Chirurgische Universitäts-Klinik
79oo Ulm
Steinhövelstr. 9

52. Über das Auftreten von Gewebsantikörpern bei Patienten mit Polytraumen

M. Neher und E.M. Lemmel

Chirurgische Universitätsklinik Mainz (Direktor: Prof. Dr. F. Kümmerle) und I. Medizinische Universitätsklinik Mainz (Direktor: Prof. Dr. H.P. Wolff)

Eine traumatische Gewebsschädigung stellt einen unphysiologischen Gewebszerfall dar. Es kann die Möglichkeit nicht ausgeschlossen werden, daß hierbei Gewebsantigene freigesetzt werden, die beim physiologischen Gewebsmetabolismus nicht auftreten. Ziel der hier vorliegenden Untersuchungen war es daher, Seren von Patienten nach schweren Traumen auf ein Auftreten von Antikörpern zu untersuchen, die gegen Gewebskomponenten gerichtet sind. Im Falle eines positiven Nachweises entsprechender Antikörper sollte weiterhin untersucht werden, gegen welche Gewebskomponente diese Antikörper gerichtet sind, ob insbesondere auch das Auftreten antinukleärer Faktoren, d.h. gegen Zellkernmaterial gerichtete Antikörper, beobachtet werden kann, ob ferner ein Zusammenhang zwischen dem Auftreten der Gewebsantikörper und dem Schweregrad des Traumas besteht.

Methodik: Serum wurde von den Patienten direkt nach erlittenem Trauma und zur Verlaufsuntersuchung in größeren Abständen über mehrere Monate gewonnen. Mit Hilfe der indirekten Immunfluoreszenztechnik wurden die Seren auf Antikörper untersucht (1) (Abb. 1). Bisher gefundene Gewebsantikörper, z.B. antinukleäre Faktoren beim Lupus erythematodes, zeigen keine Speziesspezifität (2). Es wurden deshalb zu den vorliegenden Untersuchungen Frischschnitte von heterologem Gewebe benutzt.

Die Untersuchung auf Gewebsantikörper wurde wie folgt durchgeführt: Kryostatschnitte von Mäuseleber wurden auf Objektträgern für 45 min bei $37^{\circ}C$ inkubiert, in Phosphatpuffer (pH 7,2) gewaschen, dann mit Serum bedeckt und 45 min in einer feuchten Kammer bei Zimmertemperatur inkubiert. Danach wurden die Schnitte wiederum in Phosphatpuffer 3 x gewaschen und mit Isothiocyanat-markiertem Antihumangammaglobulin (Behringwerke) bedeckt und erneut 45 min in einer feuchten Kammer inkubiert. (In Sonderfällen kamen markierte Antiseren gegen Gammaglobuline G, A und M zusätzlich zur Anwendung). Die Schnitte wurden anschließend wiederum 3 x in Phosphatpuffer gewaschen und mit ge-

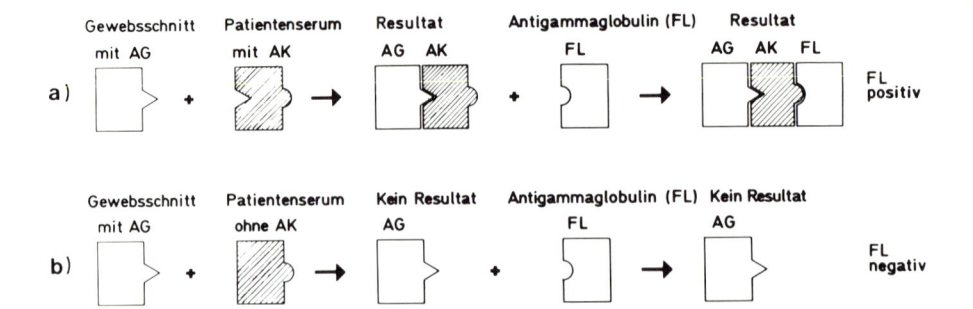

Abb. 1: Immunfluoreszenztest auf Gewebsantikörper
a) positive Reaktion bei Anwesenheit von AK im Serum
b) negative Reaktion bei Fehlen von AK im Serum

PATIENT	WOCHE														MONAT							DIAGNOSE
	1.	2.	3.	4.	5.	6.	7.	8.	9.	10.	11.	12.	13.	14.	4.	5.	6.	7.	8.	9.	10.	
1) S.M., 17 J	-	+	+		+			+	+								(+)		-			Polytrauma
2) E.H., 52 J	-	-	+					+	+	+		+				+	+				-	Polytrauma
3) B.U., 24 J	-	+			+													(+)				Polytrauma
4) H.D., 20 J	-	+	+	+	+				(+)							-	-					Polytrauma
5) L.F., 17 J	-	-	-	+					-							(+)	-					Polytrauma
6) R.O., 52 J	-	-	+	+						+		+	-	-								Polytrauma
7) R.H., 18 J	-	-	-	-			-								-	-	-					Metatarsaliafrakturen Hüftgelenksluxation
8) K.D., 80 J	-	-	-	-																		Oberschenkelschaft-fraktur
9) B.M., 28 J	-	-	-	-																		Metatarsaliatrummer-fraktur

Tabelle 1: Nachweis von Gewebsantikörpern im Immunfluoreszenztest, die gegen verschiedene Gewebskomponente gerichtet sind.

puffertem Glycerin abgedeckt. Die fluoreszenzmikroskopische Untersuchung erfolgte im unmittelbaren Anschluß.

Ergebnisse: Bei den 6 Patienten, die ein schweres Polytrauma erlitten hatten, waren Gewebsantikörper nachzuweisen, bei den 3 Patienten mit leichteren Verletzungen wurden keine entsprechenden Antikörper gefunden (Tabelle 1). Im Höhepunkt der Antikörperbildung (3. - 1o. Woche nach dem Trauma) konnten bei 5 der 6 Schwerverletzten antinukleäre Faktoren nachgewiesen werden (Tabelle 2). Die übrigen zu beobachtenden Antikörper waren nicht gegen Zellkernmaterial gerichtet, sondern gegen Gewebskomponente: bei dem von uns im Immunfluoreszenztest benutzten heterologen Lebergewebe kam es neben der nukleären, oben beschriebenen Anlagerung zu einer parenchymatösen, perinukleären und/oder kanalikulären Anfärbung (Abb. 2). Die Antikörper gehörten fast immer zur Klasse der Immunglobuline G, nur ausnahmsweise kamen auch M-

keine Anfärbung   kanalikuläre Anfärbung

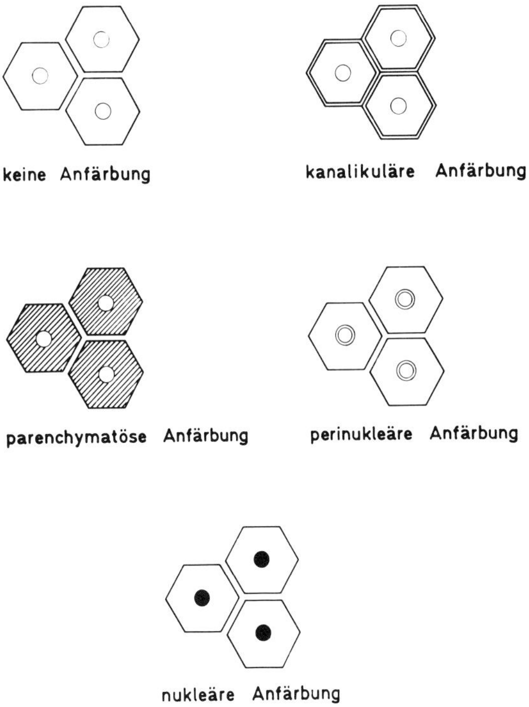

parenchymatöse Anfärbung   perinukleäre Anfärbung

nukleäre Anfärbung

Abb. 2: Anfärbung der einzelnen Gewebskomponente im Immunfluoreszenztest

Patient	1.	2.	3.	4.	5.	6.	7.	8.	9.	10.	11.	12.	Diagnose
1) S.M., 17 J	0	0	20	0						0	0		Polytrauma
2) E.H., 52 J	0	0	0					0	0	20		0	Polytrauma
4) H.D., 20 J	0	0		0	10	10				0			Polytrauma
5) L.F., 17 J	0	0		0		40					0		Polytrauma
6) R.O., 52 J	0	0		0	20						0		Polytrauma

Tabelle 2   Nachweis von antinukleären Faktoren (ANF) im Immunfluoreszenztest, reziproke Titerwerte

und A-Gammaglobuline zur Darstellung.

Diskussion: Über das Auftreten von Gewebsantikörpern im Verlaufe der Wundheilung ist unseres Wissens bisher nicht berichtet worden. Russell und Hutt fanden 1962 im Serum von Patienten mit ausgedehnten Gewebsschäden einen positiven Rheumafaktortest (3). Auch konnten bei ausgedehnten Verbrennungen Antikörper nachgewiesen werden, die nur mit säurelöslichem Kollagen eine Reaktion ergaben (4). Man nimmt dabei an, daß bei der Verbrennung körpereigenes Gewebe so verändert wird, daß es als Antigen wirksam werden kann.

Wir fanden Gewebsantikörper in Abhängigkeit vom Ausmaß der erlittenen Gewebsschädigung. Über die Bedeutung der beobachteten Antikörper können sichere Aussagen derzeit nicht gemacht werden. Wir nehmen an, daß sie sich gegen antigene Determinanten richten die bei Gewebsschädigung freigesetzt werden.

Antinukleäre Faktoren wurden bisher insbesonders bei Autoimmunerkrankungen gefunden, in deren Verlauf ihnen eine pathogenetische Bedeutung zugeschrieben wird (5). Die von uns während des Höhepunkts der Antikörperbildung gelegentlich gefundenen antinukleären Faktoren und auch die übrigen abnormen Gammaglobuline bei Patienten mit Polytraumen haben keinen nachweisbaren negativen Einfluß auf den Organismus oder den Heilungsverlauf der untersuchten Patienten ausgeübt. Alle Patienten sind geheilt. Wir möchten annehmen, daß den beobachteten Antikörpern während der Wundheilung keine pathogenetische Bedeutung zukommt. Wir würden ihre Bedeutung vielmehr in einer Begünstigung der Wundheilung sehen und zwar im Sinne einer immunologisch unterstützten Abräumung geschädigten Gewebsmaterials.

Zusammenfassung: Bei allen 6 untersuchten Patienten mit schwerem Polytrauma fanden wir in unterschiedlich langen Zeiträumen nach erlittener Verletzung Gewebsantikörper, bei 3 Patienten mit leichteren Traumen fanden wir keine entsprechenden Antikörper. Bei 5 der 6 Polytraumatisierten waren neben anderen Gewebsantikörpern antinukleäre Faktoren nachzuweisen. Die Bedeutung der Gewebsantikörper wird in einer Begünstigung der Wundheilung im Sinne einer immunologisch unterstützten Abräumung geschädigten Gewebsmaterials gesehen.

Summary: Traumatized patients were investigated for the development of antibodies directed against tissue components at different time intervals after injury, using immunofluorescent methods. All patients (6) with serious polytrauma were found to develop tissue antibodies. In 5 of the cases these were directed against nuclear material as well as other tissue determinants. No antibodies were seen in patients with minor injuries.

The significance of tissue antibodies after injury is seen as an enhancing mechanism in support of the healing process in the sense of an immunologically promoted clearance of damaged tissue components.

Literatur:

1. Coons, A.H., Kaplan, M.H.: Localization of antigen in tissue cells. II. Improvements in a method for the detection of antigen by means of fluorescent antibody. J. exp. Med. 91, 1-13 (1950)

2. Friou, G.J.: Antinuclear antibodies: diagnostic significance and methods. Arthr. and Rheum. 1o, 151 - 159 (1967)

3. Russell, W.M., Hutt, M.S.R.: A rheumatoid - like factor in patients with tissue damage. Ann. rheum. Dis. 21, 279 - 283 (1962)

4. Hernandez-Richter, H.J., Struck, H.: Die Wundheilung. Theoretische und praktische Grundlagen. Stuttgart, Thieme (1970)

5. Schur, P., Sandson, J.: Immunological factors and clinical activity in systemic lupus erythematosus. New Engl. J. Med. 278, 533 - 538 (1968)

Dr. M. Neher
Chirurgische Universitätsklinik
65oo   Mainz
Langenbeckstr. 1

53. Tierexperimentelle Untersuchungen zur freien autologen Muskeltransplantation

J. Holle, G. Freilinger, H. Gruber, A. Lischka und R. Mayr

II. Chirurgische Universitätsklinik und II. Anatomisches Institut der Universität Wien

Die freie Muskeltransplantation eröffnet neue Möglichkeiten in der plastischen und Wiederherstellungschirurgie. Die bisherigen Erfahrungen auf diesem Gebiet waren bis zu den Arbeiten von N. Thompson (1, 2) wenig erfolgversprechend. Nach Thompson wird ein Muskel durch Denervation in einen myoplastischen Zustand versetzt, welcher 3 - 4 Wochen später eine freie Transplantation ermöglicht. Diese Hypothese stützt sich auf Arbeiten von Romanul (3) und anderen, welche sich ausgiebig mit den Stoffwechselveränderungen denervierter Muskel beschäftigt haben. In unseren Experimenten an 70 Wistar Ratten sollten folgende Fragen Klärung finden:

1) Welche Veränderung macht die einzelne Muskelfaser nach der Transplantation durch?

2) Wird die alte motorische Endplatte reinnerviert oder wird eine neue Endplatte gebildet?

Methodik: Frage 1 wurde an 32 Ratten untersucht. Der M. extensor digitorum longus wurde 1 Woche nach Denervation auf den Vastus medialis des Rectus femoris der selben Extremität transplantiert. Die Nachuntersuchung erfolgte in den ersten 3 Wochen nach der Transplantation in täglichen Abständen, danach in wöchentlichen Abständen bis zum 70. Tag und wurde histologisch und elektromikroskopisch durchgeführt.

Frage 2 untersuchten wir an 40 Ratten, bei denen der gleiche, oben beschriebene Muskel auf die Intercostalmuskulatur transplantiert wurde und zwar so, daß er quer zur Achse der Rippen zu liegen kam. Die Nachuntersuchung erfolgte in wöchentlichen Abständen bis zum 70. Tag und wurde histochemisch mit der Cholinesterasefärbung nach Kölle durchgeführt.

Ergebnisse und Diskussion: Das Untersuchungsergebnis der ersten Serie war überraschend. Innerhalb der ersten 10 Tage nach der Transplantation kam es mit Ausnahme einzelner Fasern am Rande

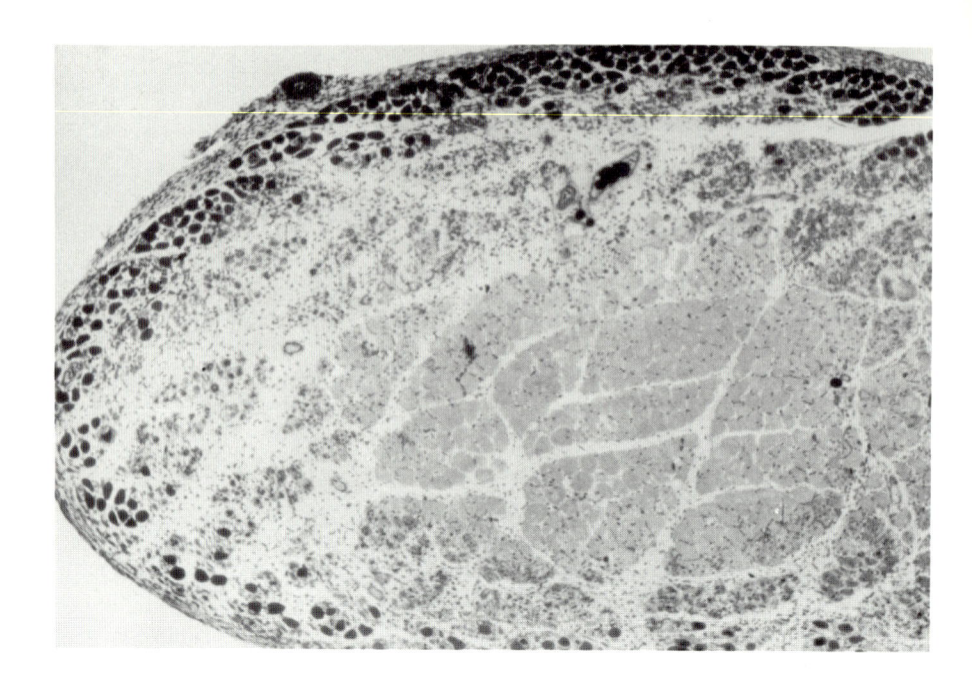

Abb. 1: Querschnitt des Transplantates am 3. postoperativen Tag. Färbung mit Hämatoxilin-Eosin

des Muskels zu einer ischämischen Degeneration des Transplantates, welche an der Peripherie begann und zum Zentrum fortschritt. Das Bild Nr. 1 zeigt einen Querschnitt des Transplantates am 3. postoperativen Tag. Am Rande finden sich einzelne intakte, stark angefärbte Fasern, daneben Fasern mit Zeichen der beginnenden Degeneration. An diese äußere Schicht schließt sich eine kernreiche Zone bis zu einem histologisch unverändert aussehenden Zentrum an. Die beginnende Faserdegeneration äußert sich in einer regelmäßigen, von uns mit "finger-print" Struktur bezeichneten Zerfallsform. In einem etwas späteren Stadium werden diese Formen von einem unregelmäßigen Zerfall abgelöst. Dieses zerfallende Sarkoplasma wird von einwandernden Makrophagen zur Gänze weggeräumt. Um den 1o. Tag nach der Transplantation ist der Muskelquerschnitt weitgehend von Sarkolemschläuchen, angefüllt mit Makrophagen und Myoblasten geprägt. Neben diesen veränderten Muskelfasern findet sich vermehrt Bindegewebe. Um den 14. Tag lassen sich erstmals sichtbare regenerative Vorgänge mit unreifen, kleinkalibrigen, unregelmäßigen Muskelfasern und zentral gestellten, bläschenförmigen Kernen nachweisen. In einem späteren Stadium um den 3o. Tag sind wieder typische, regelmäßige Faserquerschnitte (Bild Nr. 2) mit randständigen Kernen vorherrschend. Bis zum 7o. Tag nehmen die Fasern an Dicke zu und das Bindegewebe tritt eher in den Hintergrund.

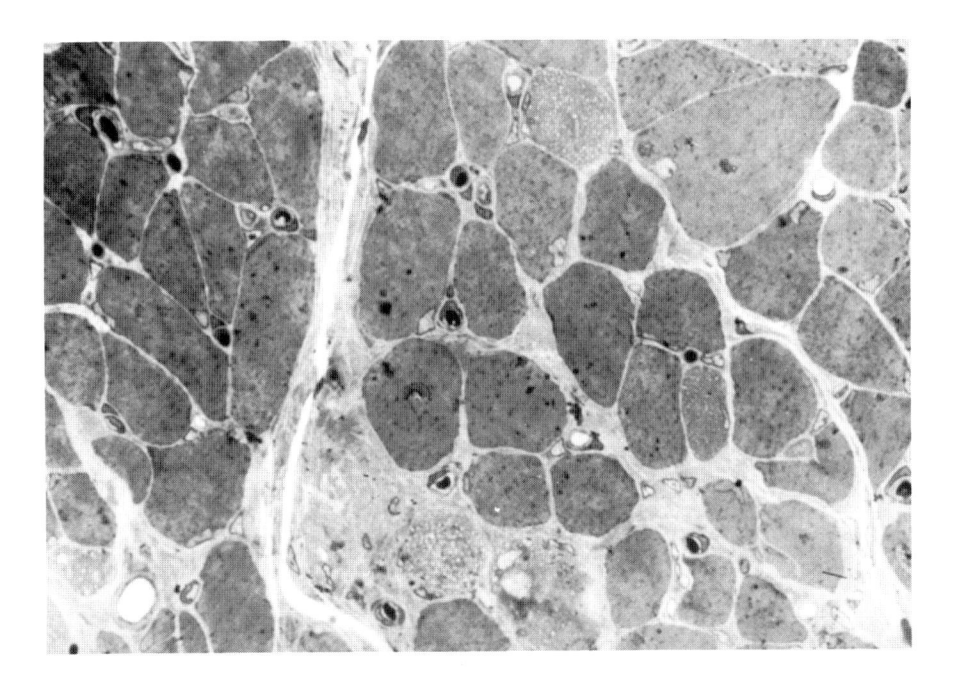

Abb. 2: Muskelfasern 30 Tage nach der Transplantation. Färbung mit Hämatoxilin - Eosin

Serie 2 : Die mechanisch isolierten einzelnen Muskelfasern dieser Serie zeigten schon im 2 - Wochen - Stadium motorische Endplatten mit deutlichen Zeichen des Verfalls. Diese sind schwächere Anfärbung, die fehlende zentrale Aufhellung, diskontinuierliche Form, verwischter Faltenapparat. In unseren Transplantaten liessen sich ab der 6. Woche neugebildete Endplatten nachweisen. An einzelnen Muskelfasern konnten wir gelegentlich die alte, degenerierte und entfernt von dieser, die neue Endplatte finden. Abb. 3 zeigt die alte, degenerierte und Abb. 4 die neu gebildete motorische Endplatte einer einzelnen, mechanisch isolierten Muskelfaser. Die neue motorische Endplatte weist die typischen Charakteristika einer innervierten, funktionsfähigen Endplatte auf.

Fassen wir die Ergebnisse unserer Untersuchungen zusammen: Muskeln können nach vorhergegangener Denervation frei transplantiert werden, sie überleben die Transplantation jedoch nicht, wie bisher angenommen wurde, in ihrer ursprünglichen Form, sondern die Transplantate machen eine Phase der Degeneration, Phagozytose und anschließende Regeneration durch. Die motorischen Endplatten der Transplantate degenerieren und es wird für jede Faser eine neue Endplatte an der Nerveneintrittstelle gebildet.

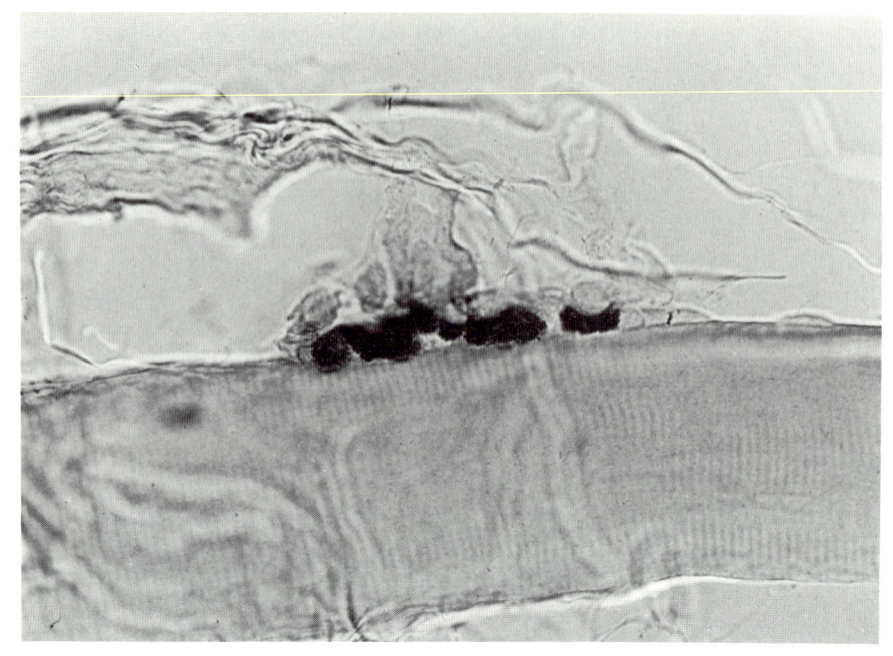

Abb. 3: Alte, degenerierte motorische Endplatte einer Muskelfaser 6 Wochen nach der Transplantation. Cholinesterasefärbung nach Kölle

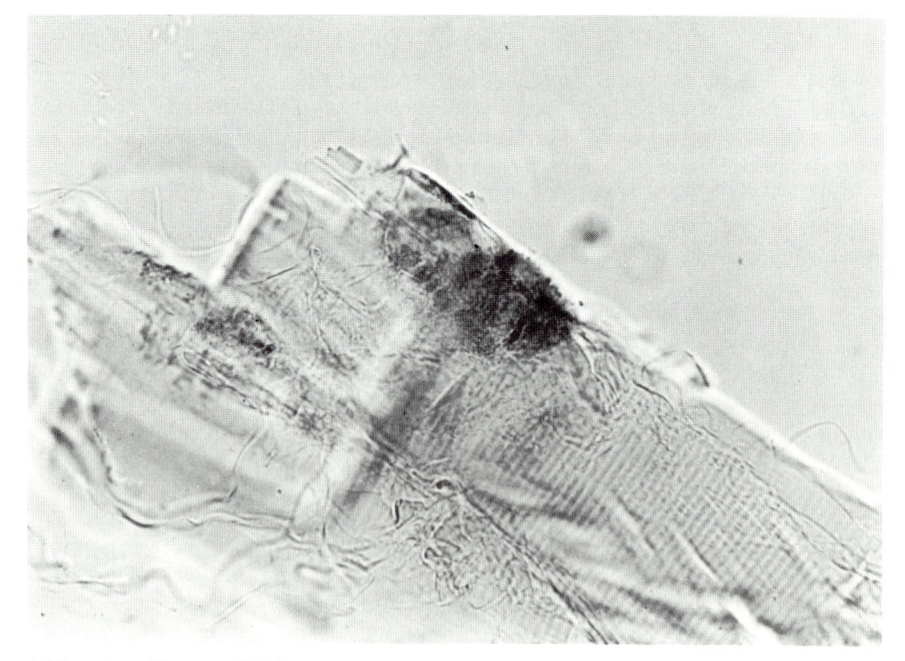

Abb. 4: Neu gebildete motorische Endplatte der selben Muskelfaser von Abb. 3.
Cholinesterasefärbung nach Kölle

Zusammenfassung: An 7o Ratten wurden Muskeltransplantationen durchgeführt und die Transplantate in kurzen Abständen histologisch und histochemisch nachuntersucht. Es konnte nachgewiesen werden, daß die Transplantate über ein Stadium der Degeneration zu einem funktionsfähigen Endzustand regenerieren. Die alte motorische Endplatte degeneriert, es wird an der Nerveneintrittsstelle eine neue Endplatte gebildet.

Summary: Free muscle graft were performed on 7o Wistar rats one week after denervation of the muscle. The transplants were examined in short intervals after the operation by microscopic and histochemical methods. We found that the muscle-fibres did degenerate during the first 1o days and reached a functional stage by regeneration after the next 2o days. On each muscle fibre a new motor-endplate could be distinguished after 6 weeks.

Literatur:

1. Thompson, N.: Transactions of the Fifth International Congress of Plastic and Reconstructive Surgery, p 66 Butterworth Australia (1971)

2. Thompson, N.: Plastic & Reconstructive Surgery 48, 11 (1971)

3. Romanul, F.C.A., Hogan, E.I.: Arch. Neurol. 13, 263 (1965)

Dr. J. Holle
II. Chirurgische Universitäts-Klinik Wien
A 1o9o   Wien
Spitalgasse 23

Wundheilung

54. Histochemische Untersuchung zur Aktivität der Succinat-Dehydrogenase im Ablauf der ungestörten Wundheilung am Fasciengewebe des Kaninchens

B. Henningsen und W. Holz

Chirurgische Universitätsklinik Heidelberg (Direktor: Prof. Dr. F. Linder)

Die Succinodehydrogenase gilt als Schlüssel-Enzym, da sie eine Verbindung zwischen dem Zitrat-Zyklus einerseits und der Atmungskette sowie der oxydativen Phosphorylierung andererseits darstellt. Da die Syntheseleistungen der Zelle und in besonderem Maße die Kollagen-Synthese während der Wundheilung ATP-abhängig sind, läßt sich durch Bestimmung der Succinodehydrogenase-Aktivität eine Aussage darüber gewinnen, welche Bedeutung dem Zitrat-Zyklus und damit der Sauerstoffversorgung des Gewebes in diesem Zusammenhang zukommt.

Wir führten unsere Untersuchungen an einem bradytrophen Gewebe, der Bauchfascie des Kaninchens durch. Unter Operationsbedingungen wurden bei 32 Kaninchen doppelseitig 3 cm lange paramediane Bauchfascienwunden angelegt. Der Wundverschluß erfolgte mit Einzelknopfnähten in Schichten. Als Nahtmaterial wurden Polyesterfäden verwendet.

Zwei Tage bis 12 Monate postoperativ entnahmen wir Gewebe zur histochemischen Untersuchung (Einfrieren des Gewebes in flüssigem Stickstoff, Verarbeiten bei -24° im Cryocut). Der histochemische Succinodehydrogenase-Nachweis erfolgte durch Koppelung an Nitro-BT. Zur Spezifitätskontrolle dienten einerseits die Inkubation ohne Substrat und andererseits der Ausschluß einer Ubiquinonbindung (Pearse 1968, Raekallio 197o). Von allen Versuchstieren wurden gleichzeitig histologische Präparate gewonnen.

Ergebnisse: bei nicht operierten, ausgewachsenen weiblichen Kaninchen ist nur eine äußerst geringe Succinodehydrogenase-Aktivität in den Zellen der Bauchfascie nachweisbar. Zwei Tage nach Wundsetzung ist die Reaktions-Intensität in den Randbereichen der Wunden, vor allem in den Endothelzellen der proliferierenden Kapillaren gesteigert. In den Kapillarendothelien und Fibroblasten des zentralen Wundbereiches wird eine erhöhte Fermentaktivität erst nach 1o - 14 Tagen darstellbar. In den Fibroblasten nimmt die Succinodehydrogenase-Aktivität bis zur 4. postoperativen Woche zu, während gleichzeitig eine Abnahme der Aktivität in den Endothelzellen zu beobachten ist.

6 Wochen post operationem treten die in der Zahl vermehrten Fibrozyten mit gesteigerter Succinodehydrogenase-Aktivität in den Vordergrund.
Während der folgenden Reifungsvorgänge des Bindegewebes nimmt die Zellzahl und Fermentaktivität ab. Die Succinodehydrogenase bleibt jedoch bis 1o Monate post operationem in den Fibrozyten und Endothelzellen des Wundbereiches vermehrt nachweisbar. Erst nach 12 Monaten werden wieder normale Befunde erreicht.

Die Ergebnisse zeigen, daß sauerstoffabhängige, energieverbrauchende Prozesse im bradytrophen Fasciengewebe während eines langen postoperativen Zeitraumes gesteigert sind. Eine Erklärungsmöglichkeit sehen wir in den Ergebnissen von Douglas (1952), der zeigen konnte, daß die Fascie noch zwischen dem 8. und 12. postoperativen Monat einen Zuwachs an Reißfestigkeit gewinnt (vgl. Peacock u. van Winkle 197o). Wir können daraus ableiten, daß für die Heilung auch der Fascienwunde gute Durchblutungsverhältnisse entscheidend sind, wie sie durch schonende Präparation und adäquate Nahttechnik erhalten werden können.

Zusammenfassung: Die histochemischen Untersuchungen über die Aktivität der Succinodehydrogenase in der Bauchfascie des Kaninchens zeigen, daß sauerstoffabhängige, energieverbrauchende Prozesse erst nach erfolgter Kapillarisierung verstärkt nachweisbar werden. Eine gesteigerte Succinodehydrogenase-Aktivität im Kapillarendothel, den Fibroblasten und Fibrocyten des reifenden Bindegewebes bleibt bis 1o Monate nach Wundsetzung erhalten. Auch für das bradytrophe Gewebe sollten daher möglichst gute Durchblutungsverhältnisse angestrebt werden.

Summary: Histochemical studies concerning the activity of succinate dehydrogenase (SDH) in the abdominal aponeurosis of rabbits show that oxygen-dependent energy - requiring processes are increasingly present only after new capillaries have grown in.

An increased SDH activity in capillary endothelium, fibroblasts and fibrocytes can still be seen for a period of 1o months postoperatively. Optimal vascularisation is of primary concern in wound healing of bradytrophic tissue.

Literatur:

1. Douglas, D.M.: The healing of Aponeurotic Incisions. Brit. J. Surg. 4o, 79 (1952)

2. Peacock, E.E. jr. and W. van Winkle jr.: Surgery and Biology of Wound Repair. W.B. Saunders Comp., Philadelphia, London, Toronto (1970)

3. Pearse, A.G.E.: Histochemistry, theoretical and applied. J.A. Churchill, London (1968)

4. Raekallio, J.: Enzyme Histochemistry of Wound Healing. Prog. - Histochem. Vol. 1, Nr. 2 (1970)

Dr. B. Henningsen
Chirurgische Universitäts-
Klinik
6900 Heidelberg
Kirschnerstr. 1

55. Einfluß der therapeutischen Defibrinierung und Faktor-XIII-Substitution auf die Wundreißfestigkeit im Tierversuch

J. Blümel, H. E. Köhnlein, G. Krieg und H. Kutschera

Chirurgische Universitätsklinik Freiburg (Direktor: Prof. Dr. M. Schwaiger)

Therapeutische Defibrinierung bedeutet, daß ein Absinken des Fibrinogenspiegels nicht unbedingt mit Blutungen oder Mikroembolien einherzugehen braucht. Durch gereinigtes Schlangengiftenzym von thrombinartiger Wirkung kann ohne direkte Beeinflussung anderer Gerinnungsfaktoren der Fibrinogenspiegel bis auf nicht meßbare Werte gesenkt werden, ohne daß Störungen der Hämostase auftreten (1). Bei gleichzeitiger Verbesserung der rheologischen Eigenschaften des Blutes durch herabgesetzte Blutviskosität (2) und einem antikoagulatorischen Schutz infolge des erniedrigten Fibrinogens gewinnt die therapeutische Defibrinierung auch für die Chirurgie, besonders die Venen- sowie plastische Chirurgie, an Bedeutung (3).

Durch sekundäre Aktivierung der Fibrinolyse wird jedoch auch der fibrinstabilisierende Faktor (Faktor XIII) durch Plasmin ohne Aktivierung teilweise zerstört. Es ergibt sich daher die Frage, ob durch eine verminderte Fibrinbildung, die für den primären Wundverschluß notwendig ist und durch Faktor-XIII-Mangel eine Störung der Wundheilung resultiert.

Methodik: An 6 Gruppen zu 35 männlichen Wistarratten um 3oo g Körpergewicht wurde eine quere, 4 cm lange Inzision der Bauchhaut gelegt und jeweils am 3. bis 6., am 8. und 1o. Tag die Wundreißfestigkeit durch Zug über parallel zur Inzision angenähte Bügel geprüft. Außer 2 Kontrollgruppen wurden alle Tiere mit Defibrase (gereinigtes thrombinartiges Schlangengiftenzym der Bothrops atrox moojeni, Pentapharm, Basel, Schweiz) vom 2. Tag vor der Operation bis zum 1o. postoperativen Tag behandelt. 2 Gruppen erhielten o, 15 ml Defibrase/1oo g Körpergewicht/12 Std. i.v., 2 Gruppen o, 5 ml Defibrase pro 1oo g Körpergewicht/12 Std. i.v. in die Schwanzvene während einer kurzen Äthernarkose. Bei einer Kontrollgruppe sowie je einer der defibrinierten Gruppen wurde am Operationstag sowie an den 4 darauffolgenden Tagen Faktor-XIII-Konzentrat (Behring-Werke, Marburg) in einer Dosierung von mindestens 1oo ml Frischplasma/kg Körpergewicht verabreicht.

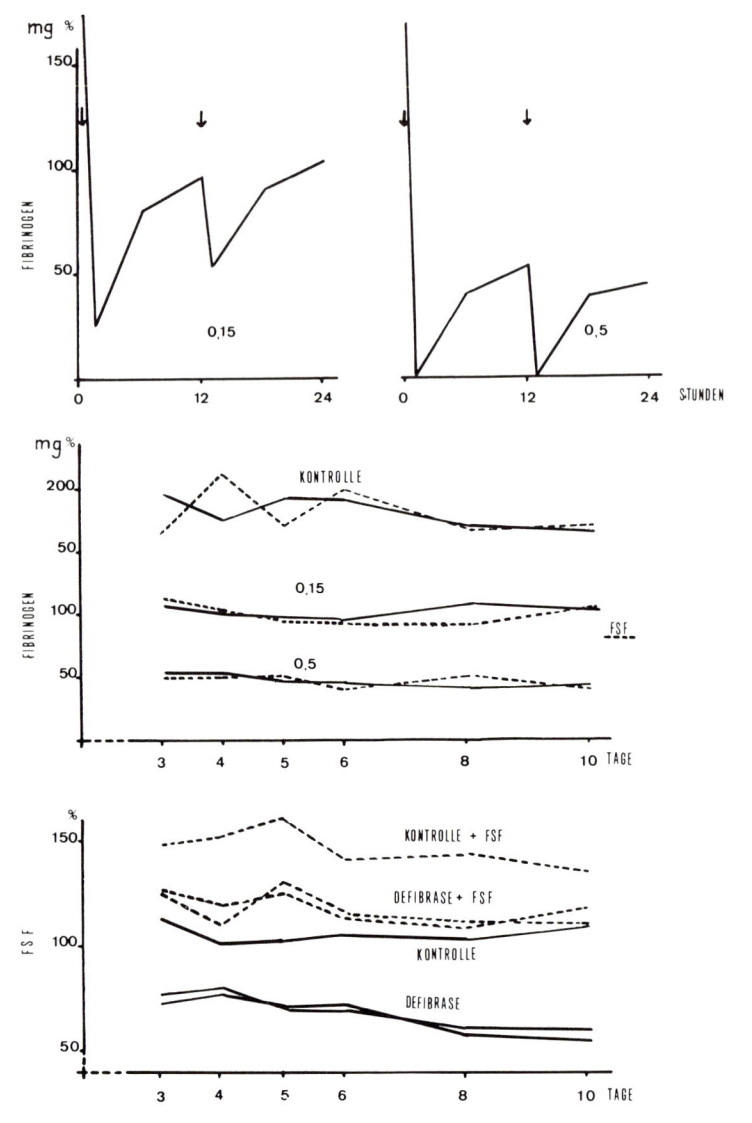

Abb. 1: a) Fibrinogenspiegel bei 12-stündiger Injektion von o,15 bzw. o,5 ml Defibrase/1oo g Kg
b) Fibrinogenspiegel zum Zeitpunkt der Wundreißversuche jeweils am Ende einer 12-Stundenperiode nach Defibrinierung mit o,15 bzw. o,5 ml Defibrase/1oo g Kg/12 Std. und Faktor-XIII-Substitution
c) Faktor-XIII-Gehalt im Plasma nach Defibrinierung und Faktor-XIII-Substitution

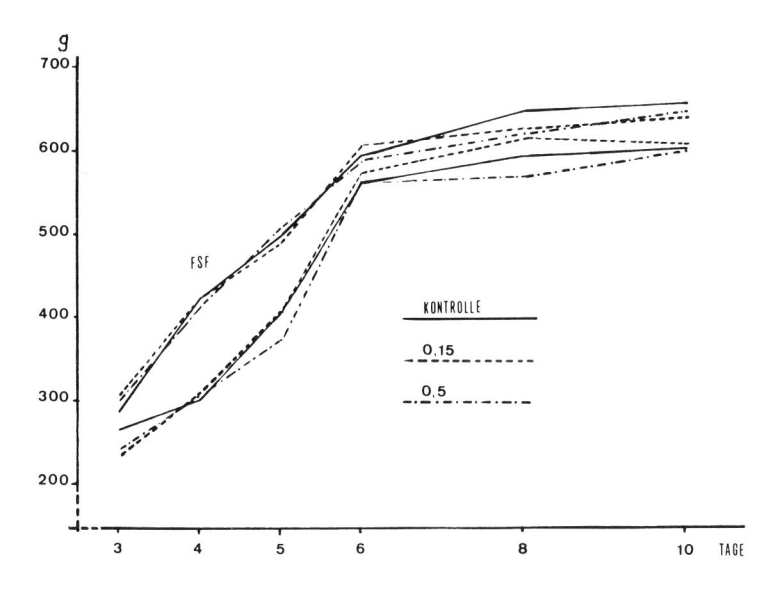

Abb. 2: Wundreißfestigkeit nach Defibrinierung und Faktor-XIII-Substitution

Die Fibrinogenbestimmung wurde nach der Methode von Claus (Fibrinogenbestimmungsbesteck der Fa. Merz und Dade) durchgeführt, die Faktor-XIII-Bestimmung mit dem Monojodacetat-Toleranztest, wobei dem untersuchten Plasma gereinigtes, Faktor-XIII-freies und plasminogenfreies Rinderfibrinogen (Behring-Werke, Marburg) zugesetzt wurde, um durch niedrige Fibrinogenspiegel keine falschniedrigen Faktor-XIII-Werte zu erhalten.

Diskussion: Durch die Defibrinierung konnte der Fibrinogenspiegel auf Werte zwischen 5o und 1oo mg% bzw. zwischen o und 5omg% gesenkt werden (Abb. 1a). Wie die am Ende der 12-Stunden-Periode an den Testtagen bestimmten Fibrinogenwerte zeigen, stieg der Fibrinogenspiegel im Mittel nicht über 1oo bzw. 5o mg% (Abb. 1b). Der Faktor-XIII-Gehalt sinkt bei Defibrinierung auf Werte bis 5o%, durch Substitution können diese bis auf 12o% angehoben werden, erreichen jedoch nicht den Spiegel der FSF-substituierten Kontrollgruppe (Abb. 1c). Wie in Abb. 2 dargestellt, zeigt die Wundreißfestigkeit der defibrinierten Tiere gegenüber der Kontrollgruppe keinen Unterschied, ebenso besteht in der Wundreißfestigkeit bei den FSF-substituierten Tieren untereinander keine Differenz, liegen jedoch gegenüber den nicht substituierten Tieren im gesamten Kurvenverlauf höher, die Differenz ist am 4. und 5. postoperativen Tag signifikant.

Durch die therapeutische Defibrinierung wird die Wundreißfestigkeit also nicht beeinflußt. Durch Faktor-XIII-Substitution kann ein gewisser protektiver Effekt auf die Wundheilung erreicht werden.

Zusammenfassung: Es wird durch Wundreißversuche überprüft, ob die therapeutische Defibrinierung zu einer Beeinflussung der Wundheilung führt und ob durch FSF-Substitution eine Beschleunigung der Wundheilung erreicht werden kann. Der Fibrinogenspiegel wurde vor der Wundsetzung durch Defibrase auf Werte unter 1oo bzw. unter 5o mg% gesenkt, die FSF-Substitution erfolgte am Operationstag und den ersten 4 postoperativen Tagen. Ein Unterschied in der Wundreißfestigkeit nach Defibrinierung konnte gegenüber der Kontrollgruppe nicht festgestellt werden, auch nicht der Versuchsgruppen untereinander. Die Substitution mit FSF-Konzentrat führte zu einer größeren Wundreißfestigkeit an allen Versuchstagen, signifikant war die Differenz jedoch nur am 4. und 5. postoperativen Tag.

Summary: We tested by wound tearing tests, whether the therapeutical defibrinization influences the shearing strength of the wound and if the FSF-substitution is capable to enhance the woundhealing. The fibrinogen level was lowered to values under 1oo and under 5o mg% before the beginning of the operation. The FSF-substitution was done on the day of the operation and in the first four postoperative days. A difference in the strength of the wound versus the control group could not be found also no difference between the different experimental groups. The substitution with FSF-concentrate was followed by a greater strength of the wound on every day of the experiment, die difference was, however, only significant on the fourth and fifth postoperative day.

Literatur:

1. Egberg, N.: Experimental and clinical studies on the thrombinlike enzyme from the venom of Bothrops atrox on the primary structure of fragment E. Acta phys. scand. Suppl. 4oo (1973)

2. Ehrly, A.M.: Veränderungen der Fließeigenschaften des Blutes in der Therapie mit Arwin. VI. Symposion, Aggertalklinik, Engelskirchen, September 1973

3. Olsson, P., M. Blombäck, N. Egberg, S. Ekeström, L. Görenson, H. Johnsson: Studies on the bleeding tendency and on the possibility of surgery in states of reptilase induced defibrinogenation. Thromb. Diath. Haemorrh. Suppl. 47 (1971)

Dr. J. Blümel
Chirurgische Universitätsklinik
78oo Freiburg
Hugstetter Str. 55

56. Prinzip der Fibrinklebung

H. P. Spängler, J. Holle und F. Braun

II. Chirurgische Universitätsklinik Wien (Vorstand: Prof. Dr. J. Navratil) mit der Lehrkanzel für Unfallchirurgie II (Vorstand: Prof. Dr. H. Spängler) und dem Institut für Allgemeine und Experimentelle Pathologie der Universität Wien (Vorstand: Prof. Dr. A. Lindner)

Die Grundlage der "Fibrinklebung" stellt die im Rahmen der Blutgerinnung auftretende Polymerisation des Fibrinmonomers dar. Dieses Polymer wird von aktiviertem Faktor XIII - einer Transglutaminase - durch Quervernetzung stabilisiert. In Analogie zu diesem Prinzip wählten wir folgende Methode zur Gewebeklebung: Hochkonzentriertes humanes Fibrinogen wird durch eine Thrombinlösung, der Ca-Jonen und Faktor XIII zugesetzt worden waren, zur Gerinnung gebracht. Die Gewebevereinigung erfolgt durch kurzzeitige, zarte Kompression.

Matras (1973) führte auf diese Weise erfolgreich Anastomosierungen des durchtrennten N. ischiadicus beim Kaninchen durch. Ziel unserer Untersuchungen war es, zu prüfen, ob auch andere Gewebe mit dieser Methode geklebt werden können und vor allem, ob eine genügende Festigkeit der Klebestellen erzielt werden kann.

Methodik: Vor jeder Versuchsreihe wurde eine Untersuchung der fibrinolytischen Aktivität der Gewebe vorgenommen, in denen die Fibrinklebung zur Anwendung kam. Dies geschah mit der Fibrin-, bzw. Hitzefibrinplattenmethode nach Astrup, Müllertz und Lassen. Das Ausmaß der Lysehöfe in der Fibrinschicht ist ein direkter Maßstab für den Aktivatorengehalt des Plasminogens, respektive für eine freie fibrinolytische Aktivität nach Art des Plasmins in dem entsprechenden Gewebe.

Aus der Rückenhaut von 5o Ratten wurden insgesamt 6o kreisrunde, 2,5 cm im Durchmesser haltende Haut-Subcutisläppchen ausgestanzt. Sie wurden als Autotransplantate wieder in ihr Bett eingeklebt (4o), bzw. zur Kontrolle eingenäht (2o). Nach 2, 5, 8, 14 und 21 Tagen wurden die Tiere getötet und histologische Untersuchungen vorgenommen.

Zur Prüfung der Festigkeit der geklebten Stellen wurden Belastungsversuche vorgenommen. In gleicher Weise wie oben beschrieben, wurden 16o Transplantationsstellen vorbereitet und die Hautläppchen wieder in ihr Bett eingeklebt. Sie wurden dann einer kontinuierlich ansteigenden Belastung bis zur vollständigen Ablösung ausgesetzt. Es wurde die Belastungsfähigkeit geklebter Hauttransplantate mit und ohne Zusatz von Faktor XIII geprüft. Als Kontrolle diente eine Gruppe, in der das Transplantat lediglich durch Adaptation mit dem Wundbett vereinigt worden war. Die Messungen wurden in Abständen von je 1/2, 1, 2, 4, 8, 16 und 24 Stunden nach der Klebung durchgeführt.

In einer dritten Serie wurden 3o Ratten laparotomiert und keilförmige Excisionen von Leberparenchym vorgenommen, bzw. ein Leberlappen durch einen Scherenschlag in der Länge von etwa 3 cm durchtrennt. Die Wundflächen wurden durch Aufträufeln des Klebers und zarter Kompression des Gewebes versorgt. In einer Kontrollgruppe erfolgte keinerlei Versorgung der Leberwunden. Tötung der Tiere nach 1, 2, 3, 4, 5 Wochen und Histologie.

Ergebnisse: Die Fibrinolyseuntersuchungen ergaben einen erhöhten Gehalt an Aktivatoren des Plasminogens im Peritoneum und nur einen geringen in Haut und Leber. Freie fibrinolytische Aktivitäten vom Typ des Plasmins konnten nach der Methode von Lassen ausgeschlossen werden. Durch den Zusatz von Proteinasen-Inhibitoren konnte die Fibrinolyse vollständig gehemmt werden. Entsprechend diesem Ergebnis wurde bei der Klebung an der Leber dem Klebstoff eine entsprechende Menge eines handelsüblichen Proteinasen-Inhibitors zugesetzt.

Histologisch bietet sich praktisch ein identes Bild der Einheilung eines autologen Hauttransplantates bei der Klebung und bei der Naht. Bei der Klebung tritt lediglich etwas früher ein Granulationsgewebsstreifen an der Kontaktstelle auf; histologisch ist kein Unterschied zu finden, ob bei der Klebung Faktor XIII verwendet wurde oder nicht.

Die durchschnittliche Belastbarkeit eines ohne Zusatz von Faktor XIII geklebten Hauttransplantates erreicht nach 2 Stunden 23o g und steigt nach 8 Stunden auf über 3oo g an. In den nächsten 16 Stunden erfolgt nur mehr eine geringe Zunahme der Belastbarkeit. Der Zusatz von Faktor XIII läßt die Belastungsgrenze bereits in der ersten Stunde 22o g erreichen, um nach weiteren 3 Stunden auf durchschnittlich 33o g anzusteigen. Bis zu 24 Stunden nach der Klebung kommt es zu einer Erhöhung der Reißfestigkeit auf etwa 4oo g. In der Kontrollgruppe wird ein durchschnittliches Maximum von 55 g nach 4 Stunden erreicht. Nach 16 Stunden sind zwei Drittel der Transplantate abgefallen.

Die mit Hilfe der Fibrinklebung versorgten Leberverletzungen heilten durchweg mit einer zarten bindegewebigen Narbe aus, an deren Bildung die Glisson'sche Kapsel wie auch das Bindegewebe der periportalen Felder beteiligt war. Nach 5 Wochen war keinerlei Nekrose oder ausgedehnte Narbenbildung zu erkennen. Alle Tiere überlebten. In der Kontrollgruppe kam es zur Ausbildung von ausgedehnten Nekrosen, Blutungen und ausgeprägten Narbenbildungen.

Zusammenfassung: Es wird die prinzipielle Möglichkeit, mit Fibrinogen und Thrombin eine Gewebeklebung von ausreichender Festigkeit zu erzielen, aufgezeigt. Die Belastungsfähigkeit von Hauttransplantaten an der Ratte erreicht durchschnittlich Werte, die weit über 3oo g liegen. Der Zusatz von Faktor XIII erhöht die Belastbarkeit. Experimentelle Verletzungen der Rattenleber lassen sich durch Klebung mit Fibrin ausgezeichnet versorgen und heilen nahezu ideal aus.

Summary: It was demonstrated that combination of fibrinogen and thrombin is a potent tissue adhesive. The maximum adhesive strength of fibrin glued skin transplants was tested in rats. It exceeded in average 3oo g by far. Addition of clotting factor XIII resulted in a further increase of adhesive strength. Sharp injuries of the liver of rats were treated by this tissue adhesive with very good results.

Literatur:

1. Astrup, T., Müllertz, S.: Arch. Biochem. Biophys. 4o, 346 (1952)

2. Matras, H. und Ma.: Wien, Med. Wschr. 37, 517 - 523 (1972)

3. Spängler, H., Braun F., Holle, J.: Wien. Klin. Wschr. (1973) im Druck

                            Dr. Hans Peter Spängler
                            II. Chirurgische Universitäts-
                            Klinik Wien
                            A 1o9o Wien
                            Spitalgasse 23

57. Experimentelle Untersuchung über Heilungszeiten von Verbrennungswunden nach verschiedenen Behandlungsmethoden (Schorf, Napaltan, Nährlösung)

U. Moldt und P. Klein

Chirurgische Universitätsklinik Marburg/Lahn (Direktor: Prof. Dr. H. Hamelmann)

Die lokale Behandlung einer Verbrennungswunde ist dann als erfolgreich anzusehen, wenn sie bis zum Verschluß des Hautdefektes die Ausweitung der lokalen Injektion zur Septikämie verhindern kann. Eine zusätzliche qualitative Steigerung ist durch die positive Beeinflussung der Heilungsgeschwindigkeit denkbar. Bisher liegen keine vergleichenden Untersuchungen über die Beeinflussung der Heilungszeiten durch prinzipiell verschiedene Verbrennungsbehandlungen vor.

Zum Vergleich kamen die folgenden Methoden:

1. Austrocknung der Oberfläche, um den Boden für Bakterienwachstum zu mindern, entsprechend den Vorstellungen von Wallace.

2. Chemoprophylaxe der Verbrennungsfläche mit Napaltan, um nach Durchdringen der geschädigten Haut in der Tiefe das Erregerwachstum zu verhindern (F. E. Müller, Mittelbach).

3. Schnelle Granulationsbildung und Stimulierung der Epithelproliferation vom Rande her durch eine spezifische Nährlösung (Klein, 1973).

Material und Methodik: Die Versuche wurden mit 2oo - 25o g schweren weiblichen, weißen Inzuchtratten durchgeführt. Unterbringung in Einzelkäfigen. Futter: Altromin (Herst. Altrogge, Lage in Lippe) Wasser ad libitum. Distal der Schulterblätter wurde auf der rasierten Haut in der Mitte des Rückens mit einem auf 16o° erhitzten Metallstempel von 25o mm^2 Größe eine 3.-gradige Verbrennungswunde gesetzt (Auflagedruck 1oo g bei 1o min Auflagezeit). Der Eingriff erfolgte in Äther-Allgemeinnarkose.

In zufälliger Reihe blieben bei einem Teil der Tiere die Wunden unberührt. Die zweite Gruppe wurde nach Vorschrift des Herstellers (Fa. Winthrop) mit Napaltan behandelt. Das dritte Kollektiv wurde ebenfalls mit Napaltan behandelt, in Änderung der

Gruppen \ Tag:	1.	5.	14.	20.	30.	40.	50.
$A - B_1$	4,11	1,85	2,21	5,24	7,85	19,1	7,43
$A - C$	2,45	2,85	29,2	50,9	23,2	ø	ø
$C - B_1$	1,58	1	28,6	39,9	32,1	ø	ø

Tabelle 1: Prüfung der Mittelwertunterschiede mit dem T-Test (Gruppen siehe Abb. 1)

Anwendungsvorschrift erfolgte hier allerdings nach 14 Tagen eine Nekrolyse. Die vierte Gruppe wurde in der bereits früher beschriebenen Weise (Klein, 1972) mit einer Nährlösung versorgt (Bezugsnachweis Apotheke der Univ.-Kliniken Marburg/Lahn).

Zur Kontrolle der Wundgröße wurden die Wundränder gepaust und anschließend planimetriert. Excisionen geschahen am 5., 14., 2o., 3o., 4o., 5o. und 6o. Tag jeweils durch das Zentrum der Wunden unter Einschluß der Wundränder. Die histologische Auswertung erfolgte nach Haematoxylin - Eosin - und nach Goldner-Färbung.

Ergebnisse: Makroskopisch zeigten sich innerhalb der einzelnen Gruppen (je 15 Tiere) sehr einheitliche Werte und zwischen den Gruppen hoch signifikante Unterschiede bezüglich der Heilungszeiten. Zur Prüfung der Mittelwertunterschiede wurde der T-Test durchgeführt. Bei einem Freiheitsgrad von df = 9 und einer vorgegebenen Irrtumswahrscheinlichkeit von 5% betrug der kritische, tabellierte Wert $t_{0,05}$ = 2,26; d.h. bei jedem größeren t-Wert als 2,26 muß die Differenz der Wundgrößen als signifikant gelten (Tabelle 1).

Bemerkenswert erscheint außerdem die sehr unterschiedliche Abstoßungszeit der Verbrennungsnekrosen: in der Gruppe A zwischen der 3. und 4. Behandlungswoche. In der Gruppe C einheitlich zwischen dem 1o. und 12. Tag. Bei der Gruppe B_2 erfolgte am 14. Tag eine Nekrolyse der verbrannten Haut. Danach geschah die weitere Behandlung mit Napaltan wie zuvor nach Vorschrift: die Abtragung der Nekrose beschleunigte also die Heilung.

Histologisch lassen sich die sehr unterschiedlichen Zeiten der einzelnen Behandlungen wie folgt erklären: die Gruppen A, B_1 und B_2 heilen allein durch Wundkontraktion mit dem typischen Bild der kurzen Epithelzunge über der Wunde hinter der, in allen Stadien der Heilung, die Cutis nachfolgt. In der Gruppe B_1 zeigen sich, wohl als Ausdruck der mechanischen Irritation auffallend ungeordnete Fibroblasten. Die Reihe C heilt unter der Nährlösung - wie schon früher beschrieben - in der Phase des primären

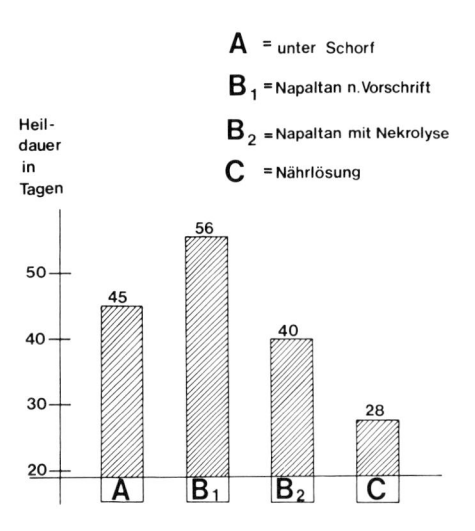

Abb. 1: Durchschnittliche Heilungszeiten 250 mm^2 großer Verbrennungswunden unter verschiedenen Behandlungen

Wundverschlusses durch ausschließliches Überziehen der Granulationen mit Epithel. Die Kontraktion des ehemaligen Randes hinkt weit nach und entspricht damit der der übrigen Gruppen. Die Kapillarisierung des Wundbettes erfolgt bereits ab dem 3. Tag und bleibt während der gesamten Heilung gegenüber den anderen Gruppen vermehrt (Abb. 1).

Zusammenfassung: An weißen Inzuchtratten wurden nach Setzen genormter 3.-gradiger Verbrennungen 3 prinzipiell verschiedene Behandlungen verglichen - bezüglich Heilungszeit und histologischem Substrat. Die Heilung unter dem Schorf dauerte im Mittel 45 Tage, mit Napaltan nach Vorschrift 56 Tage, bei Napaltan mit Nekrolyse 40 Tage und mit einer hautspezifischen Nährlösung 28 Tage. In der Histologie zeigt sich, daß die Gruppe C durch Epithelisierung heilt, während alle anderen Gruppen durch die normale Wundkontraktion zur Abheilung kommen.

Summary: Following third degree burns of inbred rats three basically different methods of treatment were compared with regard to the healing time and histological substrate. The healing under the scab took an average of 45 days, with napaltan used as prescribed 56 days, with napaltan plus necrolysis 40 days and with a special skin nutritive solution 28 days. Histology showed that group C had healed by epithelisation, where as all the other groups had done so by normal contraction of the wound.

Literatur:

1. Wallace, A.B.: Lancet I, 5o1 (1951)

2. Müller, F.E. : Münch. Med. Wschr. 111, 1ooo (1969)

3. Mittelbach, H.R.: Ther. d. Gegenw. 1o9, 1761 (197o)

4. Klein, P.: Langenbecks Arch. Chir. Suppl. Chir. Forum 1973 115 (73)

5. Klein, P. : Res. exp. Med. 158, 298 (1972)

Prof. Dr. P. Klein
Chirurgische Universitätsklinik
355o Marburg / Lahn
Robert-Koch-Str. 8

58. Experimentelle und klinische Testung von Polyurethanschaumstoff (Epigard) bei Verbrennungen

H. Bohmert, D. Petzold, F. Schmidtler, Th. Simon und B. Schleuter

Chirurgische Universitätsklinik München (Prof. Dr. G. Heberer)
Dermatologische Universitätsklinik München (Prof. Dr. Braun-Falco)

Die Nachteile bei der Verwendung von Allo- und Xenotransplantaten zur temporären Wundabdeckung von Verbrennungen, insbesondere die Schwierigkeiten der Beschaffung und Konservierung, der starken Unverträglichkeitsreaktionen und der hohen Kosten waren Anlaß für die Entwicklung von synthetischem Hautersatz. Nachdem in jüngster Zeit über die Verwendbarkeit von Polyurethanschaumstoff-Folien (Epigard) als günstiges Deckmaterial berichtet wurde, stellten wir uns die Aufgabe, diesen Hautersatz bezüglich seiner Haftfähigkeit, Eindämmung der Wundinfektion und Vorbereitung des Wundbettes für die nachfolgende Autotransplantation einer klinischen und histologischen Untersuchung zu unterziehen.

Methodik: Als experimentelles Modell diente die Wundabdeckung von Epigard auf standardisierte Verbrennungen von 15% der Körperoberfläche bei 12o Sprague-Dawley Ratten. Klinisch erfolgte die Untersuchung an 38 Verbrennungspatienten mit zweit- und drittgradigen Schäden. Für die histologischen Untersuchungen wurde jeweils Material vom Zentrum des Epigards zusammen mit Wundbettanteilen in regelmäßigen Zeitintervallen entnommen.

Ergebnisse: Makroskopisch zeigte sich, daß Epigard bereits am 2. bis 3. Tag fest mit der Unterlage verbunden ist. Ab 3. Tag kommt es beim Abziehen der Folie zu punktförmigen Blutungen aus dem entstandenen Granulationsrasen. Nach 8 bis 9 Tagen ist das Material mit dem Wundbett so fest verwachsen, daß ein Ablösen ohne grobe Verletzung des Wundbodens nicht mehr möglich ist. Zu diesem Zeitpunkt beginnt die Folie zu indurieren und Falten zu bilden.

Histologisch findet sich am 2. Tag eine leichte zellige Durchsetzung der Hohlräume des Schaumstoffes mit Granulozyten. Zum Wundbett hin läßt sich eine Anreicherung von fibrinreichem Sekret und einem geringgradigen Granulozytenwall feststellen. Am 3. Tag reichen Gefäßsprossen bis an die Grenze des Polyurethanschaumstoffes heran. Neben dem Exsudat und den Granulozyten haben einige Histiozyten die dem Wundbett zugewandten untersten

Strukturen des Epigards umschlossen. Am 5. Tag sind in der Regel die Bestandteile des Epigards von einem zellreichen Granulationsgewebe mit Kapillarsprossen umgeben. Bei infizierten Wundflächen sieht man ein anderes Verhalten. Hier hat sich zwischen dem kapillarreichen Granulationsgewebe und der Zone der Schaumstoffbestandteile ein granulozytenreicher Wall gebildet, der offenbar das Eindringen des Granulationsgewebes in den Schaumstoff verhindert. Unabhängig davon, ob die Infektion experimentell gesetzt wurde oder akzidentell erfolgte, entsteht dieser Granulozytenwall. Durch wiederholte Wundabdeckung mit Schaumstoff läßt sich die Entzündung im Wundbett beseitigen und dadurch ein Einwachsen des Granulationsgewebes erreichen. Wird bei sauberen Wundverhältnissen die Wundabdeckung wiederholt, so kommt es zu einem rascheren Einwachsen des Granulationsgewebes sowie der Kapillarsprossen, und zwar in der Regel schon 2 bis 3 Tage nach der Wundabdeckung. Die im Tierexperiment erzielten Befunde liefern uns wichtige Aussagen für die Klinik. Es bildet sich sehr frühzeitig ein gefäßreiches Granulationsgewebe, das für die nachfolgende Autotransplantation günstige Anheilbedingungen schafft. Bei infizierten Wunden ist eine mehrmalige Abdeckung erforderlich, bis die Schaumstoff-Folien fest anhaften. Das Hautersatzmaterial muß entsprechend unseren klinischen Beobachtungen frühzeitig, d.h. schon nach 3 Tagen von der Wundfläche wieder entfernt werden, weil es sonst zu zahlreichen feinen, punktförmigen Blutungen kommt und das Material im Wundbett einwachsen kann. Aufgrund der günstigen Vorbereitungen des Wundbettes, des ausgezeichneten Haftvermögens sowie auch der Eindämmung der Wundinfektion ist die Polyurethanschaumstoff-Folie zur Interimsdeckung von Verbrennungen geeignet, wenn das Material in kurzen Zeitabständen gewechselt wird. Unsere klinischen Erfahrungen an 38 Patienten konnten den positiven Effekt dieses Hautersatzmaterials bestätigen.

Zusammenfassung: Epigard wurde als Hautersatzmaterial bei Verbrennungen von 15% Körperoberfläche bei 120 Ratten untersucht. Histologisch konnte vom 3. bis 4. Tag ab ein Einwachsen von Kapillarsprossen und Fibroblasten nachgewiesen werden. Nach Ablösen zeigte sich ein sauberes, gut vaskularisiertes Wundbett, das für die Anheilung von Autotransplantaten günstige Bedingungen bot. Nach experimenteller Testung wurde Epigard zur Vorbereitung des Wundbodens für die Autotransplantation im Sinne eines Interimstransplantates bei 38 Patienten verwendet. Die Ergebnisse hinsichtlich Wundreinigung, Haftvermögen und Vorbereitung des Wundbettes waren sehr zufriedenstellend und Schweinehauttransplantaten gleichwertig.

Summary: In our experiments Epigard has been sutured to excised burn wounds on the backs of 12o rats. It became adherent by the 3rd to 4th day by ingrowth of blood vessels and fibroblasts into the polyurethane foam. When removed, it left a clean well vascularized granulation bed which appeared ready for acceptance of a graft. In 38 patients Epigard has been used for preparation of the burn wound for autogenous grafting. Its use was found to be a very satisfactory substitute for pig skin xenografts in burn therapy.

Literatur:

1. Alexander, J.W., Wheeler, L.M., Roonsney, R.C., Mc Donough, J.J., Buchanan, R.A., McMillan, B.G.: Clinical evaluation of Epigard. Arch. Surg., im Druck

2. Bohmert, H.: Hautersatz bei Verbrennungen. Fortschr. Med. 91, 15 (1973)

Dr. H. Bohmert
Chirurgische Universitätsklinik
8ooo München
Nußbaumstr.

59. Klinische elektronoptische und enzymhistochemische Untersuchungen über die Wirkung der Laserstrahlen auf die Wundheilung

E. Mester, E. Bácsy, A. Korényi-Both, I. Kovács und T. Spiry

II. Chirurgische Klinik der Medizinischen Universität "Semmelweis", Budapest (Vorstand: Prof. Dr. E. Mester)

Den Prozess der Wundheilung, dieses Urproblem der Chirurgie, auf molekulärer Ebene zu ergründen, wurde erst durch die Entwicklung enzymhistologischer, biochemischer, autoradiographischer und elektronenmikroskopischer Untersuchungsmethoden in den letzten 2o Jahren möglich.
Die Entdeckung der Laserstrahlen eröffnete neue Perspektiven auch auf dem Gebiet der Therapie.
An Hand zahlreicher biologischer Modelle - so auch bei der Wundheilung - konnten wir beim Studium der Laser nachweisen, daß Strahlen von geringer Energie stimulierend wirken. Ebenso konnte nachgewiesen werden, daß Strahlen von größerer Energie hemmend, bzw. destruktiv wirken; - im Sinne der Arndt-Schultzschen Regel - ferner, daß fraktionierte Bestrahlungen einen kumulativen biologischen Effekt haben (1, 3, 4).
Als Fortsetzung unserer früheren Forschungen berichten wir über 2o klinische Fälle, wo wir mit Laserstrahlen solche Hautgeschwüre zur Heilung bringen konnten, bei denen die gewöhnlichen, langzeitig angewandten Methoden - plastische Operationen inclusive - erfolglos waren. Die Tabelle 1 zeigt unsere Fälle.
Die Bestrahlungen haben wir wöchentlich dreimal mit einem kontinuierlich betriebenen Helium-Neon-Gas-Laser von 6328 Å vorgenommen, die angewandte Energie war $1,5 \text{ J}/\text{cm}^3$.
Von unseren geheilten Fällen möchten wir einen Fall von Gruppe 2 sowie zwei elektronoptische Bilder und zwei Fotos vom "earchamber"-Versuch in Kurzform demonstrieren. Die elektronoptischen Bilder stammen von der Gruppe 4. Für die unbestrahlten Proben war kennzeichnend, daß die Grundsubstanz nur hie und da einige kollagene Fasern enthielt, die Feinstruktur zahlreiche, hauptsächlich Fibroblasten entsprechende Zellen aufwies. Nach der ersten Bestrahlung läßt sich eine Vermehrung der kollagenen Fasern in der Grundsubstanz und Verringerung der zelligen Substanz feststellen. Es waren Zellen zu beobachten, in deren Zytoplasma von einer einfachen Membran umschlossene Bläschen mit elektronendichtem "Kern" Platz nahmen.

Tabelle 1: Die Verteilung der ulzerösen Fälle, die vom Juni 1971 bis Dezember 1973 in Behandlung waren

1. Geheilt 20
2. Rezidiv 1
3. Gebessert 2
4. Für Plastik vorbereitet 2
5. Zur Zeit mit Erfolg in Behandlung 6

                        31

Tabelle 2: Die Verteilung der geheilten Fälle nach Ätiologie

1. Traumatologische 7
2. Nach Verbrennung zurückgebliebene Ulzera 4
3. Geschwüre, die nach Röntgenbestrahlung + Elektrokauterentfernung maligner Geschwülste zurückgeblieben sind 5
4. Postthrombotische Ulzera 2
5. Lipodystrophia diabetica 2

                        20

Im zwischenzelligen Raum nach der zweiten Bestrahlung sieht man eine bedeutende Vermehrung der kollagenen Substanz und in großer Menge die erwähnten, einen zentralen Kern enthaltenden Bläschen. So hatten auch die folgenden Bestrahlungen eine hochgradige Vermehrung der kollagenen Substanzen zur Folge. Schon auf Grund der nach Inkorporation von 2-C 14-Glyzin und H-3-Prolin vorgenommenen Aktivitätsmessungen fanden wir in einer früheren Untersuchungsreihe (5), daß hier als wahrscheinlicher Angriffspunkt die Kollagensynthese anzusehen ist. Davon ausgehend nehmen wir an, daß die stimulierende Wirkung des Lasers sich in erster Linie auf die kollagene Phase der Wundheilung auswirkt, was unsere elektronenmikroskopischen Untersuchungen auch bestätigen. Dieser Laser-Effekt kommt also auf Grund unserer Untersuchungen durch die Stimulation der Kollagen-Synthese infolge eines enzymatischen Prozesses zustande. Dies beruht laut unseren - nach Raekallio (2) ausgeführten - enzymhistochemischen Untersuchungen auf der schon 8 Stunden nach der Bestrahlung nachweis-

a) b)

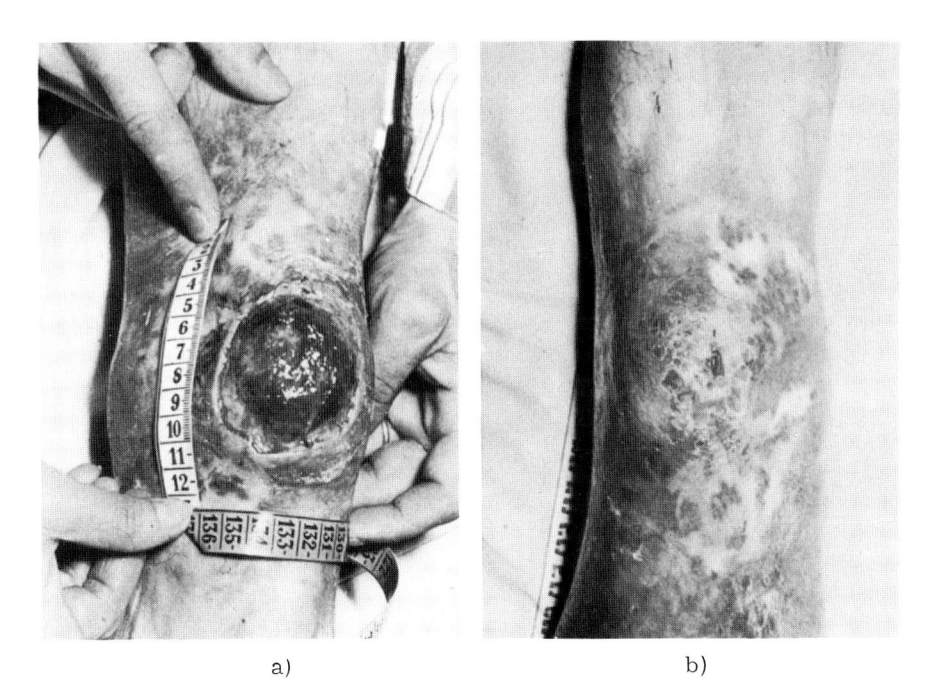

Abb. 1a): In Brandwundennarben entstandenes Geschwür am Kniegelenk, nach erfolgloser Hauttransplantation
Abb. 1b): Behandelt mit Laserstrahlen. Heilung in 1o Wochen

Stimulation der Succinyldehydrogenase- und Laktatdehydrogenase-Aktivität. Das heißt, daß sowohl oxydative wie auch die fermentativen Enzyme betroffen sind.

Unsere neuesten Kaninchenexperimente mit der von Sandison-Clark beschriebenen "ear-chamber" Technik beweisen, daß sich auch die Vaskularisation mit Laserstrahlen bedeutend stimulieren läßt. Dieser Effekt zeigt sich am besten, wenn man die He-Ne Gas-Laser-Bestrahlungen 18 Tage lang am "ear-chamber table" täglich wiederholt.

Zusammenfassung: Nach unserer Meinung gelingt es mit Laserbestrahlung bei mechanisch, lokal-geschädigten Geweben in Form von Ulzera eine Stimulation der Heilung zu erzielen. Auch bei allgemeinen Zirkulationsstörungen läßt sich zumindest eine vorübergehende Besserung oder gute Vorbereitung zur plastischen Operation durch Anregung der Vaskularisation erreichen.

Wenn unsere experimentellen und klinischen Ergebnisse auch ermutigend sind, so bilden sie nur den ersten Anstoss zu einem neuen therapeutischen Verfahren. Die endgültige Klärung der Indikationen, Bedingungen und Möglichkeiten ist die Aufgabe weiterer Untersuchungen.

                    a)   b)

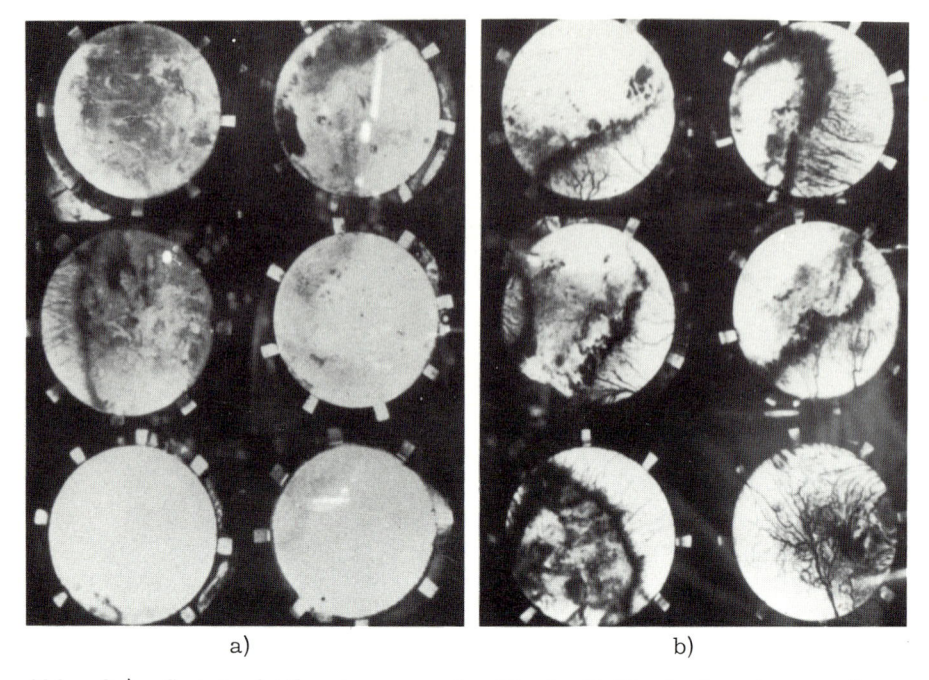

Abb. 2a): Spontanheilung von sechs Kontroll-Kaninchenohren mit
"ear chamber"Technik nach 18 Tagen. Kaum sichtbare Vaskularisation

Abb. 2b): Die sechs täglich mit Laserstrahlen behandelten "ear chamber table". Starke Vaskularisation

Summary: According to our opinion it is possible to induce a stimulation of healing by laser radiation in mechanically injured tissue with ulcer formation. Also in general circulatory impairment at least a transitory improvement and good preparation for a plastic operation can be achieved by means of activated vascularisation. Although our experimental and clinical results are encouraging they still only represent the first step towards a new therapeutic approach. The final definition of indication, condition and possibilities has to be the subject of further investigations.

Literatur:

1. Mester, E., Ludány, G., Sellyei, M., Szende, B., Gyenes, G.: Untersuchungen über die hemmende, bzw. fördernde Wirkung der Laserstrahlen. Arch. klin. Chir., 322, 1o22 (1968)

2. Raekallio, J.: Enzyme Histochemistry of wound healing. VEB Fischer, Jena (197o)

3. Mester, E., Ludány, G., Frenyo, V., Sellyei, M., Szende, E., Gyenes, G., Ihász, M., Kiss, A.F., Döklen, A., Tota, G.J.: Experimental and clinical observations with laser.

Panmin. Med. 13, 538 (1971)

4. Mester, E., Szende, B., Spiry, T., Scher, A.: Stimulation of wound healing by laser rays. Acta Chir. Acad. Sci. Hung. 13, 315 (1972)

5. Mester, E., Jászsági-Nagy, E.: The effect of laser radiation on wound healing and collagen synthesis. Studia Biophys. 35, 227 (1973)

Prof. Dr. E. Mester
II. Chirurgische Klinik der
Medizinischen Universität
"Semmelweis"
Budapest XII / Ungarn
Varosmajor u. 68

60. Erfahrungen über Operationen mit Laserlicht

H. Müßiggang, W. Rother, W. Brückner, H. Bauer, J. Ehlers und F. Leheta

Chirurgische Poliklinik und Neurochirurgische Klinik der Universität München, Dermatologische Klinik der Technischen Universität München und von Messerschmitt-Bölkow-GmbH, Kybernetik, Ottobrunn.

Bereits seit 1o Jahren werden biologische und medizinische Effekte der Laserstrahlung untersucht. Die Forschungsergebnisse sagen übereinstimmend, daß es mit leistungsstarkem Laserlicht möglich ist, Gewebe blutlos zu schneiden oder abzutragen oder blutende Gewebe schneller zu koagulieren als mit konventionellen Geräten. Laserstrahlung, die sehr stark vom Gewebe absorbiert wird, zeigt hohe Schneid- aber nur geringe Koagulationswirkung, wie beispielsweise die Strahlung des CO_2-Lasers; Laserstrahlung, die sehr tief ins Gewebe eindringen kann, bewirkt dagegen gute Koagulation aber langsamere Schneidegeschwindigkeit.

Ein solcher Laser stellt der Nd: YAG-Laser dar. Er besitzt den wesentlichen Vorteil, daß er Strahlung mit hoher Dauerstrichleistung aussenden kann, dabei aber in seinen Abmessungen relativ klein ist. Die größte Bedeutung gegenüber einem CO_2-Laser besteht aber darin, daß seine Emissionsstrahlung (1, o6 μm) für Glas und Quarz transparent ist. So gelang vor kurzem die Entwicklung flexibler Quarzlichtleiter für leistungsstarkes Laserlicht Dadurch war der Industrie die Voraussetzung gegeben, leicht bedienbare Lasersysteme für die operative Medizin herzustellen.
Die Abb. 1 zeigt den schematischen Aufbau eines solchen Systems, bestehend aus dem Nd: YAG-Laser, dem Lichtleiter und einem He-Ne-Laser als Pilotlicht.

Mit diesem Lasergerät wurden Leber- und Nierenresektionen am Kaninchen und Hund durchgeführt. Versuchsaufbau sowie die Durchführung einer Leber- und zweier Nierenpolresektionen mit Dauerstrich YAG-Laserlicht werden im Film gezeigt. Die Laserleistung betrug ca. 15-2o Watt, der Fokusdurchmesser ca. o, 3 mm. Die Resektionen erfolgten ohne Parenchymnähte und ohne Nierenstielabklemmung. Es ergaben sich folgende Befunde:
1. Bei Resektionen mit dem Laserlicht entstanden blutfreie Resektionsflächen, die Resektion dauerte aber wegen der zu geringen Laserleistung zu lange.

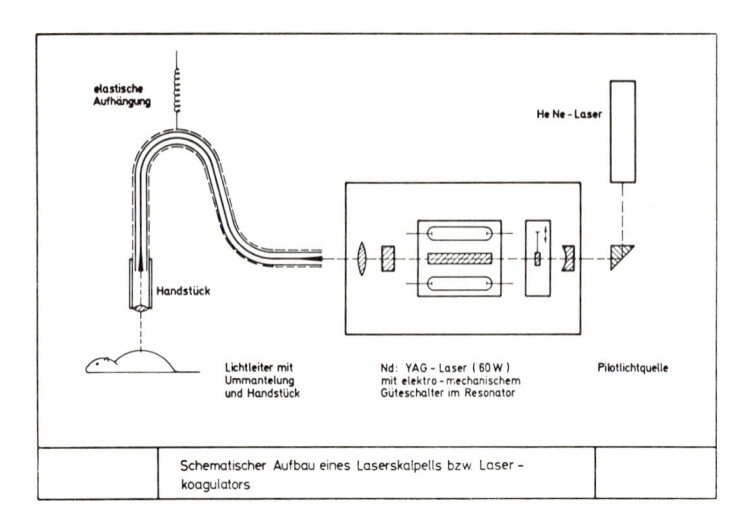

Abb. 1: Schematische Darstellung eines medizinischen Nd:YAG-Lasers

2. Nach Resektionen mit dem Skalpell erzielte man durch Lichtkoagulation Blutstillung. Makroskopisch fanden sich nach Tötung der Tiere 6 Wochen post operationem glatte Resektionsflächen, kaum Adhäsionen, histologisch ca. 2 mm tiefe Gewebsschädigungen, bestehend aus breiten Nekrosezonen und dünneren Schädigungszonen mit Entzündung und Läsionen des Parenchyms. Die Gewebsschäden verringerten sich bei Anwendung gepulster Nd:YAG-Laser, da hierbei die Aufheizung für das außerhalb des Fokussierpunktes gelegene Gewebe geringer ist. Laseroperationen befinden sich bis auf Ausnahmen noch im Stadium des Experimentes. Der Vorteil der Lichtkoagulation durch Laserstrahlen gegenüber der Elektrokoagulation liegt in der besseren haemostatischen Wirkung. Ein instrumenteller Gewebskontakt findet nicht statt. Stark blutende Organe können in bestimmten Fällen schneller und risikoleichter operiert werden. Erforderlich sind noch Nd:YAG-Laser mit höherer Leistung, wie sie gegenwärtig von Messerschmitt-Bölkow-Blohm entwickelt werden. Wir sind überzeugt, daß für bestimmte Operationen in den operativen Disziplinen das Laserlicht bald große Bedeutung erlangen wird.

Zusammenfassung: Nd:YAG-Laser besitzen den Vorteil hoher Leistung bei kleinen Abmessungen. Ihre Emissionsstrahlungen sind für Glas und Quarz transparent. So gelang die Entwicklung flexibler Quarzlichtleiter und dadurch der Industrie die Herstellung leicht bedienbarer Lasersysteme für die Medizin. Mit einem solchen System wurden im Tierversuch Resektionen an parenchymatösen und Bluttrockenheit durch Lichtkoagulation nach Resektionen mit dem Skalpell durchgeführt. Histologisch fand man 6 Wochen post operationem eine ca 2 mm tiefe Gewebsschädigung.

Summary: Nd:YAG-Lasers have small sizes and emit light beams of high power. Glass and quartz are transparent for the emitted wave length beams. Therefore flexible quartz fibres could be developed. The serial production of laser systems which are easy to handle and useful in the field of medicine , was achieved. Using such a system experimental studies were carried out. In parenchymous organs (liver, spleen, kidney) bloodless sections could be obtained, by means of laser coagulation. Histological studies revealed a 2 mm deep necrosis 6 weeks postoperatively.

Literatur:

1. Breitwieser, P., Herbrich, H., Nöske, D.-H., Zimmermann, D.H., Kraushaar, J., Temma, H.: CO_2-Laser als Operationsinstrument in der experimentellen Urologie, Biomediczinische Technik, 18, 6 - 13 (1973)

2. Müßiggang, H., Katsaros, W.: Laser in der operativen Medizin mit Möglichkeiten der Transmission über flexible Lichtleiter, Bruns Beitr. klin. Chir. 218, 8 (1971)

3. Müßiggang, H., Brückner, W.L.: Laser- ein zusätzliches Operationsinstrument. Urol. int. 28, 148 - 153 (1973)

4. Müßiggang, H.: Neue Aspekte in der Laserchirurgie, Laser + Elektro Optic, 4, 49 (1973)

5. Rother, W., Müßiggang, H., Ehlers, G.: Anwendung des Nd: YAG-Lasers in der Medizin, MBB, Kybernetik (1973)

> Dr. H. Müßiggang
> Chirurgische Poliklinik der
> Universität München
> 8ooo München 2
> Pettenkoferstr. 8a

61. Morphologische Befunde beim Schneiden mit Laserstrahlen[+]

B. Grotelüschen und V. Bödecker

Department Chirurgie, Abteilung für Abdominal- und Transplantationschirurgie, Medizinische Hochschule Hannover (Leiter: Prof. Dr. R. Pichlmayr) und Arbeitsgemeinschaft für Angewandte Materialforschung, Bremen

Alternativ zum Schneiden mittels Elektrotom wird seit einigen Jahren die Anwendung von fokusiertem Laserlicht zum blutlosen Trennen von stark vaskularisiertem Gewebe erprobt. Durchgeführt wurden diese Versuche im wesentlichen mit CO_2-Lasern, die die zum Schneiden notwendigen hohen Dauerleistungen von mehr als 1oo W liefern können. Inzwischen jedoch stehen andere Lasersysteme mit ausreichender Leistung zur Verfügung, die neben der Möglichkeit einer kompakten Bauweise des Generators den Vorteil bieten, daß deren Licht über Lichtleitfasern geleitet werden kann.

Methodik: Am Modell der Rattenleber wurden mit Laserstrahlen Schnittversuche durchgeführt. Verwendet wurde ein Neodym-(Nd^{3+}-) dotierter YAG-Laser mit einer Dauerleistung bis 4oo W. In verschiedenen Serien wurde Laserleistung (1oo - 4oo W), Schnittgeschwindig- (1,0 - 3,0 mm/s) und Brennweite des optischen Systems (45 - 15o mm) verändert, um den Einfluß von Strahldaten auf die Schnittcharakteristik zu untersuchen. Die Schnittrandzone wurde histologisch und histochemisch untersucht und der Verlauf der Heilung beobachtet.

Ergebnisse: Unter den gewählten Versuchsbedingungen ist ein bluttrockenes Schneiden mittels YAG-Laser möglich. Die Breite des Schnittes nimmt mit steigender Laserleistung zu, hängt jedoch wenig von Schnittgeschwindigkeit und Brennweite ab. Die nekrotische Randzone ist fest mit der intakten Leber verbunden und ist breiter, als bei Schnitten mittels CO_2-Laser oder Elektrotom. Ihre Ausdehnung ist nur gering variierbar und hängt ab von der Laserleistung und von der Schnittgeschwindigkeit, ist aber unabhängig von der Brennweite. Der morphologische Aufbau ist prinzipiell in den verschiedenen Serien gleich und zeigt ähnlich wie bei der Verwendung eines CO_2-Lasers eine Schichtung, wenngleich man sich Schnittvorgang selbst und

---

[+] Die Versuche wurden in Zusammenarbeit mit Herrn Prof. Dr. Welling, Institut für Angewandte Physik, T.U. Hannover, durchgeführt.

damit die Entstehung der Nekrosezone bei Benutzung eines YAG-Lasers wegen dessen sehr viel größerer Eindringtiefe wesentlich anders vorstellen muß. Die Schnittrandzone zeigt gute Heilungstendenz und besteht aus vier Anteilen:
1. In dem Schnitt angrenzenden Bereich weisen verkohlte Gewebeteilchen, Gasblasen und zerrissene Strukturen auf starke thermische Einflüsse hin.
2. Die zweite Zone zeigt das Bild einer Koagulationsnekrose, die Anordnung von Zellen und Kernen ist im wesentlichen erhalten, die fibrilläre Feinstruktur ist jedoch zerstört.
3. In der dritten Schicht ist das Gewebe auffallenderweise gegenüber der zweiten Zone stärker geschädigt, Zellen und interstitielles Gewebe sind völlig zerstört, ihre Bestandteile liegen zerstreut umher. Bei Zunahme der Schnittleistung findet sich eine Entmischung der Bruchstücke, die Kerntrümmer erscheinen wie zu einem Saum zusammengespült. In dieser Schicht kommt es zu Blutaustritten in das alterierte Gewebe.
4. In der vierten Schicht vollzieht sich die Demarkierung zur intakten Leber, dieser Übergang fällt in histochemischen Untersuchungen mit der Grenze zwischen positiver und negativer Transaminasenfärbung zusammen.

Diskussion: Bei zusammenhängender Betrachtung von Schicht 2 - 4 wird die Bluttrockenheit des Schnittes erklärbar: Schicht 2 erscheint wie eine fest zusammenhängende, flüssigkeitsundurchlässige Schicht, die die folgende zum Schnittrand hin abdichtet. Am Übergang zur intakten Leber (Schicht 4) kommt es zu Gefäßverletzungen, so daß es in dem dazwischenliegenden Bereich (Schicht 3) im alterierten schwammartigen Gewebe zu begrenzten Blutungen und damit zu extravasalen Gerinnungen kommt.

Zusammenfassung: Die Verwendung eines YAG-Hochleistungs-Laser als "optisches Messer" wurde erprobt. Es ergaben sich bluttrockene Schnitte mit guter Heilungstendenz. Der nekrotische Randsaum ist fest mit der intakten Leber verbunden und in der Breite durch Veränderung der Strahlparameter nur gering variierbar. Er zeigt im histologischen Aufbau eine Schichtung, mit der seine Bluttrockenheit erklärt werden kann.

Summary: A high power-YAG-laser was testet as an "optical knife". The cuts did not bleed and healed without complications. The necrotic zone was firmly attached to the intact liver and showed only little variations due to changes in beam-parameters. In histology there is a zonal structure which may explain the haemostasis.

Literatur:
1. Goldman, L., R.J. Rockwell: Lasers in Medicine. Gordon & Breach, New York, 1971
2. Grotelüschen, B., Rauner, P., Bödecker, V., Sepold, G.: Morphologische Befunde bei Schnittversuchen an der Rattenleber mittels Neodym-Laser. Biomed. Technik, im Druck

3. Zimmermann, H.D., J. Kraushaar: Morphologische Befunde nach Nierenpolresektion mit dem Laserstrahl bei Kaninchen und Hunden.
Verh. Dtsch. Ges. Pathologie 56, 477 - 48o (1972)

                        Dr. B. Grotelüschen
                        Department für Chirurgie
                        Abteilung für Abdominal- und
                        Transplantationschirurgie.
                        Medizinische Hochschule
                        3ooo Hannover
                        Karl-Wiechert-Allee 9

Schock

62. Das Verhalten des Kohlehydrat- und Fettstoffwechsels im Schock nach experimentellem Schädelhirntrauma

J. Hausdörfer, W. Heller, H. Junger und P. Oldenkott

Institut für Anaesthesiologie (Professor Dr. R. Schorer) und Abteilung für Neurochirurgie (Professor Dr. W. Driesen) an der Chirurgischen Klinik der Universität Tübingen

Einleitung: Die tierexperimentelle Untersuchung des isolierten Schädelhirntraumas mit nachfolgendem Schock ergibt sich aus der klinischen Problematik dieses komplexen Schädigungsbildes. In zunehmendem Maße werden wir mit akut zerebral traumatisierten Patienten konfrontiert und sehen den Behandlungserfolg in direkter Abhängigkeit von einer schnellen, differenzierten Diagnostik und gezielt einsetzenden Therapie.
Durch die Einbeziehung von Stoffwechselparametern in die Beurteilung des posttraumatischen Schockgeschehens versuchen wir das Ausmaß der pathophysiologischen Veränderungen frühzeitig zu erfassen.

Zur Aufklärung der möglichen Korrelation von metabolischen Vorgängen im Gehirn und entsprechenden im Blut zugänglichen Stoffwechselparametern unterzogen wir die schädelhirntraumatisierte Ratte Untersuchungen zum Verhalten besonders des Kohlenhydrat- und Fettstoffwechsels.

Methodik: Unsere Untersuchungen im Vollblut als auch in Gehirnsubstanz führten wir an 150 Inzuchtratten durch, wobei wir 100 Tiere schädelhirntraumatisierten und 50 Tiere zur Kontrolle heranzogen. 75 min nach Wirksamwerden des intraperitoneal applizierten Anaesthetikums Nembutal wurden die Tiere der Kontrollgruppe partiell durch Herzpunktion entblutet. Darauf erfolgte sofort die Dekapitation und die Entnahme von Gehirn. Den übrigen Tieren wurde ein isoliertes und umschriebenes Schädelhirntrauma 15 min nach Anaesthesiebeginn mit Hilfe des von Tedeschi (1954) beschriebenen Fallapparates beigebracht, wobei die Fallhöhe je nach Gewicht der Tiere variierte. Zur Immitation eines Commotio-Syndroms traf bei 50 Tieren eine Energie von 1,35 Joule den Schädel an einer definierten Stelle. Zur Nachahmung eines Contusio-Syndroms wurden die restlichen 50 Tiere drei konsekutiven, jeweils 5 min auseinanderliegenden Falltraumen von je 1,35 Joule unterworfen. Das 60 min nach dem Trauma gewonnene Untersuchungsmaterial wurde sofort unterkühlt und anschließend labormäßig aufgearbeitet.

Ergebnisse: Die Vorstellung, daß beim isolierten Schädelhirntrauma und im konsekutiven Schock mit entsprechend ausgeprägt hypoxischem Geschehen, glykolytische Prozesse im Vordergrund stehen, führte zur Untersuchung folgender Parameter: Lactat, Fructose- , 6-Diphosphat, Glycerinaldehyd-3-phosphat und Dihydroxyaceton-phosphat. Da den Phosphorverbindungen beim Sauerstofftransport eine besondere Bedeutung zukommt, wurde das 1967 erstmals durch Benesch und Benesch sowie von Chanutin und Curnish beschriebene Verhalten von 2,3-Diphosphoglycerat und von anorganischem Phosphor untersucht. Als Indikator enzymatischer Prozesse im Citronensäurezyklus diente uns die Malatdehydrogenase.

Die von uns ermittelten Werte der hier diskutierten Parameter korrelieren bei der Bestimmung aus Gehirnsubstanz mit den schon bekannten, von anderen Autoren genannten Größenordnungen. So konnte der von Drewes und Gilboe (1973) nach Anoxieschädigung gefundene Lactat-Konzentrationsanstieg von 2oo% - 3oo% im Gehirn auch bei unseren Versuchstieren nachgewiesen werden.

Am Beispiel der Lactatwerte soll das sehr unterschiedliche Verhalten dieses Parameters im peripheren Blut bei leichter und schwerer geschädigten Tieren demonstriert werden. Beim Vergleich der Kontrollgruppe mit den Tieren aus dem Commotio-Kollektiv ist kein Unterschied nachweisbar. Beim Contusio-Syndrom findet man dagegen im Vergleich zur Kontrollgruppe einen statistisch hochsignifikanten Anstieg.

Mit der in beiden Substraten, besonders aber im peripheren Blut nachgewiesenen Konzentrationserhöhung von Fructose-1, 6-Diphosphat bei den leichter geschädigten Versuchstieren geht parallel mit dieser eine Erhöhung von Glycerinaldehyd-3-phosphat und von Dihydroxyaceton-phosphat einher. Bei den stärker geschädigten Tieren ist gegenüber der Kontrollgruppe ein Abfall der genannten Parameter zu verzeichnen, der bei den Werten des Dihydroxyaceton-phosphats statistische Signifikanz erreicht.

Bei der Untersuchung der enzymatischen Prozesse im Citronensäurezyklus trifft man bei der Malatdehydrogenase auf einen Indikator, der den Schädigungsgrad im Blut eindeutig widergibt. Bei dem schwerer geschädigten Tierkollektiv ist ein hochsignifikanter Anstieg nachweisbar.

Die Blutwerte für 2,3-Diphosphoglycerat liegen beim Commotio-Syndrom im Normbereich, während es bei der Contusioläsion statistisch hochsignifikant ansteigt. Im Gehirn finden sich wesentlich geringere 2,3-DPG-Konzentrationen, die beiden Syndrome sind jedoch selbst bei diesem veränderten Maßstab statistisch signifikant voneinander abgrenzbar.

Bei der Bestimmung des Phosphats im Serum ist ein Zusammenhang mit dem Grad der Schädigung besonders deutlich: die Commotio-geschädigte Gruppe zeigt einen Abfall, das Contusio-Kollektiv dagegen einen statistisch hochsignifikanten Anstieg der Werte.

Im Rahmen der Fettstoffwechseluntersuchungen wurden die folgenden Parameter im Blut und Gehirn der Versuchstiere nachgewiesen: Phosphatide, Gesamtlipide, freies und Gesamtcholesterin, β-Lipoproteide, Gesamtglyceride und freies Glycerin, sowie Neutralfett und veresterte Fettsäuren. Im Blut ergab sich dabei in keinem Fall eine statistisch signifikante Korrelation der Werte mit dem Grad der Schädigung. Beim Nachweis im Gehirn ist dagegen ein Zusammenhang mit der Intensität der Traumatisierung bei vielen der Verbindungen statistisch eindeutig gegeben . Bei den Phosphatiden, den Gesamtlipiden und den veresterten Fettsäuren finden wir einen hochsignifikanten Anstieg der Werte im Falle der Contusio-Schädigung gegenüber der Kontroll-Konzentration.

Diskussion: Kinoshita und Kaneshima (1970) erwähnen den hemmenden Effekt von Na-Pentobarbital auf die anaerobe Glykolyse von Rattenhirnhomogenaten. Die auch bei unserer Versuchsanordnung erkennbarwerdende Wirkung des Anaesthetikums auf die Phosphofructokinase-Aktivität spielt beim Unfallgeschehen keine Rolle, die Stoffwechselveränderungen werden also noch prägnanter zur Differenzierung beitragen können.
Die Möglichkeit, daß das Gehirn selbst nach akuter Schädigung die erhöhten Parameterwerte im Blut bewirkt, könnte aus dem Traumatisierungsmodus hergeleitet werden. So ließen sich die Konzentrationsunterschiede der untersuchten KH-Stoffwechselverbindungen im peripheren Blut unter anderem auch mit dem Verhalten der Blut-Hirn-Schranke bei den verschiedenen Schädigungsarten erklären. Eine statistisch signifikante Anreicherung der großmolekularen Verbindungen des Fettstoffwechsels im Blut konnten wir hingegen auch nach starker Schädigung im Verlauf des Versuchs nicht nachweisen.

Zusammenfassung: Im Tierversuch ist die Beurteilung eines Schädelhirntraumas mit Hilfe der aus dem Blut gewonnenen und in der Klinik relativ leicht bestimmbaren Parameter des Kohlenhydratstoffwechsels kurzfristig möglich. Die diskutierten Fettstoffwechselparameter lassen dagegen, im verhältnismäßig kurzen Beobachtungszeitraum, diagnostische Schlüsse nicht zu.

Summary: In laboratory experiments the estimation of cerebral trauma can be easily achieved within short intervalls by measurement of blood parameters concerning the carbohydrat metabolism. The discussed parameters of fat metabolism, however, do not allow diagnostic conclusions with relatively short periods of observation.

Literatur:

1. Benesch, R. und Benesch R.E.: The Effect of Organic Phosphates from the Human Erythrocyte on the Allosteric Properties of Hemoglobin. Biochem. Biophys. Res. Commun. 26, 162 (1967)

2. Chanutin, A., Curnish, R.R.: Effect of Organic and Inorganic Phosphates on the Oxygen Equilibrium of Human Erythrocyte. Arch. Biochem. 121 , 96 (1967)

3. Drewes, L.R., Gilboe, D.D. : Glycolysis and the Permeation of Glucose and Lactate in the Isolated, Perfused Dog Brain during Anoxia and Postanoxic Recovery. J. Biol. Chem. 248, 2489 - 2496 (1973)

4. Kinoshita, Y., Kaneshima, H., Nakai, K.: Jap. J. Pharmacol. 2o, 599 - 6oo (197o)

5. Tedeschi, C.G. : Cerebral Injury by Blunt Mechanical Trauma, Special References to the Effects of Repeated Impacts of Minimal Intensity. Observations on Experimental Animals. Arch. Neurol. Psychiat. 53, 333 - 354

Dr. J. Hausdörfer
Institut für Anaesthesiologie
Universität Tübingen
74oo Tübingen
Calwer Str. 7

63. Lungenphospholipide und Lungenfunktion im experimentellen posttraumatischen Geschehen

W. Tölle, A. Lohninger und G. Blümel

Institut für Experimentelle Chirurgie der Technischen Universität München (Direktor: Prof. Dr. G. Blümel)

Die Stabilität des Alveolarverbandes der Lunge ist abhängig von der Regulierung der Oberflächenspannung (OS) in jeder der verschieden großen Alveolen (1).

Gemäß der La Place Gleichung ($p = \frac{2 \; OS}{r}$) besteht eine direkte Proportionalität des intraalveolären Retraktionsdruckes (p) zur Oberflächenspannung und eine indirekte Proportionalität zum Radius (r) der Alveole. Bliebe während eines Atemzuges die Oberflächenspannung unverändert, so käme es zu einem Überblähen der grossen und zu einem Kollabieren der kleinen Alveolen. Um dieses zu vermeiden sind die Alveolen vom sog. Surfactant oder Antiatelektasestoff ausgekleidet, der durch Veränderung der Oberflächenspannung den Retraktionsdruck (p) in Grenzen konstant hält.

Die Messung der Aktivität des Surfactant ist in vivo durch die Bestimmung des Compliancequotienten (C_Q) aus einem Volumen-Druck-Diagramm heraus möglich (2).

Chemisch wird der Surfactant als ein Dipalmitoyl-Lecithin beschrieben, der seine spezifische Aktivität in einem Lipoproteinkomplex entwickelt.

Im Rahmen des posttraumatischen Geschehens stehen unter anderem atelektatische Lungenveränderungen mikromorphologisch im Vordergrund.

In den vorliegenden Untersuchungen soll geklärt werden, ob Korrelationen zwischen Veränderungen des Compliancequotienten (C_Q) und einer veränderten Veresterungsrate der Palmitinsäure ($C_{16}O$) in der Phospholipidfraktion der vor der Entnahme, in vivo entbluteten Lungen, nach experimenteller Oberschenkelfraktur bestehen.

Kaninchen mit einem Durchschnittsgewicht von 2,5 kg wurden in Epontol^R-Kurznarkose der rechten Oberschenkel frakturiert (3).

Tabelle 1:

Kontrolle			Fraktur		
Nr.	C_Q	$\%C_{16}O$	Nr.	C_Q	$\%C_{16}O$
20	3,00	41,29	29	2,31	35,25
21	3,00	41,30	31	1,65	27,99
22	3,02	42,86	32	2,64	35,60
23	3,01		33	2,78	39,19
25	3,02	41,72	35	2,27	35,31
26	3,08	48,72	37	2,29	32,75
$\bar{x} \pm s$	3,03	43,18		2,32	34,58
	$\pm 0,06$	$\pm 3,18$		$\pm 0,39$	$\pm 3,43$

Nach 24 Stunden wurde in vivo ein Volumen-Druck-Diagramm registriert. Danach wurden die Lungen zur Entblutung orthograd über den rechten Ventrikel mit physiologischer Kochsalzlösung perfundiert. Nach Homogenisierung der Lunge und Elution der Lipide in Folchem Gemisch (Chloroform/Methanol: 2/1) wurden die Substrate zur Vortrennung dünnschichtchromatographisch aufgearbeitet. Gaschromatographisch wurden die Fettsäuren der einzelnen Fraktionen als Methylester bestimmt.

Gegenüber Kontrolltieren war der Compliancequotient (C_Q) von 3,03 auf 2,32 nach Fraktur signifikant verschlechtert (Tabelle 1). Gaschromatographisch konnten wir vor allem in der Phospholipidfraktion der entbluteten Lungen eine signifikante Erniedrigung der veresterten Palmitinsäure ($C_{16}O$) von 43,18% bei Kontrollen auf 34,58% nach Fraktur finden (Tabelle 1).

Die Abhängigkeit der Synthese des Surfactant als ein Dipalmitoyl-Lecithin von einer ausreichend vorhandenen Menge an Palmitinsäure läßt durch die veränderte Surfactantaktivität nach experimenteller Oberschenkelfraktur in Zusammenhang mit der Konzentrationserniedrigung der Palmitinsäure in der Phospholipidfraktion der Lunge folgenden Schluß zu:
Die Konzentrationserniedrigung der Palmitinsäure in der Phospholipidfraktion der entbluteten Schocklunge bedingt einen entsprechenden Aktivitätsverlust des Surfactant (4).
Das Zustandsbild der Atelektasen kann dadurch erklärt werden.

Wir glauben, die Konzentrationserniedrigung der Palmitinsäure in Zusammenhang mit einer Fettstoffwechselaktivität der Lunge sehen zu können.

Zusammenfassung: An einem Frakturmodell an Kaninchen zur Stimulierung eines posttraumatischen Zustandsbildes wird versucht, durch vergleichende funktionelle und gaschromatographische Untersuchungen, Zusammenhänge zwischen veränderter Veresterungsrate der Palmitinsäure in den Lungenphospholipiden und dem erniedrigten Compliancequotienten aufzuzeigen. Eine mögliche Fettstoffwechselaktivität der Lunge im posttraumatischen Geschehen wird diskutiert.

Summary: On rabbits an experimental fracture of the femur was carried out thus simulating to a large extent the clinical syndrome of fat embolism.
Comparing the results of investigations of lung functions with those of gas-liquid-chromatographical examinations a correlation was to be seen between reduced values of palmitic acid in the lung phospholipids and a decreased compliance quotient.

Literatur:

1. v. Neergard, K. : Neue Auffassungen über einen Grundbegriff der Atemmechanik. Die Retraktionskraft der Lunge, abhängig von der Oberflächenspannung in den Alveolen. Z. ges. exp. Med. 66, 373 (1929)

2. Baum, M., Benzer, H. Lepier, W., Tölle, W.: Die Bedeutung der Hysterese für die künstliche Beatmung von Neugeborenen. Pneumonologie 144, 2o6 (1971)

3. Blümel, G., Huth, K.: Experimentelle Untersuchungen an einem Frakturmodell am Kaninchen. Acta Chir. Austriaca 5, 145 (1971)

4. Morgan, T.E., Finley, T.N., Huber, G.L., Fialkow, M.: Alterations in pulmonary lipids during exposure to increased oxygen tension. J. of clin. Invest. 44, 1737 (1965)

Dr. W. Tölle
Institut für Experimentelle
Chirurgie der Technischen
Universität München
8ooo München 8o
Ismaningerstr. 22

64. Der Pulmonalkreislauf des Hundes im haemorrhagischen Schock nach Retransfusion, Haemodilution und Zusatztherapie von Corticoiden

H. Becker, M.M. Linder, W. Hartel und P. Alken

Chirurgische Klinik des Krankenhauses Nordwest, Frankfurt/Main
(Direktor: Prof. Dr. E. Ungeheuer)

Die oft unbeeinflußbaren Komplikationen des haemorrhagischen Schocks nach alleinigem Volumenersatz gaben zu diesen Untersuchungen Anlaß: am Beispiel des Lungenkreislaufs sollte untersucht werden, ob der zusätzliche Einsatz von Kortikoiden zu günstigeren Ergebnissen führt. Als Kriterien wurden neben haemodynamischen Größen besonders die Blutgaswerte herangezogen.

Methodik: Die Untersuchungen erfolgten an 21 Beagle-Hunden beiderlei Geschlechts mit einem Durchschnittsgewicht von 17,6 kg. Die Tiere wurden mit 25 mg/kg Körpergewicht Pentobarbital-Natrium (Nembutal[R]) narkotisiert, mit Suxamethoniumchlorid (Succinyl-Asta[R]) relaxiert und nach orotrachealer Intubation mit Zimmerluft (2o, 94% O_2) beatmet. Der positive Beatmungsdruck überstieg 2o cm Wassersäule nicht. Zu den verschiedenen Messungen wurden die A. femoralis superficialis, die V. jugularis externa und nach linksseitiger Thorakotomie und Pericardiotomie die A. pulmonalis freigelegt und in das linke Herzohr ein Thermofühler und ein Druckkatheter eingebunden. Fortlaufend wurden der P. art. pulm., P. atr. sin., P. art. fem., der Flow in der A. pulmonalis, das EKG und das exspiratorische CO_2 registriert. Vor Entblutungsbeginn, am Ende des Schockstadiums und nach der Retransfusion bzw. -infusion erfolgten Messungen der pulmonalen Kreislaufzeit, des Siebungsdrucks sowie von Hb, HK, PO_2, PCO_2 und pH im arteriellen und venösen Blut. Durch intermittierende Entblutung - Schockmodell von Wiggers - ließ sich der arterielle Mitteldruck auf 4o mm Hg senken. Nach einem Schockstadium von 3o - 4o min erfolgte in Gruppe 1 (n=6) die alleinige Retransfusion des entnommenen Blutes, in Gruppe 2 (n=5) die Retransfusion mit gleichzeitiger Gabe von 3o mg/kg Körpergewicht Natrium-6-Methyl= prednisolon-hemisuccinat (Urbason[R] solubile forte) zu Anfang der Retransfusion, in Gruppe 3 (n=5) der Ersatz

---
[+]Die Untersuchungen wurden in der Abteilung Pharmakologie der Farbwerke Hoechst (Leiter: Prof. Dr. G. Vogel), Labor Dr. R. Muschaweck, unter technischer Assistenz von Herrn J. Wessely und Frau R. Nawrot durchgeführt.

Tabelle 1: Drucke der A. pulmonalis, des linken Vorhofs, der A. femoralis und Flow in der A. pulmonalis nach Retransfusion, Volumensubstitution und Medikation von Urbason^R.

		P. atr. sin. (mm Hg)	P. art. pulm. (mm Hg)	Flow-A. pulmonalis (l/min)	P. art. fem. (mm Hg)
Retransfusion	vor	6,0 +- 1,3	13,0 +- 3,3	2,33 +- 0,79	111 +- 5
	nach	6,7 +- 2,0	12,4 +- 5,3	2,5 +- 0,69	111 +- 21
Retransfusion und Urbason^R	vor	8,2 +- 3,0	18,3 +- 3,6	1,85 +- 0,6	123 +- 14,4
	nach	8,7 +- 2,2	21,4 +- 6,0	2,28 +- 0,68	124 +- 16,4
Haemaccel^R	vor	6,13 +- 3,07	17,5 +- 6,0	2,6 +- 0,3	117 +- 6,5
	nach	7,5 +- 3,7	26,8 +- 6,2	4,87 +- 0,55	113 +- 21,7
Haemaccel^R und Urbason^R	vor	4,9 +- 1,7	14,9 +- 7,5	1,86 +- 0,67	115 +- 10
	nach	9,6 +- 3,2	25,5 +- 9,5	3,77 +- 1,51	117 +- 13,5

des entnommenen Blutvolumens durch 3,5%ige Gelatine in isotoner Lösung (Haemaccel^R) und in Gruppe 4 (n=5) der Volumenersatz durch 3,5%ige Gelatine in isotoner Lösung (Haemaccel^R) mit gleichzeitiger intravenöser Injektion von 3o mg/kg Körpergewicht Natrium-6-Methylprednisolon-hemisuccinat (Urbason^R solubile forte) zu Beginn der Infusion.

Ergebnisse: In allen 4 Gruppen konnten nach Retransfusion bzw. Infusion mit und ohne Urbason^R höhere Druckwerte in der A. pulmonalis sowie im linken Vorhof gemessen werden. Auch der Durchfluß durch die A. pulmonalis erhöhte sich. Der arterielle Mitteldruck war nach Retransfusion, Retransfusion mit Urbason^R und nach Haemaccel^R mit Urbason^R gleich den Ausgangswerten; nach Haemaccel^R allein fiel ein geringer Abfall des arteriellen Mitteldrucks auf (Tabelle 1). Die Herzfrequenz/min stieg nach Volumenersatz mit Haemaccel^R sowie Haemaccel^R mit Urbason^R von $\bar{X}$ 18o auf 195 bzw. von $\bar{X}$ 169 auf 182 an. Sie verringerte sich dagegen nach Retransfusion und Retransfusion mit gleichzeitiger Urbason^R-gabe von $\bar{X}$ 18o auf 167 bzw. von $\bar{X}$ 178 auf 145. Der Widerstand im Lungenkreislauf wurde nach der Formel

$$R_{pulm.} = \frac{(P.\ art.\ pulm\ mmHg - P.\ atr.\ sin.\ mmHg) \cdot 1332}{Flow\ ml/sec}$$

berechnet. Er zeigt bei allen Tieren eine erhebliche Zunahme im Schock. Nach Retransfusion bzw. Volumenersatz mit und ohne Urbason^R verminderte sich der Strömungswiderstand unter den Ausgangswert. Die pulmonale Kreislaufzeit - Dauer des Blutflusses von der A. pulmonalis bis in den linken Vorhof - wurde mit Hilfe eines Thermofühlers im linken Vorhof gemessen. In nur 2o% der Fälle lag der Wert der Kreislaufzeit in der Schockphase unter dem Ausgangswert; dies könnte für einen Shunt-Flow über AV-Kurzschlüsse sprechen. Bei allen anderen Tieren waren die Werte wegen des im Schock verlangsamten Flows bis zu $\bar{X}$ 2,87-1,19 sec verlängert. Nach alleiniger Volumensubstitution und in Verbindung mit Urbason^R sank wegen der Blutverdünnung die pulmonale Kreislaufzeit unter den Ausgangswert: von $\bar{X}$ 1,16-o,17 auf 1,o4-o,21 sec bzw. von $\bar{X}$ 1,625-o,741 auf 1,187-o,627 sec.. Bei den Gruppen mit Retransfusion und Retransfusion mit Urbason^R wurden für die Kreislaufzeit als Ausgangswerte o,9-o,4 sec bzw. o,98-o,32 sec im Schock 2,o-o,4 sec bzw. 2,o-1,2 sec und nach Wiederauffüllung 1,17-o,42 bzw. 1,2-o,5 sec gemessen. Damit ist die pulmonale Kreislaufzeit nach Volumensubstitution mit Haemaccel^R signifikant kürzer als die nach Retransfusion. Als qualitativer Nachweis der Aggregatwirkung auf die Mikrozirkulation wurde der Siebungsdruck gemessen, dessen Ausgangswerte vor der Entblutung zwischen 2o-8,8 bis 55-23,5 mm Hg lagen. Im Schock wurde der Mittelwert mit 224-71 als Maximum gemessen. Nach Infusion von Haemaccel^R bzw. Haemaccel^R mit Urbason^R ging der Siebungsdruck unter den Ausgangswert zurück (von 51-2o,56 auf 3o-12,2 mm Hg, bzw. von 55-23,2 auf 51-25,3 mm Hg). Die Drucke nach

Retransfusion und Retransfusion mit Urbason^R erreichen den jeweiligen Ausgangswert nicht (von 2o$\pm$8,8 auf 29,6$\pm$16,o mm Hg bzw. 31,7$\pm$29,3 auf 33,4$\pm$13,1 mm Hg). Der signifikant stärkere Abfall des Siebungsdrucks unter den Ausgangswert bei Volumenersatz mit Gelatine ist durch die Verringerung des Hämatokrits und durch Plasmaverdünnung bedingt. Unter Corticosteroiden wird nach Weil die O_2-Abgabe durch Verbesserung der Mikrozirkulation vermutlich durch gefäßerweiternde Wirkung bei haemorrhagischem Schock erhöht; dies hat eine Verringerung der metabolischen Azidose zur Folge. Vergleicht man unsere Ergebnisse mit diesen, so zeigt sich, daß der arterielle PO_2 nach Retransfusion und Urbason^R ansteigt (67$\pm$11 auf 73,6$\pm$8,2 mm Hg), nach alleiniger Retransfusion keine Änderung gegenüber dem Ausgangswert erfährt (61,5$\pm$7,7 auf 6o,3$\pm$5,5 mm Hg), nach Haemaccel^R und Urbason^R abfällt. (7o,2$\pm$1o auf 64,6$\pm$18,5 mm Hg) und nach alleiniger Haemaccel^R gabe einen noch stärkeren Abfall zeigt (62,6$\pm$7,5 auf 53,4$\pm$13,6 mm Hg). Das arterielle pH verschiebt sich in allen 4 Gruppen nach der sauren Seite: am wenigsten azidotisch wurden die Tiere mit Retransfusion und Urbason^R (7,4o-o,12 auf 7,31-o,13). Es besteht ein signifikanter Unterschied zur alleinigen Retransfusion.

Zusammenfassung:
I. Der Widerstand im pulmonalen Kreislauf sinkt sowohl nach Retransfusion als auch nach Haemodilution.
II. Die pulmonale Kreislaufzeit ist im Schock in 8o% der Fälle verlängert. Nach Haemodilution ist sie signifikant kürzer als nach Retransfusion.
III. Nach Haemodilution, auch in Verbindung mit Urbason^R steigt der arterielle PO_2 nach dem Schockstadium an. Er erreicht jedoch nicht den Ausgangswert. Bei Retransfusion und Urbason^R übersteigt der $PO_2^{art.}$ den Ausgangswert, bei alleiniger Retransfusion kehrt er zum Ausgangspunkt zurück.
IV. Von allen volumenauffüllenden Maßnahmen war nach Retransfusion und Urbason^R der geringste pH-Abfall im arteriellen Blut zu verzeichnen.
V. Nach Haemodilution sinkt der Filtrationsdruck unter den Ausgangswert, nach Retransfusion mit und ohne Urbason^R liegt er darüber.

Summary: In the haemorrhagic shock there is (1) a decrease of pulmonary vascular resistance after retransfusion as well as after hemodilution. (2) Pulmonary circulation-time is prolongued in 8o% of all cases. After hemodilution it is significantly shorter than after retransfusion. (3) After hemodilution the arterial pO_2 rises, also when combined with Urbason$^{(R)}$, the arterial pO_2 rises above the initial value; when simply retransfusing, it returns to its initial pO_2. (4) The least decline of the arterial pH was noted following retransfusion in combination with Urbason$^{(R)}$. (5) After hemodilution the filtration pressure (Swank) decreases belowe the initial value, while retransfusion with or without Urbason$^{(R)}$ results in a higher value.

Literatur:

1. Dietzman, R.H., G.J. Motsay, R.C. Lillehei: Die Anwendung von Arzneimitteln bei der Schock-Behandlung. Internist 12, 1o3 (1971)

2. Weil, M.H.: Experimentelle Untersuchungen zur Anwendung von Kortikosteroiden für die Behandlung eines Schocks nach Endotoxin oder Blutverlust. Schock. F.K. Schattauer, Stuttgart-New York 351 (197o)

Dr. H. Becker
Chirurgische Klinik
Krankenhaus Nordwest
6ooo Frankfurt-Praunheim
Steinbacher Hohl 2 - 26

65. Veränderungen der Blutgerinnung bei der pulmonalen Mikroembolie nach experimentellem Trauma

W.W. Saggau und H.E. Ulmer

Abteilung für Experimentelle Chirurgie Heidelberg (Vorstand: Prof. Dr. J. Schmier), Chirurgische Universitätsklinik Heidelberg (Direktor: Prof. Dr. F. Linder) und Universitäts-Kinderklinik Heidelberg (Direktor: Prof. Dr. H. Bickel)

Bei Patienten mit multiplen Frakturen der großen Röhrenknochen und protrahiertem traumatischen Schock sind neben der akuten Kreislaufbelastung besonders Störungen der Blutgerinnung und des Fettstoffwechsels für den klinischen Verlauf entscheidend. Als Spätkomplikation kommt es zum sog. pulmonalen Mikroemboliesyndrom (R.F. Wilson). Zunächst in Normovolämie und anschliessender kontrollierter Hypovolämie sollen die Veränderungen der Blutgerinnung und des Fettstoffwechsels in der Frühphase der pulmonalen Mikroembolie nach einem standardisierten Trauma untersucht werden.

Methodik: Bei 16 von 24 Bastardhunden wird in Barbituratnarkose durch offene Osteotomie beider Tibiaknochen ein standardisiertes Trauma erzeugt. Nach dem Trauma werden über 5 Stunden zur Beurteilung der Blutgerinnung das TEG, die Thrombinzeit, die Fibrinogenkonzentration, die Fibrinogenmonomere, die Gesamtzahl der Thrombozyten und die einzelnen Thrombozytenfraktionen bestimmt. Als Parameter des Fettstoffwechsels werden Triglyzeride, freie Fettsäuren, freies Glyzerin und Cholesterin quantitativ bestimmt. Der arterielle Blutdruck und der Druck in der A. pulmonalis werden als hämodynamische Bezugsgrößen fortlaufend registriert. Das Herzzeitvolumen wird mit der Kälteverdünnungsmethode alle 3o min gemessen. Anschließend wird bei einem Teil der Tiere kontinuierlich über 1 Stunde die Hälfte des mit 8o ml kg^{-1} KG angenommenen Blutvolumens entzogen.

Ergebnisse und Diskussion: Bei konstantem arteriellen Blutdruck fällt das Herzzeitvolumen schon vor dem Blutentzug leicht ab. Gleichzeitig steigen der Druck in der Pulmonalarterie und der Widerstand der Lungenstrombahn durch die Hypovolämie an. Bereits unmittelbar nach dem Trauma steigt der Nachweis von Fibrinmonomeren im Serum eine gesteigerte Gerinnungsaktivität an. Dies ist in erster Linie verursacht durch das Einschwemmen thromboplastischer Substanzen aus dem traumatisierten Gebiet (D.S.

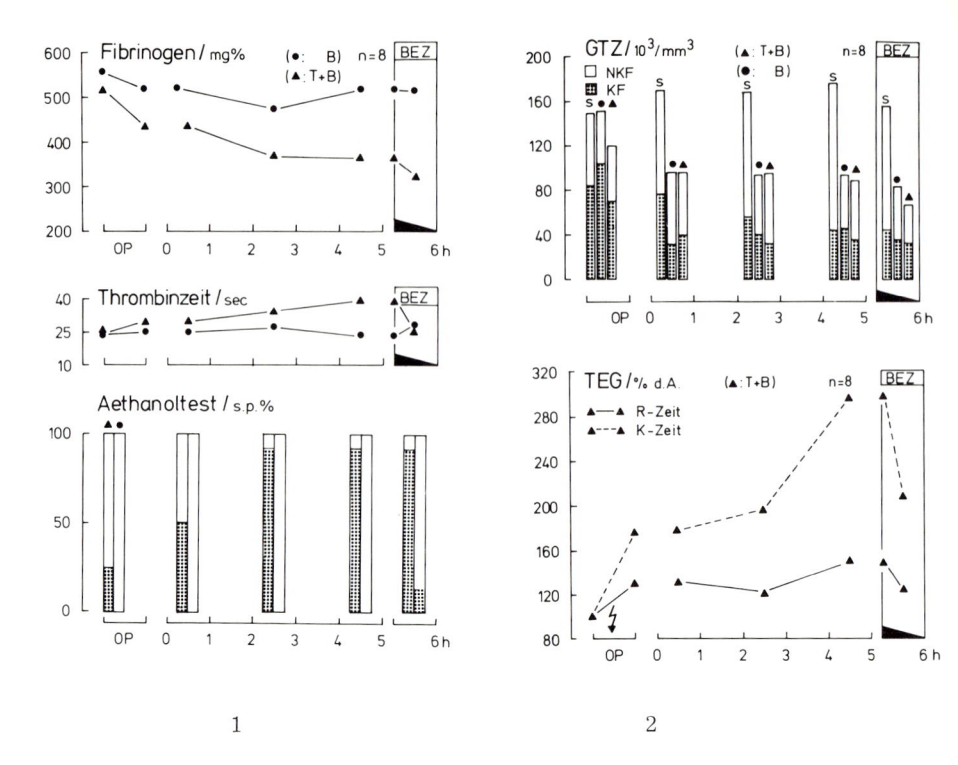

Abb. 1: Verlauf des Fibrinogenspiegels und der Thrombinzeit im Verlauf der traumatogenen pulmonalen Mikroembolie. Der positive Aethanoltest (gepunktete Säule) zeigt das zunehmende Auftreten von Fibrinmonomeren bei den traumatisierten Tieren.
Traumagruppe mit Blutentzug (BEZ) : ▲——▲
Gruppe ohne Trauma mit Blutentzug (BEZ) : △——△

Abb. 2: Verhalten der Gesamtthrombozytenzahl (GTZ), der Nicht-Klebrigen-Thrombozyten-Fraktion (NKF) und der Klebrigen-Thrombozyten-Fraktion (KF) bei der traumatogenen pulmonalen Mikroembolie. Symbole entsprechen Abb. 1. Zusätzlich Vergleichsgruppe S. Thromboelastographische Veränderungen der Traumagruppe.

Bradford). Der Fibrinogenspiegel fällt von 527 mg% auf minimal 366 mg% ab. Zeitgleich vermindert sich die Gesamtthrombozytenzahl. Ursache ist die nahezu ausschließliche Abnahme der klebrigen Fraktion um 37%. Ein gleichartiger Thrombozytensturz findet sich erstaunlicherweise auch bei den Tieren ohne Trauma. Als Ursache sind die intravasalen Meßkatheter aus verschiedenem Material anzusehen, da nur eine Vergleichsgruppe ohne Katheter diesen Thrombozytensturz nicht zeigt (Abb. 1 und Abb. 2).

Das TEG als globaler Gerinnungstest zeigt im weiteren Verlauf eine Verlängerung der r-Zeit auf 154 % und der k-Zeit auf 282% des Ausgangswertes als Zeichen eines kontinuierlichen Verbrauchs gerinnungsaktiver Substanzen. Zugleich setzt reaktiv eine sekundäre Fibrinolyse ein. Die dabei auftretenden Fibrinogenspaltprodukte lassen sich aufgrund ihrer gerinnungsinhibierenden Wirkung durch eine Verlängerung der Thrombinzeit auf 138% des Ausgangswertes nachweisen.

Der zusätzliche Blutentzug 5 Stunden nach Trauma bei insgesamt 16 Tieren führt zu einer Erhöhung des plasmatischen Gerinnungspotentials. Die weitere Einschwemmung thromboplastischer Substanzen aus dem peritraumatischen Ödem überwiegt das erschöpfte Fibrinolysepotential (T. Saldeen). Obwohl im Serum die Triglyzeride akut um 33% gegenüber dem Ausgangswert ansteigen, sind beim pulmonalen Mikroemboliesyndrom in der Lunge massive Fettablagerungen morphologisch nicht nachweisbar. Dagegen zeigen histologische Untersuchungen der Lunge bei Tieren mit Trauma und zusätzlichem Blutentzug in der kapillaren Lungenstrombahn reichlich Mikrothromben aus Fibrin, Thrombozytenaggregaten und Beimischungen aus Fett.

Zusammenfassung: Bei 16 von 24 Bastardhunden wird ein standardisiertes Knochentrauma erzeugt. Nach einer 5-stündigen Beobachtungszeit wird bei einem Teil der Tiere die Hälfte des angenommenen Blutvolumens entzogen. Kein Tier der Traumagruppe überlebt im Gegensatz zu den nicht traumatisierten Tieren den Blutentzug. Nach einer initialen Phase der Hyperkoagulabilität kommt es bei den traumatisierten Tieren zur Bildung zunächst reversibler Mikroaggregate in der Lunge. Reaktiv entwickelt sich eine sekundäre Fibrinolyse. Der anschließende Blutentzug verursacht durch eine weitere Gerinnungsaktivierung bei verbrauchter und gehemmter Fibrinolyse eine disseminierte intravasale Gerinnung mit irreversibler pulmonaler Mikrothrombosierung.

Summary: 16 of 24 mongrel dogs are subjected to a standardized bilateral bone trauma. After a period of 5 hours, 5o% of the calculated blood volume is withdrawn In contrast to the animals without preceeding trauma, none of the injured animals survives the hemorrhage. After an initial period of hypercoagulability there are reversible pulmonary microaggregations in the injured animals. Secondary fibrinolysis develops. A further increase in coagulation is caused by the following hemorrhage. In combination with decreased and inhibited fibrinolysis a disseminated intravascular coagulation is found and results in irreversible pulmonary microthrombosis.

Literatur:

1. Bradford, D.A.: J. Trauma 1o , 3o7 (197o)

2. Saldeen, T.: J. Trauma 1o, 287 (197o)

3. Wilson, R.F. : Arch. Surg. 98 , 539 (1969)

Dr. W.W. Saggau
Chirurgische Universitätsklinik
69oo   Heidelberg
Kirschnerstr. 1

66. Experimente zur Abwehr des haemorrhagischen Schocks bei Hunden durch Vorbehandlung mit „strahlendetoxifiziertem Endotoxin"

A. Balogh und L. Berták

IV. Chirurgische Klinik der Medizinischen Universität Semmelweis, Budapest (Direktor: Prof. Dr. J. Kudász) und Landesforschungsinstitut "F.J. Curie" für Strahlenbiologie und Strahlenhygiene (Direktor: Prof. T. Predmerszky)

Die Wirkung des bakteriellen Endotoxins auf den Kreislauf ist seit Jahrzehnten bekannt. Neuerdings messen Fine, Lillehei und andere auf Grund ihrer Experimente den in den Kreislauf gelangenden Endotoxinen bei der Entwicklung des Schockzustandes und vielleicht dessen Irreversibilität eine bedeutende Rolle bei. Auf der Grundlage dieser Ergebnisse starteten wir Experimente, um die Mortalität der Schockzustände verschiedener Ätiologie durch Verhütung der Endotoxinwirkung zu vermindern. Neuerdings gelang es Berták, Kocsár, Bereznay, Várterész und Antoni aus dem Endotoxin der Escherichia coli mit ionisierender Bestrahlung ein detoxifiziertes Produkt herzustellen, welches die Toleranz auslösende und natürliche Widerstandsfähigkeit steigernde Wirkung des Endotoxins (Beeson) beibehielt, jedoch seine toxischen Eigenschaften verlor. Dieses durch Bestrahlung detoxifizierte Endotoxin (Strahlenendotoxoid) wird unter dem Namen "Tolerin" in den Handel gebracht.

Auf Grund der Erfahrungen unserer früheren Experimente und der Angaben der Literatur hielten wir es für lohnend zu untersuchen, ob durch Vorbehandlung mit strahlendetoxifiziertem Endotoxin die Letalität des haemorrhagischen Schocks der Hunde vermindert werden könnte.

Bei 9 bis 16 kg schweren Bastardhunden zweierlei Geschlechts ohne besondere Auswahl führten wir unsere Experimente durch. In Lokalanaesthesie präparierten und kanülierten wir auf einer Seite die Vena und die Arteria femoralis. Zum Entbluten verwendeten wir einen Glaszylinder, der mit der arteriellen Kanüle verbunden war. Die Entblutung wurde in der Weise vorgenommen, daß der Druck der Blutsäule im Reservoir 35 mm Hg blieb. Die 35 mm Hg - Hypotonie dauerte 15o min. Nach Ablauf der 15o min wurde im Falle des Überlebens die Hypotonie beendet und der Blutverlust durch venöse Retransfusion ausgeglichen. - Es wurde regi-

293

striert, inwieweit die Tiere bereits während des Schockversuches bzw. in den danach folgenden 8, 25 oder 48 Stunden verstarben. Überlebenszeiten von mehr als 48 Stunden wurden als endgültig betrachtet . - Die Vorbehandlung erfolgte durch das nach der Methode von Bertók und Mitarbeitern hergestellte strahlendetoxifizierte Endotoxin (Tolerin). 4 mg lyofilisiertes Tolerin wurde in 1o ml steriler physiologischer Kochsalzlösung aufgelöst und intraperitoneal appliziert. Die Versuche wurden in 3 Gruppen eingeteilt: eine Kontrollgruppe wurde den Schockversuchen ohne Vo behandlung unterzogen, je eine weitere Tiergruppe wurde vorbehan delt und entweder nach 24 Stunden oder nach 48 Stunden einem haemorrhagischen Schock unterworfen.

Die Ergebnisse unserer Untersuchungen sind in Tabelle 1 zusammengefaßt. Diese Angaben zeigen, daß die Tolerin-Vorbehandlung innerhalb 48 Stunden eine bedeutende Resistenz hervorruft. Wir nehmen an, daß die mit der strahlendetoxifizierten Endotoxin-Vorbehandlung gewonnene Resistenz die Wirkung der Endotoxinaemie, die im Verlauf des Schockzustandes entsteht, verhindert.

Tabelle 1: Veränderung der Letalität infolge haemorrhagischen Schocks nach Vorbehandlung mit strahlendetoxifiziertem Endotoxin. (Hypotonie von 35 mm Hg für 15o min; 4 mg Tolerin intraperitoneal)

Gruppe	n	Während der Hypotonie verstorben n	Nach der Hypotonie verstorben in Stunden			Überlebende n
			8	24	48	
1.+	12	8	-	2	-	2
2.++	5	5	-	-	-	-
3.+++	1o	-	1	1	-	8

1.+ Kontrollgruppe
2.++ vorbehandelt mit 4 mg Tolerin intraperitoneal 24 Stunden vor dem Schock
3.+++ vorbehandelt mit 4 mg Tolerin intraperitoneal 48 Stunden vor dem Schock

Zusammenfassung: Es wird bewiesen, daß mit 4 mg strahlendetoxifiziertem Endotoxin (Tolerin) intraperitoneal die Mortalität des haemorrhagischen Schocks, der nach 48 Stunden ausgelöst wurde, bei 8 von 1o Hunden verhindert wurde. Die Bedeutung der gesteigerten natürlichen Widerstandsfähigkeit bei der Abwehr des haemorrhagischen Schocks wird betont.

Summary: It was possible to prove that intraperitoneal application of 4 mg Tolerin (endotoxindetoxified by irradiation) can prevent fatal outcome following hemorrhagic shock 48 hrs after pretreatment in 8 of 1o dogs. The importance of increased natural resistence for the tolerance of hemorrhagic shock is stressed.

Dr. A. Balogh
IV Chirurgische Klinik der
Medizinischen Semmelweis-
Universität
Budapest/ Ungarn
Varosmajor u. 68

67. Die korrigierte Messung der NAD (P) H'-Fluorescenz der Rattenleber in vivo am Modell des haemorrhagischen Schocks

H. Rahmer und M. Kessler

Max-Planck-Institut für Systemphysiologie, Abtlg. Physiologie II Dortmund (Leiter: Prof. Dr. M. Kessler) und Chirurgische Universitätsklinik Tübingen (Direktor: Prof. Dr. L. Koslowski)

Im hämorrhagischen Schock kommt es frühzeitig zu einer Gewebsanoxie. Durch die Messung der Sauerstoffspannung im Gewebe konnte dies an verschiedenen Organen erfaßt werden (1, 5). Besonders geeignet für Untersuchungen am Organ in situ sind auch oberflächenphotometrische Meßverfahren, bei denen Fluoreszenz- und Absorptionssignale registriert werden können. Mit der Messung der NAD (P) H-Fluoreszenz haben wir einen optischen Test, der uns die mit der Anoxie verbundene Änderung im Redoxzustand der Pyridinnukleotide direkt verfolgen läßt (2, 4).

Methodik:
a) Messung der NAD (P) H-Fluoreszenz. Sie wird durch ein UV-Licht von 366 nm über eine Ultropak-Optik angeregt und beim Emissionsmaximum von 466 nm durch einen Photomultiplier gemessen.

b) Messung der lokalen Hämoglobinkonzentration und der Hämoglobin-Oxygenierung. Beide Größen werden reflektometrisch simultan erfaßt bei 585 nm und 594 nm. Diese simultane Messung ist erforderlich, da die lokale Hämoglobinkonzentration die Fluoreszenzsignale erheblich beeinflußt (3). Die Absolutwerte können deshalb nur durch eine Korrektur ermittelt werden. Auch der Oxygenierungsgrad des Hämoglobins beeinflußt das Fluoreszenzsignal (3). Unter den gegebenen Versuchsbedingungen an der Rattenleber in situ ist jedoch der prozentuale Fehler relativ klein.

c) Korrektur der NAD (P) H-Fluoreszenz. Am Modell der isoliert perfundierten Rattenleber wurde das Perfusionsmedium mit steigenden Konzentrationen versetzt. Aus diesen Versuchen (n=24) konnte eine Eichkurve gewonnen werden, die die Abhängigkeit des Fluoreszenz- und Absorptionssignals von der Hb-Konzentration zeigt und somit eine Korrektur der Fluoreszenz ermöglicht (Abb. 1).

d) Schockmodell: Mit Urethan narkotisierte Wistar-Ratten (n=1o) wurden unter gleichzeitiger Registrierung des arteriellen Blutdruckes schrittweise entblutet. Die Entblutung erfolgte über die A.

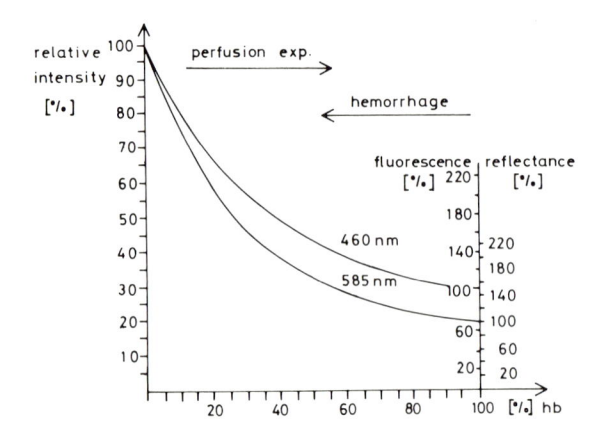

Abb. 1: Verhalten der Fluoreszenzemission der Pyridinnukleotide (460 nm) und der Reflektion (585 nm) bei Erhöhung der Hb-Konzentration (100% = 16 g% Hb) an der isoliert perfundierten Rattenleber. Bei Verwendung dieser Beziehung als Eichkurve wird der Wert bei 100% Hb als Ausgangspunkt genommen

femoralis, die Blutdruckregistrierung in der A. carotis.

Ergebnisse: In Analogie zu früheren Untersuchungen über die lokale Sauerstoffverteilung der Leber während der Entstehung eines hämorrhagischen Schocks (1) fanden wir einen sehr frühen Anstieg der NAD (P) H-Fluoreszenz (während der 3. Entblutungsstufe). Dieser Fluoreszenzanstieg spricht für eine Reduktion der Atmungsfermente als Folge einer beginnenden partiellen Anoxie des Gewebes. Zum selben Zeitpunkt ist eine Abnahme der lokalen Hb-Konzentration (verminderte Lichtabsorption bei 585 nm) und eine Desoxygenierung des Hämoglobins (als Differenzmessung zwischen 594 nm und 585 nm erfaßt) nachweisbar. Ein terminaler Fluoreszenzanstieg findet sich, wenn das Tier stirbt. Hierbei erlischt die Atmungstätigkeit der Zellen als Folge eines totalen Sauerstoffmangels im Gewebe. Dies führt zu einer vollständigen Reduktion der zellulären Pyridinnukleotide.

Zusammenfassung: Im hämorrhagischen Schock konnte durch Anwendung oberflächenphotometrischer Methoden ein frühzeitiger und progredienter Anstieg der NAD (P) H-Fluoreszenz auf die Leber in situ nachgewiesen werden. Gleichzeitig wurde eine Abnahme des lokalen Hämoglobingehaltes und der Hämoglobinoxygenierung registriert.

Summary: In order to detect a local tissue anoxia, we applied the surface fluorescence measurement of NAD(P)H on rats, which were subjected to hemorrhagic shock. Our equipment enabled us also to measure the local hemoglobin concentration and oxygenation. The

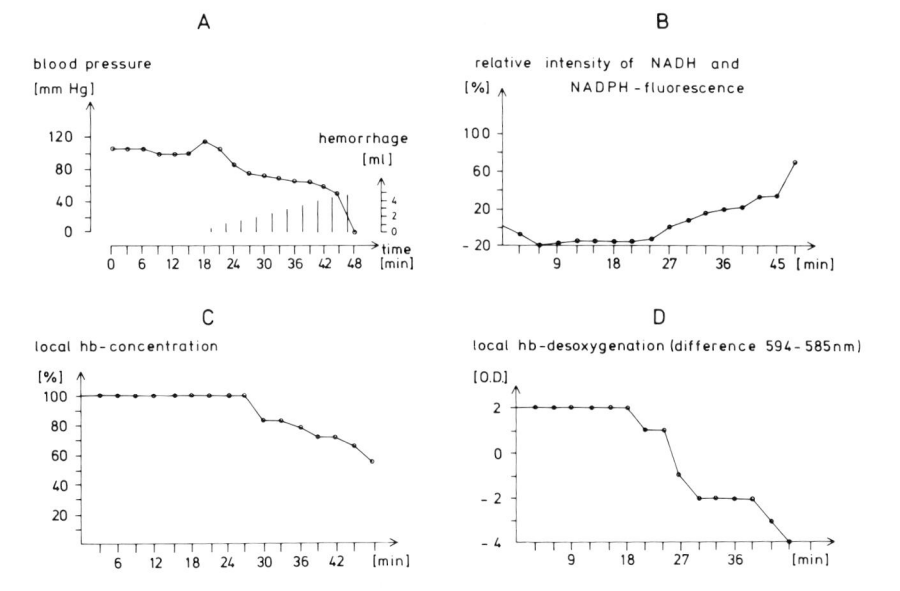

Abb. 2: Modellversuch "hämorrhagischer Schock"
Bild A: Verhalten des mittleren arteriellen Blutdruckes der narkotisierten Ratte vor und während Entblutung
Bild B: NAD (P) H-Fluoreszenz der Leberzellen, gemessen bei 46o nm; korrigiert unter Verwendung von Abb. 1
Bild C: Lokale Hämoglobinkonzentration in der Rattenleber in situ, gemessen bei 585 nm im reflektierten Licht; ausgewertet mit Hilfe der Korrekturfunktion von Abb. 1
Bild D: Lokale Hämoglobinoxygenierung in der Rattenleber in situ; berechnet aus der Differenz der Reflektionswerte bei 594 nm und 585 nm

results shows an increase in fluorescence in the early phase of shock, which continues during the bleeding. When the animal dies, another strong increase indicates the end of mitochondrial respiration.

Literatur:

1. Kessler, M., L. Görnandt, M. Thermann, H. Lang, K. Brand, W. Wessel: Oxygen supply. München-Berlin-Wien, Urban & Schwarzenberg 252 - 255 (1973)

2. Lang, H.. M. Kessler, H. Starlinger : Oxygen supply. München-Berlin-Wien, Urban & Schwarzenberg 193 - 198 (1973)

3. Rahmer, H., M. Kessler: Oxygen transport to tissue. Plenum Press 1973, 37A, 377 - 382

4. Chance, B., B. Schoener, F. Schindler: Oxygen in the animal organism. New York, Pergamon 367 - 388 (1963)

5. Sinagowitz, E., H. Rahmer, R. Rink, L. Görnandt, M. Kessler: Oxygen transport to tissue, Plenum Press 1973 37A, 5o5 - 511

Dr. H. Rahmer
Chirurgische Universitätsklinik
74oo Tübingen
Calwer Str. 7

68. Die Sauerstoffversorgung von Leber, Pankreas, Duodenum, Niere und Muskel während des haemorrhagischen Schocks

E. Sinagowitz, H. Rahmer, R. Rink, M. Kessler unter technischer Mitarbeit von B. Bölling, K. Hájek, J. Höper, K. Korak, D. Schmeling, R. Strehlau und K. Tlolka

Max-Planck-Institut für Systemphysiologie, Dortmund und School of Medicine, University of Louisville, Kentucky, USA

Die Messung des lokalen Sauerstoffdrucks im Gewebe ist eine der empfindlichsten Methoden zur Aufdeckung von Gewebehypoxien und Störungen der Mikrozirkulation (1). In früheren Versuchen wurde nachgewiesen, daß in der Frühphase des hämorrhagischen Schocks (HS) die Sauerstoffversorgung der Leber bei syst. Blutdruckwerten um 1oo mm Hg schon empfindlich gestört sein kann (1). Diese Befunde führten zu Untersuchungen, durch die geklärt werden sollte, wann während der Entwicklung des HS die Sauerstoffversorgung in anderen Organen gestört ist, in welcher zeitlichen Beziehung die Störungen zueinander stehen und welche Korrelationen mit hämodynamischen Parametern bestehen.

Methodik: 5 splenektomierte und heparinisierte Hunde wurden unter kontrollierter Beatmung mit einem Lachgas-Sauerstoff-Gemisch 3:1 schrittweise langsam entblutet. Im Abstand von 5 min wurde Blut entnommen (= o,1% KG), bis ein mittlerer arterieller Blutdruck von 4o mm Hg erreicht war (Gesamtentblutung = 2,2% KG = 28% BV). Nach einer Beobachtungsperiode von 15 - 45 min wurde das Volumendefizit mit Dextran-6o ausgeglichen. In festgelegten Abständen wurden folgende Meßgrößen ermittelt: Art. Blutdruck (diast., syst., integr. Mitteldruck), zentralvenöser Blutdruck, Herzfrequenz, Hämatokrit, Säure-Basen-Status, Blutgase (art., zentralvenös), Urinproduktion. Als wesentlichen Parameter jedoch bestimmten wir mit Mehrdrahtoberflächenelektroden nach Kessler (2) den Gewebssauerstoffdruck in Leber, Pankreas, Niere, Duodenum und musculus gracilis. Nach Exposition der Abdominalorgane über eine med. Laparotomie wurden je zwei Elektroden auf die Organoberflächen aufgesetzt. Durch Verschieben der Elektroden über insgesamt 6751 Meßstellen war es möglich, einen Einblick in die räumliche Verteilung des Gewebe-PO_2 zu erhalten.

Ergebnisse: Die Abb. 1 und 2 zeigen die simultane Registrierung des Gewebssauerstoffdrucks in Beziehung zum Blutdruck. Bis zu einer Entblutung von 1,6% des Körpergewichts bleibt der Blutdruck

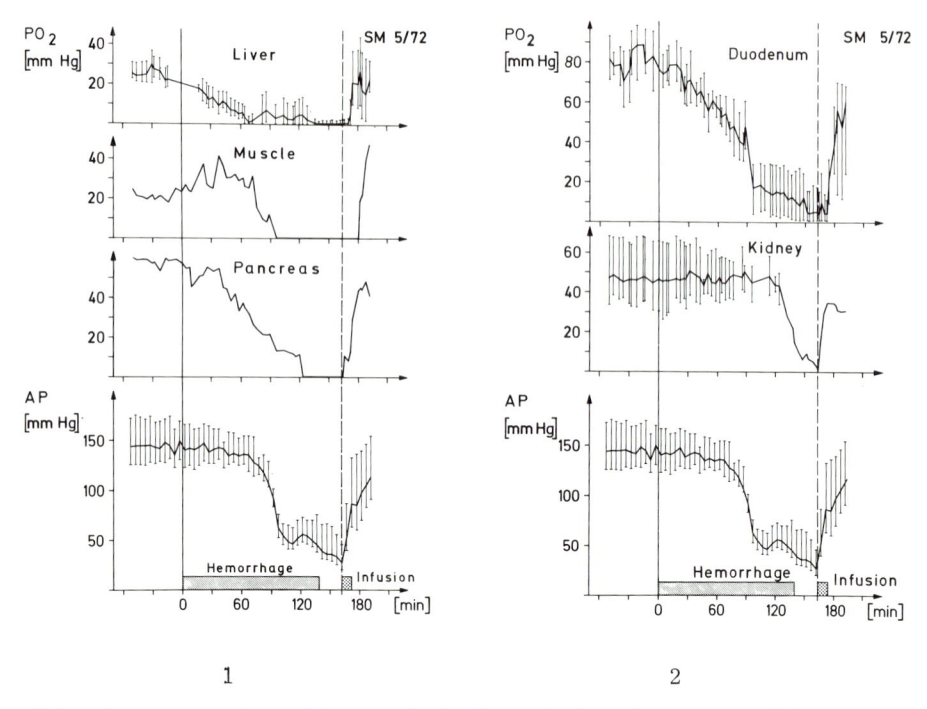

Abb. 1: Arterieller Blutdruck (AP) und Gewebssauerstoffdruck (PO_2) in Pankreas, Skelettmuskel und Leber während der Entwicklung des hämorrhagischen Schocks

Abb. 2: Arterieller Blutdruck (AP) und Gewebssauerstoffdruck PO_2) in Niere und Darm während der Entwicklung des hämorrhagischen Schocks

stabil, fällt dann in kurzer Zeit steil ab und sinkt dann nur noch langsam. Im Muskel kommt es zu einem sehr schnellen Sauerstoffdruckabfall; schon bei einem mittleren Blutdruck von 6o mm Hg findet sich vollständige Anoxie. Die Sauerstoffversorgung der Bauchorgane wird in unterschiedlicher Reihenfolge gestört. Im Pankreas fällt der PO_2 mit Beginn der Entblutung kontinuierlich ab; auch in diesem Organ ist schon vor Beendigung der Entblutung kein Sauerstoff meßbar. Bei noch normalem Blutdruck werden zuerst in der Leber hypoxische und anoxische Bezirke gefunden. In der Niere bleibt der PO_2 lange Zeit nahezu normal, wobei die Urinproduktion schon frühzeitig sistiert (Tabelle 1). Erst wenn der art. Mitteldruck schon einige Zeit unter 6o mm Hg gelegen hat, kommt es in der Niere zu einem steilen Abfall des PO_2. Auf der Serosaseite des Duodenums findet man erst in der Spätphase des HS anoxische Bezirke, obwohl auch hier schon frühzeitig eine kontinuierliche Senkung des Gewebe-PO_2 zu beobachten ist. Nach Reinfusion mit Dextran-6o ist mit einem raschen Anstieg des Blutdrucks schnell der Ausgangs-PO_2 erreicht, wobei die Erholung im Muskel und Duodenum etwas verzögert einsetzt. Der art.

Tabelle 1: Hämodynamik (art. Blutdruck = AP, zentralvenöser Blutdruck = CVP), Urinproduktion, pH und Blutgase während des hämorrhagischen Schocks (n = 5), Mittelwert ± SEM. I = vor Beginn der Entblutung, II = nach Erreichen eines mittleren art. Blutdrucks von 60 mm Hg, III = vor Infusionsbeginn, IV = nach Infusionsende.

	AP (mm Hg) diast.	mittl.	syst.	CVP (mm Hg)	Herzfrequenz	Urin (ml/5min)	pH	PO_2 (mm Hg) art.	zentralvenös	Hkt. %
I	126 ±3,0	135 ±5,0	162 ±4,7	4,7 ±0,7	180 ±15,5	2,4 ±0,8	7,41 ±0	122,2 ±5,5	61,8 ±3,0	43,6 ±1,9
II	45 ±0,8	53 ±1,2	70 ±4,6	3,4 ±0,3	161 ±18,1	0,15 ±0	7,28 ±0,04	119,3 ±5,9	55,3 ±6,25	40,6 ±1,3
III	26 ±4,3	33 ±3,7	38 ±4,2	3,1 ±0,5	177 ±11,4	0 ±0	7,15 ±0,04	107,9 ±10,4	35,7 ±3,2	37,6 ±1,7
IV	79 ±4,6	99 ±6,0	131 ±8,4	6,5 ±0,3	161 ±5,3	3,58 ±1,3	7,18 ±0,06	113,4 ±10,6	59,2 ±5,8	15,0 ±1,7

Sauerstoffdruck sinkt während des HS nur sehr geringfügig, während der zentralvenöse Sauerstoffdruck vor Infusionsbeginn deutlich abgefallen ist (Tabelle 1).

Diskussion: Während der Entstehung des HS kommt es in einer sehr frühen Phase zu einer Zentralisation des Kreislaufs. Am frühesten betroffen sind davon Skelettmuskulatur, Leber und Pankreas. Im Gegensatz zum HS kann bei ausschließlicher art. Hypoxie ein Sauerstoffmangel des Gewebes durch Umverteilung der Mikrozirkulation relativ gut kompensiert werden (3). Auch im HS kommt es in der Leber zunächst zu einer Umverteilung der Mikrozirkulation, die das Entstehen einer deletären lokalen Gewebsacidose hinauszögert. Die Kompensationsmechanismen sind jedoch bei Volumenmangelsituationen gegenüber reiner art. Hypoxie begrenzt. Dies unterstreicht die klinische Erfahrung, daß ein Volumenmangel unverzüglich durch Infusion ausgeglichen werden muß. Unsere Versuchsergebnisse zeigen auch eindeutig, daß in der Frühphase des HS durch Ausgleich der Hypovolämie die O_2-Versorgung der Gewebe schnell wieder normalisiert wird. Auch bei limitierter isovolämischer Hämodilution ist die O_2-Versorgung völlig ungestört (4). Eine kontinuierliche Überwachung der Sauerstoffversorgung im Gewebe wäre von großer klinischer Bedeutung. Mit modernen PO_2-Gewebeelektroden kann zumindestens auf Intensivpflegestationen die lokale O_2-Versorgung der Skelettmuskulatur des Patienten kontinuierlich überwacht werden. Damit ist es möglich, Volumenmangelsituationen in einer sehr frühen Phase zu erkennen und gezielt und kontrolliert zu behandeln. Auch eine kontinuierliche Messung des zentralvenösen PO_2 eignet sich gut zur Überwachung von Patienten. Die Interpretation des PO_2-Werte ist jedoch komplizierter; als Folge einer inhomogenen Kapillarlängenverteilung in den einzelnen Organen kommt es mit zunehmender Ischämie in den unterschiedlich langen Kapillaren zu einer ungleichmäßigen Abnahme der Mikrozirkulation. Dadurch variiert die O_2-Extraktion in den verschiedenen Kapillaren sehr stark. Trotz lokalem O_2-Mangel des Gewebes entsteht dadurch die paradoxe Situation, daß das ausreichende arterielle O_2-Angebot nur unzureichend utilisiert werden kann und dadurch ein relativ hoher mischvenöser Sauerstoffdruck resultiert.

Zusammenfassung: An 5 Hunden wurde gezeigt, daß während der Entwicklung des hämorrhagischen Schocks zuerst in der Leber anoxische Bezirke auftreten. Totale Anoxie entwickelt sich zuerst im Muskel, dann im Pankreas, während Störungen der Sauerstoffversorgung im Darm und in der Niere erst in der späten Phase des HS beobachtet werden.

Summary: In 5 dogs it was shown, that during the development of hemorrhagic shock anoxic areas first are found in the liver. Total anoxia develops first in the skeletal muscle then in the pancreas, whereas am impairment of oxygen supply to the kidney and to the intestine is observed in the late phase of hemorrhagic shock.

Literatur:

1. Kessler, M., Görnandt, L., Thermann, M., Lang, K., Brand, K., Wessel, W.: In : Kessler, M., Bruley, D.F., Clark, L.C., Lübbers, D.W., Silver, I.A., Strauss, J.: Oxygen supply, München-Berlin-Wien, Urban & Schwarzenberg, p. 252 (1973)

2. Kessler, M.: In : Lübbers, D.W., Luft, Z.C., Thews, G., Witzleb, E. : Oxygen transport in blood and tissue, Stuttgart, Thieme, p. 9o (1968)

3. Kessler, M., Lang, H., Sinagowitz, E., Rink, R., Höper, J.: In: Bicher, H.I., Bruley, D.F.: Oxygen transport to tissue. Plenum Press New York, p. 351 (1973)

4. Messmer, K., Sunder-Plassmann, L., Jesch, F., Görnandt, L., Sinagowitz, E., Kessler, M.: Res. exp. Med. 159, 152 (1973)

Dr. E. Sinagowitz
Urologische Abteilung der Chirurgischen Universitätsklinik
7800   Freiburg / Br.
Hugstetter Str. 55

69. Stoffwechselveränderungen und Restitution nach temporärer Tourniquet-Ischämie beim Menschen

M. Karpf, W. Stock, E. Gebert, J.D. Kruse-Jarres und W. Zimmermann

Chirurgische Universitätsklinik Freiburg/Br. (Direktor: Prof. Dr. M. Schwaiger) und Abteilung für Experimentelle Chirurgie der Universität Köln (Direktor: Prof. Dr. W. Isselhard)

In der Extremitätenchirurgie hat die pneumatische Blutsperre ihren festen Platz. Die von Esmarch empirisch angegebene 2-Stunden-Grenze ist heute noch verbindlich, ohne daß gezielte Untersuchungen dieses Problem abgegrenzt haben. Als Folge einer zu lange ausgedehnten Ischämie sind neurologische, funktionelle sowie morphologische Schäden gefürchtet (Volkmann). Die ischämische Toleranz der Skelettmuskulatur wurde von Stock und Mitarbeitern inzwischen durch tierexperimentelle Untersuchungen erarbeitet und mit 3 - 4 Stunden festgelegt. Ziel der vorliegenden Untersuchungen war es, unter klinischen Bedingungen Einblick in die ischämiebedingten Zellstoffwechselveränderungen zu gewinnen, sowie die Erholungsmöglichkeit in Abhängigkeit von der ischämischen Belastung abzugrenzen. Gleichzeitig sollte eine Aussage zur Gültigkeit der 2-Stunden-Grenze gemacht werden.

Methodik: Die Untersuchungen wurden an bisher 18 Patienten durchgeführt, die unter Anwendung einer pneumatischen Blutsperre operiert wurden. Nach Narkoseeinleitung mit Curare, Thiopental und Succinylcholin wurden die Patienten intubiert und in Narkose mit einem Sauerstoff-Lachgas-Halothan-Gemisch kontrolliert beatmet. Die Serumparameter wurden aus der Arteria dorsalis pedis und der Vena saphena magna an beiden unteren Extremitäten in festgelegten Abständen entnommen. Bestimmt wurden Blutgase, Laktat, Pyruvat, Elektrolyte, Glucose, Hb, Haematokrit und als Enzyme CPK und GOT. Zur Bestimmung der Gewebselektrolyte wurden jeweils kleine Muskelproben a 1oo mg nach Staib aufgearbeitet. Zusätzlich wurden Muskelstückchen nach der Wollenberger-Technik zur Bestimmung der Metabolite des Adenylsäure-Phosphokreatin-Systems und Glykolysezyklus vor Anlegen der Blutsperre, nach 12o min Ischämiedauer und nach 2 Stunden Wiederdurchblutung entnommen.

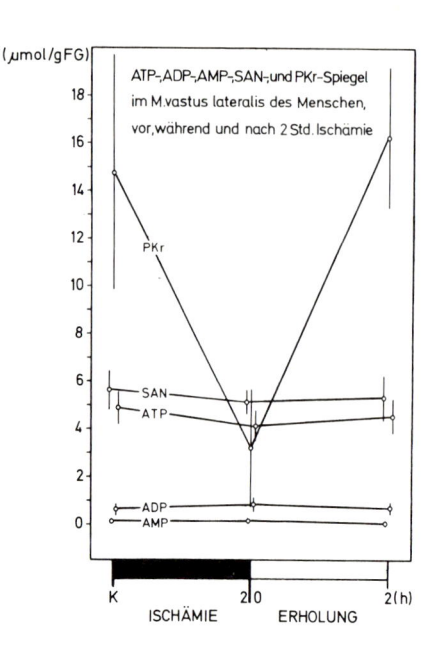

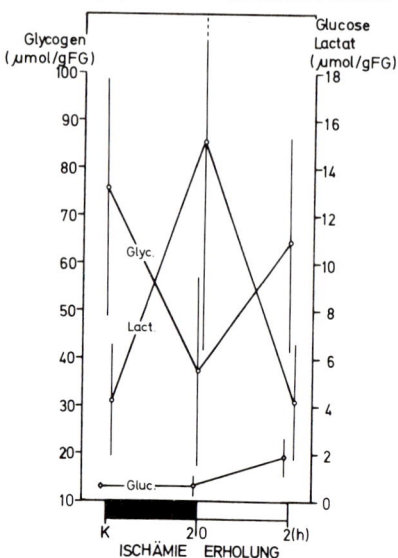

Abb. 1: Metabolite des energieverteilenden Adenylsäure-Phosphocreatin-Systems und des Glykolysezyklus während und nach 2-stündiger Ischämie

Ergebnisse: Unsere Ergebnisse - unter diesen Bedingungen entnommen - zeigen, daß eine 2-stündige Ischämie der Skelettmuskulatur gut toleriert wird. Den Metaboliten des Energiestoffwechsels kommt dabei die größte Aussagekraft zu. Vor Operationsbeginn wurden die bekannten Normwerte gefunden. Während der Ischämie fiel PKR als sensibelster Parameter von 14,76 auf 3,2o, ATP jedoch nur unwesentlich von 4,9o auf 4,15 ab, ADP und AMP zeigten keine Veränderungen. Glukogen - das wichtigste Substrat der Glykolyse im ischämischen Muskel - fiel in dieser Zeit von 75,77 auf 37,41, während Laktat als Hauptprodukt der anaeroben Glykolyse von 4,1o auf 15,77 μmol/g FG signifikant anstieg. Nach 2-stündiger postischämischer Erholung waren die Metabolite des Energiestoffwechsels wieder zur Norm angestiegen, eine Ausnahme bildete Glykogen, das zu 7o% ausgeglichen war (Abb. 1).

Bei den Serumelektrolyten zeigten während der Ischämie nur Kalium und Magnesium einen signifikanten Anstieg. Nach 2-stündiger Erholungsphase kam es jedoch zu einer Elektrolytverschiebung vom intra- zum extracellulären Raum. Natrium stieg intrazellulär von 19,o5 auf 32,67 signifikant an, während Kalium im selben Zeitraum von 111,93 auf 82,84 fiel (Tabelle 1).

Im Säure-Basen-Haushalt und bei den Blutgasen resultierte während der Ischämie eine deutliche Acidose mit konstantem Abfall von ph, PO_2, Base-excess, Standard-Bikarbonat und Sauerstoffsättigung

Tabelle 1: Veränderung der Elektrolytwerte während und nach 2 Stunden Tourniquet-Ischämie im Serum und Gewebe ♦= $p < 0,001$

n = 16	Natrium			Kalium		
	Serum (mval/l)	Gewebe (mval/kg)	intrazell. (mval/kg)	Serum (mval/l)	Gewebe (mval/kg)	intrazell. (mval/kg)
Ausgangswert	135,65 ± 2,98	36,56 ± 4,20	19,05 ± 5,16	3,84 ± 0,35	90,47 ± 11,57	105,72 ± 13,58
2 Std. Ischämie	137,00 ± 1,71	31,23 ± 9,60	12,98 ± 10,93	♦5,04 ± 0,57	95,93 ± 11,37	111,93 ± 13,34
2 Std. Erholung	135,00 ± 2,70	♦47,92 ± 11,15	♦32,67 ± 13,34	3,71 ± 0,31	♦70,95 ± 14,13	♦82,84 ± 16,61

und einem Anstieg von PCO_2, Laktat und Pyruvat (ausführliche Tabellen beim Verfasser). Dabei handelte es sich um eine kombinierte Acidose mit einer respiratorischen PCO_2-Erhöhung, die durch das Bicarbonat-Puffersystem nicht ausgeglichen werden konnte und einer metabolischen Lactat-Erhöhung, die eine Standard-Bicarbonat plus Base-Excess-Erniedrigung zur Folge hatte. Alle Werte zeigen jedoch, daß sich arteriell die Acidose stärker ausbildete als venös. Diese Beobachtung kann einerseits durch Bohr-Halldane-Effekt erklärt werden, andererseits ist durch Zimmermann nachgewiesen, daß die Granulozyten im sauerstoffreichen arteriellen Milieu eine wesentlich höhere Stoffwechselrate haben als im sauerstoffärmeren venösen Blut. So entsteht mehrgleisig durch den primär größeren Sauerstoffgehalt im arteriellen Gefäßbereich eine ausgeprägtere Acidose als im venösen (Abb. 2).

Die Erholung der Blutgaswerte ist im allgemeinen nach 15 bis 2o min abgeschlossen, betrifft aber nur die respiratorische Acidose. Metabolisch fanden sich nach 15 min immer noch eine signifikante Laktat- und Pyruvaterhöhung und damit verbunden eine noch bestehende Erniedrigung des Base-excess und des Standard-Bicarbonat. Zu diesem Zeitpunkt fanden sich im venösen Blut der Ischämieextremität noch erhöhte PO_2 und Sauerstoffsättigungswerte, bedingt einmal durch den erhöhten postischämischen Flow und zweitens durch die noch zunächst verminderte zelluläre Ausschöpfung. Im Allgemeinkreislauf ergab sich nach 2-stündiger Ischämie kein Tourniquet-Schock, jedoch eine deutliche acidotische Reaktion. So konnte nach 5 min Wiederdurchblutung arteriell und venös ein signifikanter Abfall von pH, Standard-Bicarbonat, Base-excess und Puffergasen sowie eine signifikante Erhöhung von Laktat und Pyruvat nachgewiesen werden. Die Normalisierung erfolgte ebenfalls in der 2-stündigen Erholungsphase.

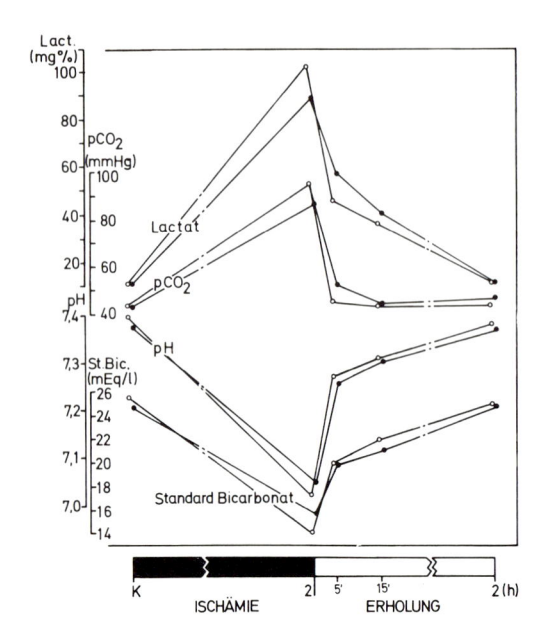

Abb. 2: Kombinierte Acidose nach 2 Stunden Ischämie mit Laktat und PCO_2-Erhöhung und pH und Standard-Bikarbonat-Erniedrigung (o = art., ● = ven.)

Zusammenfassung: Die vorliegenden Stoffwechselanalysen zeigen, daß eine zweistündige Ischämie der Skelettmuskulatur ohne Schaden toleriert wird. Den Metaboliten des Energiestoffwechsels in der Skelettmuskulatur kommt dabei die größte Aussagekraft zu. Das Ausmaß der ischämischen Muskelschädigung steht in der Abhängigkeit zur Resynthese der Adeninnucleotide. Dieser Abbau der energiereichen Phosphate verläuft in der Muskulatur des Menschen langsamer und geringgradiger als bei der Ratte und Hund (Stock). Im Säure-Basen-Haushalt fand sich nach kurzer Zeit eine Beseitigung der kombinierten Acidose. Die postischämischen intra- und extracellulären Elektrolytverschiebungen zeigten noch anhaltende Schädigungen an der Zellmembran.

Summary: These results on human musculature under clinical conditions show, that the 2 hours ischemia time is well tolerated by skeletal musculature, followed by a quick postischemic restitution of metabolism. The extent of ischemic muscle damage depends on the resynthesis of adeninnucleotides. The appearance of metabolites is much slower in human musculature than in rat and dog musculature (Stock). The acid-base metabolism is also normalized after 2 hours of metabolic acidosis. The electrolyte changes in the extra- and intracellular space after 2 hours of resuscitation still show disturbances of the cell membrane, with changes of its permeability.

Literatur:

1. Benfer, J., Struck, H., Bayer, H.W., Schink, W.: Blutgasanalytische und enzymatische Befunde bei Tourniquet-Ischämie. Handchirurgie 5, 51 (1973)

2. Karpf, M., Gebert, E., Stock, W., Kruse-Jarres, J.D.: Veränderungen des Muskelstoffwechsels der Elektrolyte und Blutgase während und nach temporärer Tourniquet-Ischämie. 13. Gemeinsame Tagung des Deutschen, Schweizerischen und Österreichischen Gesellschaften für Anaesthesiologie und Reanimation. Linz 9 (1973)

3. Karpf, M., Köhnlein, H.E., Stock, W., Gebert, E., Zimmermann, W.: Muscular Energy Metabolism, Changes of Blood Gases and Biochemical Changes during and after Pneumatic Tourniquet Application in Operation on Humans. Journal of plastic reconstructive surgery (im Druck)

4. Stock, W., Bohn, H.J., Isselhard, W.: Die Restitution des Energiestoffwechsels der Skelettmuskulatur der Ratte nach langdauernder Ischämie.
Res. exp. Med. 159, 2o6 (1973)

5. Stock, W., Isselhard, W.: Tierexperimentelle Untersuchungen zur ischämischen Toleranz der Skelettmuskulatur. Aus: Kalium Magnesium-Aspartat. Berlin. Medicusverlag 1973

Dr. M. Karpf
Chirurgische Universitätsklinik
7800 Freiburg/Br
Hugstetter Str. 55

Transplantation

70. Nierenkonservierung durch pulsierende und nichtpulsierende Perfusion[+]

R. Grundmann, R. Kirchhoff und H. Pichlmaier

Chirurgische Universitätsklinik München (Direktor: Prof. Dr. G. Heberer)

Hundenieren lassen sich unter Hypothermie sowohl pulsierend (1) als auch nichtpulsierend (2) für 72 Stunden erfolgreich perfundieren. Die erzielte Konservierungszeit allein sagt jedoch weder etwas über den Funktionszustand des Organs unmittelbar nach Transplantation noch über das Verhalten während der Perfusion aus. So kann es während der Perfusion zu renalen Widerstandsanstiegen, Ödembildung und einer Umverteilung des Perfusionsstroms (Mark-/Rinden-Durchströmung) kommen. Die Frage, ob eine pulsierende oder nichtpulsierende Perfusion zur Nierenkonservierung verwendet werden sollte, ist deshalb weiterhin umstritten, zumal die meisten Untersuchungen auf diesem Gebiet an der extrakorporalen Zirkulation gewonnen wurden (Lit. s. 3). In den vorliegenden Untersuchungen sollten pulsierende und nichtpulsierende Perfusion unter identischen experimentellen Bedingungen miteinander verglichen werden, und zwar sowohl in Hinsicht auf das Perfusionsverhalten der Nieren als auch hinsichtlich der Funktion der Nieren unmittelbar nach Transplantation.

<u>Material und Methodik:</u> 18 Bastardhunde von 2o - 25 kg KG wurden in Barbituratnarkose, Relaxierung mit Lysthenon$^{(R)}$, von einem Mittelschnitt aus beidseits nephrektomiert. Die Nieren wurden mit einer Ringer-Mannit-Lösung von 4°C blutleer gespült und dann an die Perfusionssysteme angeschlossen. Es standen 2 Geräte zur Verfügung, die in ihrem Aufbau völlig identisch waren und sich nur durch die Pumpen (pulsierend/nichtpulsierend) unterschieden. Abwechselnd wurde die rechte bzw. linke Niere des Spendertieres pulsierend, die andere nichtpulsierend perfundiert. Als Perfusat wurde eine Human-Albumin-Lösung verwendet (2), die Oxygenierung erfolgte durch Zimmerluft, die Temperatur des Perfusats lag bei

---
[+] Mit Unterstützung des Sonderforschungsbereichs 37 der Universität München

70°C. Während der Perfusion wurden in regelmäßigen Abständen Perfusatproben entnommen und die LDH-Konzentration des Perfusates sowie Lactat, Pyruvat, Glucose, Eiweiß, Na^+, K^+, Osmolalität und der pH kontrolliert. Außerdem wurde der Perfusionsdruck fortlaufend registriert und zu Beginn und Ende der Perfusion das Nierengewicht gemessen. Der Perfusionsdruck wurde initial auf 30 mm Hg bei nichtpulsierender, bzw. auf 60/20 mm Hg bei pulsierender Perfusion eingestellt. Nach 48 Stunden Konservierungszeit wurden pulsierend und nichtpulsierend perfundierte Nieren in einer Allotransplantation gleichzeitig einem Empfängertier beidseits an die Halsgefäße angeschlossen, es wurde die Nephrektomie des Empfängertieres durchgeführt und dann die Sofortfunktion der Nieren durch PAH- und Inulin-Clearance kontrolliert.

Ergebnisse:

A) Perfusionsdaten
Der Perfusionsdruck fiel sowohl bei pulsierender als auch bei nichtpulsierender Perfusion in den ersten Stunden der Perfusion ab, ein Anstieg des Perfusionsdruckes während der Perfusion wurde nicht beobachtet. Die Enzymausschüttung während der Perfusion war gering, ebenso die Ödembildung (Gewichtsanstieg). Signifikante Unterschiede zwischen pulsierender und nichtpulsierender Perfusion wurden nicht gefunden; dasselbe galt für das Verhalten der Stoffwechselparameter Lactat, Pyruvat sowie für Glucose, Eiweiß, Elektrolyte und pH im Perfusat. In Tabelle 1 sind diese Ergebnisse zusammengefaßt.

B) Funktionsdaten
Je 17 pulsierend und nichtpulsierend perfundierte Hundenieren nahmen unmittelbar nach Transplantation ihre Funktion auf; in einem Experiment kam es zu einer hyperakuten Abstoßung nach Anschluß an die Gefäße. Pulsierend und nichtpulsierend perfundierte Nieren unterschieden sich weder signifikant in PAH- und Inulin-Clearance, noch in den PAH- und Inulin-Extraktionsraten (Tabelle 2).

Diskussion: Wie die Ergebnisse zeigen, lassen sich Nieren in gleicher Weise über 48 Stunden erfolgreich konservieren, ob sie pulsierend oder nichtpulsierend perfundiert werden, mit ausreichender Sofortfunktion unmittelbar nach Transplantation. Unter identischen experimentellen Bedingungen unterscheiden sich nichtpulsierend und pulsierend perfundierte Nieren weder in ihrem Perfusionsverhalten (gleichbleibender Perfusionsdruck, Ödembildung, Enzymausschüttung) noch in ihrer Funktion nach Transplantation. Weiterhin zeigen die hier gefundenen PAH-Extraktionsraten die Gleichwertigkeit von pulsierender und nichtpulsierender Perfusion, wenn man annimmt, daß die PAH-Extraktionsrate als Maß für den kortikalen Durchfluß angesehen werden kann. Und schließlich weisen pulsierend und nichtpulsierend perfundierte Nieren auch das

Tabelle 1: Perfusatkonzentrationen (Mittelwerte mit Standardabweichungen)

	nichtpulsierende Perfusion (n = 18)		pulsierende Perfusion (n = 18)	
	Anfangswert	Endwert	Anfangswert	Endwert
Na$^+$ (mval/L)	135,6 ± 6,3	137,6 ± 7,7	136 ± 5,4	137,6 ± 7,2
K$^+$ (mval/L)	13,2 ± 1,1	12,9 ± 1,1	13,2 ± 1	13 ± 1,1
Osm (mOsm/kg)	331,9 ± 7,2	331,3 ± 12,2	332,4 ± 7,3	332,1 ± 10,6
Glucose (mg%)	647,7 ± 101,7	663,4 ± 76,5	655,1 ± 100,5	657,4 ± 83
Eiweiß (mg%)	6,3 ± 0,8	6,2 ± 0,9	6,3 ± 0,4	6,3 ± 0,5
pH	7,19 ± 0,1	7,26 ± 0,14	7,18 ± 0,1	7,29 ± 0,1

	nichtpulsierende Perfusion (n = 18)			pulsierende Perfusion (n = 18)		
Std. Perfusion	Laktat (mg%)	Pyruvat (mg%)	Laktat-Pyruvat Quotient	Laktat (mg%)	Pyruvat (mg%)	Laktat-Pyruvat Quotient
0	2,3 ± 1,1	0,16 ± 0,05	15,4 ± 7,1	2,32 ± 1,04	0,14 ± 0,06	16,49 ± 7,2
12	4,5 ± 1,6	0,4 ± 0,1	12,9 ± 4,4	4,2 ± 1,69	0,33 ± 0,1	13,4 ± 5,5
24	5,0 ± 2,0	0,42 ± 0,08	12,1 ± 5	4,95 ± 1,57	0,41 ± 0,13	12,9 ± 5,2
36	6,7 ± 2,5	0,43 ± 0,09	15,9 ± 6,5	7,05 ± 2,75	0,47 ± 0,11	15,2 ± 5,9
48	6,9 ± 2,9	0,45 ± 0,1	15,5 ± 5,3	8,08 ± 4,32	0,47 ± 0,15	17,2 ± 6,2

Tabelle 2: Funktionsdaten nach Transplantation
(Mittelwerte mit Standardabweichungen)

	nichtpulsierende Perfusion (n = 17)	pulsierende Perfusion (n = 17)
PAH-Clearance (ml/min)	51,38 ± 39,24	40,71 ± 31,0
PAH-Extraktion (%)	15,41 ± 7,77	12,95 ± 8,43
Inulin-Clearance (ml/min)	11,7 ± 6,2	7,22 ± 5,43
Inulin-Extraktion (%)	11,4 ± 10,06	11,11 ± 10,5

gleiche Stoffwechselverhalten auf. Die Angaben in der Literatur über pulsierende und nichtpulsierende Perfusion sind - bedingt durch unterschiedliche Versuchsanordnungen - äußerst widersprüchlich; nach den vorliegenden Untersuchungen kann jedoch für die hypotherme Dauerperfusion die Gleichwertigkeit von pulsierender und nichtpulsierender Perfusion als bewiesen gelten.

Zusammenfassung: Je 18 Hundenieren wurden unter identischen Bedingungen pulsierend bzw. nichtpulsierend für 48 Stunden hypotherm perfundiert und anschließend transplantiert. Humanalbumin wurde als Perfusionslösung verwendet. Die Ergebnisse zeigen die Gleichwertigkeit der pulsierenden und nichtpulsierenden Perfusion: pulsierend und nichtpulsierend perfundierte Nieren unterschieden sich weder in ihrem Perfusionsverhalten (gleichbleibender Perfusionsdruck, Ödembildung, Enzymausschüttung) noch in ihrer Funktion nach Transplantation.

Summary: 36 dog kidneys under identical experimental conditions were perfused in pairs pulsatile resp. nonpulsatile for 48 h. Hypothermic human-albumin was used as perfusate. There was no difference between pulsatile and nonpulsatile perfused kidneys neither in perfusion behaviour (stable perfusion pressure; edema formation; enzyme release) nor in immediate function after transplantation. It may be concluded that nonpulsatile perfusion is equivalent to pulsatile perfusion.

Literatur:

1. Belzer, F.O., B.S. Ashby, J.E. Dun phy: 24-hour and 72-hour preservation of canine kidneys. Lancet $\underline{2}$, 536 (1967)

2. Grundmann, R., H. Pichlmaier: Preservation of canine kidneys with hypothermic nonpulsatile perfusion. Arch. Surg. $\underline{1o6}$, 3o1 (1973)

3. Grundmann, R., H. Pitschi, F. Berr, H. Pichlmaier: Nonpulsatile versus pulsatile canine kidney perfusion. Surgery (in press)

                                  Dr. R. Grundmann
                                  Chirurgische Universitäts-Klinik
                                  $\underline{\text{8ooo \quad München}}$
                                  Nussbaumstr. 2o

71. Überwachung nierentransplantierter Patienten: Ergänzung der Abstoßungsdiagnostik durch Messung der Nierenrindendurchblutung und Urincytologie

G. Tidow, K. Wonigeit, I. Herbst, Z. Atay, I. Schmitz-Feuerhake, P.U. Sponholz, A.J. Coburg und R. Pichlmayr

Medizinische Hochschule Hannover, Department für Chirurgie, Abteilung für Abdominal- und Transplantationschirurgie (Leiter: Prof. Dr. R. Pichlmayr)

Grundlage für die Diagnose von Abstoßungsreaktionen bei allogenetischer Nierentransplantation sind derzeit hauptsächlich der klinische Befund, eine Herabsetzung der Transplantatfunktion und typische histologische Veränderungen im Nierenpunktat. Ziel unserer Untersuchungen war es zu prüfen, wieweit zwei weitere bisher nur von wenigen Arbeitsgruppen (2, 4, 5) angewendete Verfahren - die Messung der spezifischen Nierenrindendurchblutung mit ^{133}Xenon und die cytologische Untersuchung des Urins - zur Sicherung der Diagnose von Abstoßungsreaktionen und darüberhinaus zu ihrer Früherkennung geeignet sind.

Methodik: Bei 31 Patienten mit allogenetischen Nierentransplantaten wurden über Beobachtungszeiten von bis zu 2 1/2 Jahren zusätzlich zu den üblichen Funktionstests (Messung des Harnvolumens, Bestimmung von Harnstoff, Kreatinin und Elektrolyten im Serum und Urin, Bestimmung der Kreatininclearance) wiederholte Messungen der spezifischen Nierenrindendurchblutung mit der katheterfreien ^{133}Xenon-Inhalationsmethode und regelmäßige cytologische Untersuchungen des Urins vorgenommen. In den cytologischen Präparaten (Sedimentausstriche, Filterpräparate) wurden beurteilt: die Zellzahl, die relative Häufigkeit einzelner Zellgruppen (Tubulusepithelien, Lymphocyten, Entzündungszellen und Erythrocyten) und das Auftreten atypischer Zellformen insbesondere bei den Tubulusepithelien. Sowohl den akuten als auch den chronischen Abstoßungsreaktionen lassen sich typische cytologische Veränderungen zuordnen. Die methodischen Einzelheiten beider Untersuchungsverfahren wurden an anderer Stelle berichtet.(1, 3). Bei Abstoßungskrisen wurden cytologische Untersuchungen 3- bis 5mal und Durchblutungsmessungen bis 3mal pro Woche durchgeführt. Ambulante Routinekontrollen wurden mit beiden Untersuchungsverfahren 2- bis 4mal pro Monat vorgenommen. Die Diagnose von Abstoßungs-

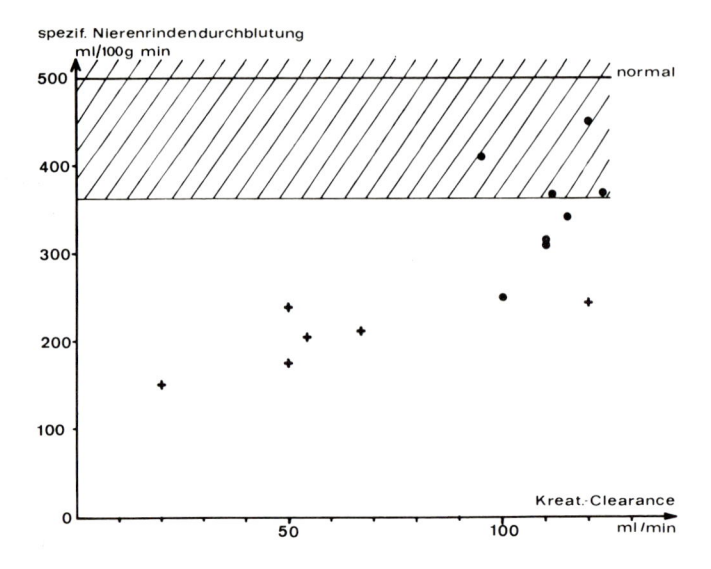

Abb. 1: Durchblutungswerte von Transplantatnieren mit guter Funktion (o) und chronischer Abstoßung (x) in Korrelation zur Kreatininclearance. Der schraffierte Bezirk gibt den Normalwertbereich der spezifischen Nierenrindendurchblutung an

krisen und chronischen Abstoßungsreaktionen wurde histologisch gesichert[+].

Ergebnisse:
Transplantate mit guter Funktion: Beide Verfahren zeigen die besondere Situation der allogenetischen Transplantatniere an: Die Durchblutungswerte von 8 Transplantatnieren, die mit allen übrigen Funktionsparametern im Normbereich lagen und histologisch keine Zeichen der Abstoßung zeigten, blieben mit 24o - 46o ml/ 1oo g min (s. Abb. 1) deutlich unter dem Normalbereich von 4oo bis 6oo ml/1oo g min, der bei 45 gesunden Probanden mit dem gleichen Verfahren ermittelt wurde (3). Cytologisch lassen sich häufig atypische Tubulusepithelien nachweisen, die im Normalurin nicht vorkommen. Diese atypischen Epithelien sind, solange sie nicht in größerer Zahl auftreten, jedoch nicht Symptom einer behandlungsbedürftigen Abstoßungsreaktion.

Akute Abstoßung: Ein genauer Vergleich der Funktionsparameter mit Durchblutungswerten und cytologischen Befunden war bei 11 histologisch gesicherten Abstoßungskrisen bei 9 Patienten möglich. Bei sämtlichen Krisen war ein eindeutiger Rückgang der Durchblutung nachweisbar, der auf dem Höhepunkt der Abstoßungsreaktion

---

[+] Für die histologische Untersuchung der Punktate danken wir den Herren Dr. H.P. Krause und Dr. H. Zobl

25 bis 4o% betrug. Ein Abfall der Nierenfunktion und charakteristische cytologische Veränderungen im Urin waren ebenfalls stets vorhanden (Ausnahme: 2 Krisen, die während anurischer Phasen auftraten). Sowohl ein Abfall der Nierenrindendurchblutung als auch Änderungen der Urincytologie können somit eine Abstoßungskrise anzeigen und eine entsprechende Verdachtsdiagnose erhärten.

Welchen Beitrag leisten die beiden Verfahren zur Früherkennung von Abstoßungskrisen?
Bei den 11 untersuchten akuten Transplantatkrisen waren 2 x cytologische Veränderungen im Urin (Beispiel s. Abb. 2a), 3 x ein Rückgang der Durchblutung (Beispiel s. Abb. 2b) und 1 x ein Abfall der Kreatininclearance das erste Zeichen der beginnenden Abstoßung . Bei den übrigen 5 Krisen konnte ein zeitlicher Unterschied in der Entwicklung der verschiedenen Symptome nicht festgestellt werden. 2 der mittels Durchblutungsmessung diagnostizierten Krisen traten bei ischämisch vorgeschädigten Transplantaten noch während der anurischen Phase auf. Da sie mit den üblichen Funktionstests nicht nachweisbar waren, zeigen sie besonders eindrucksvoll den großen Wert der Durchblutungsmessung für die Abstoßungsdiagnostik.

Beide Verfahren bewähren sich auch bei der Kontrolle des Therapieerfolges: die Urincytologie zeigt ein Ende der akuten Transplantatschädigung an. Die Normalisierung der Durchblutungswerte läßt darauf schließen, daß es nicht zu bleibenden Veränderungen am Gefäßsystem der Niere gekommen ist. Unter einer Stoßtherapie mit Corticosteroiden in hohen Dosen stieg bei 1o Krisen die Durchblutung innerhalb von 5 Tagen bis 8 Wochen wieder auf das Ausgangsniveau an. Bei einem Patienten blieb die Rindendurchblutung fortdauernd um 25% herabgesetzt.

Chronische Abstoßung: Bei chronischer Abstoßung des Transplantates ist die spezifische Nierenrindendurchblutung fortdauernd herabgesetzt. Bei 6 Patienten, bei denen der Befund einer chronischen Abstoßung histologisch gesichert werden konnte, fanden sich Werte zwischen 14o und 25o ml/1oo g min (s. Abb. 1). Transplantate mit der geringsten Durchblutung zeigten auch die stärksten obliterierenden Gefäßveränderungen. Charakteristische cytologische Veränderungen sind bei der chronischen Abstoßung auf den Zeitraum aktiver Schübe begrenzt.

Zusammenfassung: Bei 31 nierentransplantierten Patienten wurden cytologische Untersuchungen des Urins und Messungen der spezifischen Nierenrindendurchblutung mit der ^{133}Xenon-Inhalationsmethode durchgeführt. Bei 8 Patienten mit gut funktionierenden Transplantaten betrug die Rindendurchblutung 24o - 46o, bei 6 Patienten mit chronischer Abstoßung jedoch nur 14o - 25o ml/1oo g min. Cytologisch wurden chronische Abstoßungen durch vermehrte Ausscheidung von Tubulusepithelien angezeigt.

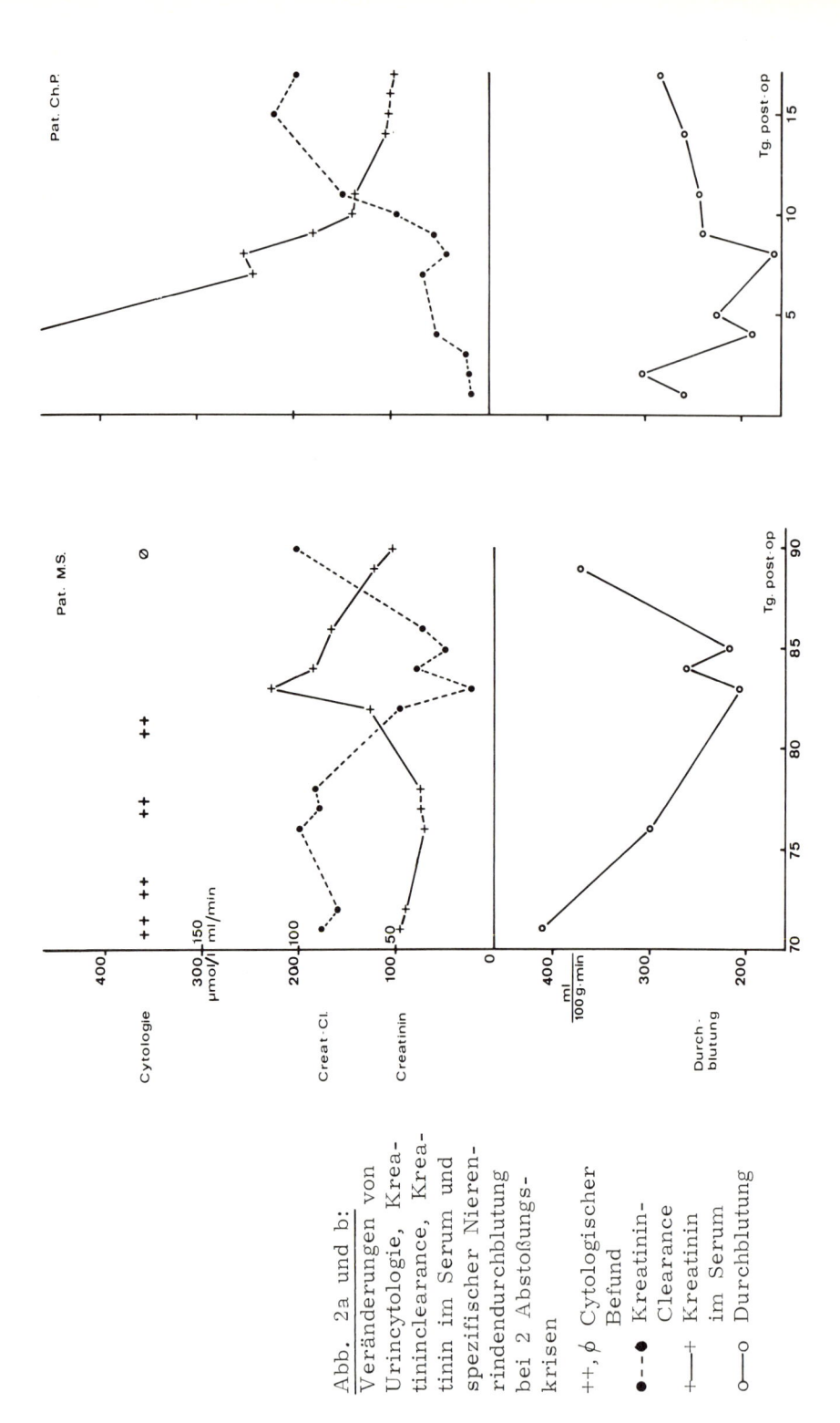

Abb. 2a und b:
Veränderungen von Urincytologie, Kreatininclearance, Kreatinin im Serum und spezifischer Nierenrindendurchblutung bei 2 Abstoßungskrisen

++, ⌀ Cytologischer Befund
●--- ● Kreatinin-Clearance
+——+ Kreatinin im Serum
o——o Durchblutung

Ein Vergleich beider Methoden mit den üblichen Funktionstests war bei 11 akuten Transplantatkrisen möglich. Stets waren sowohl ein Abfall der Durchblutung als auch typische cytologische Veränderungen nachzuweisen. Bei diesen 11 Krisen waren 2mal cytologische Veränderungen, 3mal ein Rückgang der Durchblutung und 1mal die Verschlechterung der Nierenfunktion das erste Zeichen der Abstoßung. In den übrigen 5 Krisen konnte kein zeitlicher Unterschied in der Entwicklung der verschiedenen Symptome festgestellt werden. Damit ist gezeigt, daß beide Methoden eine wertvolle Bereicherung der Abstoßungsdiagnostik darstellen.

Summary: In 31 patients carrying kidney allografts serial studies of urinary cytology and renal blood flow measured by a catheter-free ^{133}Xenon inhalation method were performed. In 8 patients with well functioning grafts specific cortical flow rates ranged between 24o and 46o ml/1oo g min, whereas in 6 patients with histologically verified chronic rejection only flow rates between 14o and 25o ml/1oo g min were measured. Cytologically chronic rejection was reflected in increased numbers of tubular cells in urine.
A comparison of both methods with conventional functional tests was possible in 11 acute rejection episodes. All of them showed a drop in blood flow as well as typical signs in urinary cytology. In 2 of these 11 episodes cytological changes, in 3 reduction of renal blood flow and only in 1 deterioration of kidney function was the first sign of rejection. In the remaining 5 episodes a time difference in the onset of symptoms was not noticed. These results indicate the great value of both methods for early detection of acute graft rejection.

Literatur:

1. Atay, Z., Zobl, H., Georgii, A.: Validität der cytologischen Befunde im Urin nierentransplantierter Patienten.
   Verh. Dtsch. Ges. Inn. Med. 78 , 293 - 296 (1972)

2. Bossen, H.E., Johnston, W.W., Amatulli, J., Rowlands, D.: Exfoliative Cytopathologic Studies in Organ transplantation. III. The cytological profile of urine during acute renal allograft rejection.
   Acta Cytol. (Philad.) 14, 176 - 181 (197o)

3. Herbst, I., Schmitz-Feuerhake, I., Wonigkeit, K., Coburg, A.J.: Die Durchblutungsmessungen durch ^{133}Xenon-Inhalation zur Überwachung transplantierter Nieren-Nuclear-Medizin (1974) im Druck.

4. Hollenberg, N.K., Birtch, A., Rashid, A., Mangel, R., Briggs, W., Epstein, M., Murray, J.E., Merrill, J.P.: Relationships between intrarenal perfusion and function: Serial hemodynamic

studies in the transplanted human kidney. Medicine 51, 96 - 1o6 (1972)

5. Traft, P.D., Flax, M.H.: Urinary cytology in renal transplantation: Association of renal tubular cells and graft rejection. Transplantation 4, 194 - 2o4 (1966)

Dr. G. Tidow
Medizinische Hochschule
Hannover, Department Chirurgie
Abteilung für Abdominal - und
Transplantationschirurgie
3ooo   Hannover
Karl-Wiechert-Allee 9

72. Die Ischämietoleranz der Rattenniere und ihre Beeinflussung durch Na-Cu-Chlorophyllin

H. Mönch, M. Hölscher und V. Zühlke

Klinik und Poliklinik für Allgemeinchirurgie der Universität Göttingen (Direktor: Prof. Dr. H.-J. Peiper)

Das Nu-Cu-Chlorphyllin, bekannt als Enzyminhibitor, besitzt einen starken antikomplementären Effekt. Aufgrund dieser Wirkung hemmt es nicht nur die Immunhaemolyse (Büsing 1957) in vitro, sondern ebenfalls in vivo passive und aktive anaphylaktische Reaktionen (Lorenz und Uebel 1957/58). Ferner fördert es die Homoiotransplantattoleranz (Sindo et al. 1965, Weber 1966/69). Greuer (1961) wies nach, daß die Überlebenszeit von Erythrozyten unter Einwirkung von Na-Cu-Chlorophyllin verlängert ist.

Da die allogene Transplantation von Leichennieren mit dem Problem der Ischämietoleranz eng verknüpft ist, wurde aufgrund der bisherigen Kenntnis über das Präparat Na-Cu-Chlorophyllin in einem experimentellen Modell die Wirkung auf die Ischämietoleranz von Rattennieren überprüft.

Methodik: In Nembutalnarkose wurden Ratten vom Stamm Wistar einseitig nephrektomiert. An der kontralateralen Niere wurden durch Abklemmen der Nierenarterie Ischämien von 1, 2, 5, 1o, 2o, 3o, 45, 6o und 9o min gesetzt. Neben den Kontrollgruppen mit je 5 Tieren bei Ischämiezeiten von 1 - 3o min und 1o Tieren bei 45 - 9o min wurde einer Gruppe jeweils mit entsprechender Anzahl an Versuchstieren praeoperativ über 5 Tage Na-Cu-Chlorophyllin in der täglichen Dosierung von 1 mg/1oo g Ratte intraperitoneal injiziert. Postoperativ wurde anhand von Serumharnstoff- und Kreatininbestimmungen sowie durch Bestimmung der zugehörigen Clearancewerte bis zu 72 Stunden die Nierenfunktion überprüft. Durch die Bestimmung der Überlebensrate wurde die Ischämietoleranzgrenze festgestellt.

Ergebnisse: 24 Stunden nach beidseitiger Nephrektomie, die als Kontrollgruppe an je 5 Ratten ohne und nach Na-Cu-Chlorophyllinapplikation durchgeführt wurde, stieg der Serumharnstoffspiegel auf 32o mg% an. Dagegen wurde bei einseitig nephrektomierten Ratten, bei denen an der kontralateralen Niere Ischämien von 1 - 45 min gesetzt wurden, ein Anstieg des Serumharnstoffspiegels nach 48 Stunden von $67,8 \pm 6,01$ mg% auf $1o3,6 \pm 7,o2$ mg% festge-

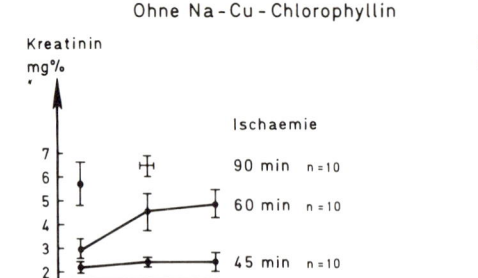

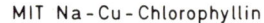

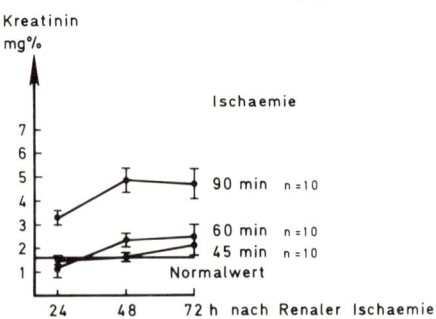

Abb. 1: Der postoperative Serumkreatininanstieg über 72 Stunden nach 45 - 9o-minütigen Nierenischämien an einseitig nephrektomierten Ratten ohne und nach Applikation von Na-Cu-Chlorophyllin (5 mg/1oo g Ratte) ist dargestellt.

stellt. Nach praeoperativer Gabe von Na-Cu-Chlorophyllin über 5 Tage kam es bei Ischämien bis zu 2o min zu keinem Anstieg des Harnstoffspiegels (Harnstoffspiegel t_{2o} = 58,8 $\pm$ 8,52 mg%). Erst 48 Stunden nach Ischämien von 3o und 45 Minuten war ein Anstieg des Serumharnstoffspiegels auf maximal 97,7 mg% zu beobachten.

Der Serumkreatininspiegel 24, 48 und 72 Stunden nach Ischämiezeiten von 45, 6o und 9o min ist in Abb. 1 dargestellt. Dieser war nach 45-minütiger Ischämie auf maximal 2,42 $\pm$ o,16 mg% und nach 6o-minütiger Ischämie auf 4,79 $\pm$ o,66 mg% angestiegen. Eine 9o min lange Ischämie wurde von den Tieren nicht länger als 48 Stunden überlebt. Die Tiere starben an einer Urämie. Dagegen lagen die Serumkreatininspiegel nach praeoperativer Gabe von Na-Cu-Chlorophyllin bei einer 45- und 6o- minütigen Ischämie im Normbereich von 1,6 mg%. Eine 9o-minütige Ischämie ging mit einem maximalen Serumkreatininspiegelanstieg nach 48 Stunden von 4,88 $\pm$ o,53 mg% einher. Danach fiel bei dieser Serie der Serumkreatininspiegel wieder ab (s. Abb. 1). Ein entsprechendes Verhalten zeigten die Serumharnstoffspiegel dieser Serien. Statistisch sind die Unterschiede zwischen den Serien mit und ohne Na-Cu-Chlorophyllingabe signifikant ($p < 0,01$, T-Student-Test).

Die Überlebensraten nach 9o-minütiger Ischämie ohne und nach Na-Cu-Chlorophyllingabe sind in Abb. 2 dargestellt. Ohne Na-Cu-Chlorophyllin überlebt kein Tier bei dieser Nierenischämie die 72-Stunden-Grenze, während nach Gabe des Präparates 5o% der Tiere diese Ischämiezeit überleben.

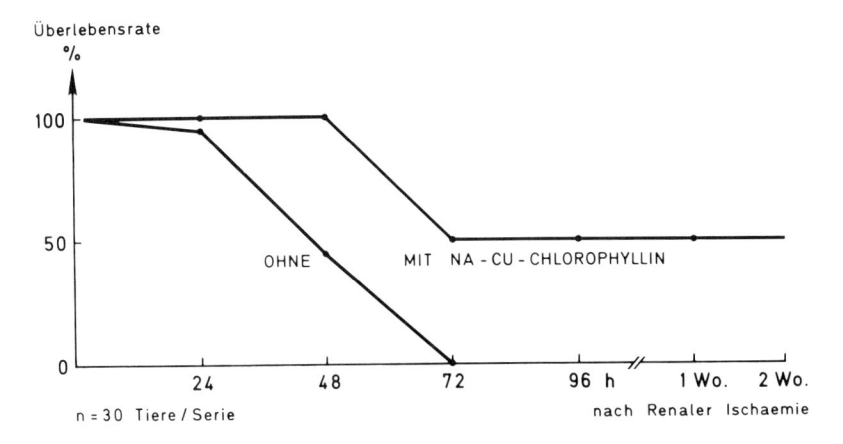

Abb. 2: Die Überlebensrate nach einer 9o-minütigen Nierenischämie bei einseitig nephrektomierten Ratten ohne und nach Na-Cu-Chlorophyllinapplikation wird dargestellt.

Zusammenfassung: In dieser experimentellen Studie über die Ischämietoleranz der Rattennieren konnte festgestellt werden, daß die Toleranzgrenze einer Rattenniere zwischen 3o und 6o min warmer Ischämie liegt. Entsprechend der ischämischen Schädigung (Ischämiezeiten von 1 - 9o min) kommt es zu einem Serumharnstoff- bzw. Kreatininanstieg. Nach Gabe von Na-Cu-Chlorophyllin konnten signifikant geringere Anstiege der Serumharnstoff- und Kreatininwerte beobachtet werden. Die Überlebensrate bei Ischämien von 9o min betrug nach 72 Stunden O%, während nach Vorbehandlung der Tiere mit Na-Cu-Chlorophyllin diese Ischämiezeit von 5o% der Tiere überlebt wird. Aufgrund der Ergebnisse kann gesagt werden, daß das Na-Cu-Chlorophyllin die Ischämietoleranz von Rattennieren etwa um 3o min verlängert. Dieser Effekt beruht vor allem auf einer membranenstabilisierenden sowie enzyminhibitorischen Wirkung.

Summary: This experimental study was able to prove that the tolerance limit of rat kidneys for warm ischemia lies between 3o and 6o minutes. Ischemic damage (duration 1 - 9o minutes) leeds to an increasing rise of blood urea and creatinin. After administration of Na-Cu-chlorophyllin the rise in blood urea and creatinin was significantly less. After 9o minutes of ischemia the survival rate after 72 hours was O% while 5o% of animals pretreated with Na-Cu-chlorophyllin survived this period of ischemia. These results give strong support that Na-Cu-chlorophyllin prolongs the ischemic tolerance of rat kidneys by about 3o minutes. This effect has to be attributed to a membrane stabilizing and enzyme inhibitory action.

Literatur:

1. Büsing, K.H.: Die Hemmbarkeit des Komplements bei Antigen-Antikörperreaktionen in vitro und anaphylaktischen Reaktionen in vivo. Allergie und Asthma $\underline{2}$, 15- 22 (1957)

2. Greuer, W.: Experimentelle Studien über ein neues Konservierungsverfahren für Blut. Arzneimittel-Forsch. Aulendorf $\underline{11}$, 743 - 747 (1961)

3. Lorenz, D., Uebel, H.: Die Wirkung von Chlorophyll auf Sensibilisierungsvorgänge, 1. Mitteilung. Arzneimittelforsch. Aulendorf $\underline{7}$, 337 - 36o (1957)
   2. Mitteilung. Arzneimittelforsch. Aulendorf $\underline{8}$, 696 - 7oo (1958)

4. Sindo, T., Haga, K., Fujii, G., Nishioka, K.: Studies on - inhibition on chlorophyllin derivatives against complement activities and anaphylactic reaction. Jap. J. Exper. Med. $\underline{36}$ 489 - 498 (1965)

Dr. M. Hölscher
Klinik und Poliklinik für Allgemeinchirurgie der Universität
34oo   Göttingen
Gosslerstr. 1o

73. Die Drainage des Ductus thoracicus als chirurgischer Beitrag zur immunsuppressiven Therapie

J. Seifert, J. Ring, H.G. Liebich, G. Lob, H. Coulin, F. Spelsberg, H. Pichlmaier und W. Brendel

Institut für Chirurgische Forschung an der Chirurgischen Universitätsklinik und Institut für Embryologie der Veterinärmedizinischen Fakultät der Universität München

Wegen der Häufigkeit von unerwünschten Nebenwirkungen können oft bestimmte immunsuppressive Maßnahmen überhaupt nicht oder nur unvollständig durchgeführt werden. Gerade bei der Behandlung von Autoimmunopathien wurden gehäuft Symptome von Unverträglichkeit nach der Applikation von Antilymphozytenglobulin beobachtet (5). Um jedoch auch dann eine Immunsuppression nicht abbrechen zu müssen, wurde bei diesen Patienten zusätzlich eine Ductus thoracicus Drainage durchgeführt. Durch den mechanischen Entzug von Lymphozyten und Gammaglobulinen ist eine wirksame Immunsuppression gewährleistet (3). In den vorliegenden Untersuchungen galt die Aufmerksamkeit besonders den durch die Drainage bedingten Veränderungen der Lymphzellzahl und -populationen, die elektronenoptisch kontrolliert wurden und den Veränderungen der Eiweißfraktionen, die durch regelmäßige Serumelektrophoresen registriert wurden.

Patienten und Methodik: Bei 2o Patienten mit Autoimmunopathien wurde die Ductus thoracicus Drainage (DD) durchgeführt. Dazu wurde in Vollnarkose ein Katheter in den Ductus thoracicus gelegt, der über einen Zeitraum von 7 - 2o Tagen, im Durchschnitt 8 Tage, liegenblieb. Danach wurde der Katheter wieder gezogen und die Wunde mit einem Druckverband verschlossen. Die Lymphe wurde zusammen mit heparinisierter Hank scher Lösung, die im Nebenfluß über eine Y-Verbindung an das Drainagesystem angeschlossen wurde, in sterilen Plastikbeuteln gesammelt. Der tägliche Verlust an Flüssigkeit, Elektrolyten und Eiweiß wurde sorgfältig bilanziert und durch Nährlösungen bzw. Humanalbumininfusionen ersetzt. Die zelluläre Zusammensetzung der Ductus-thoracicus-Lymphe wurde täglich elektronenoptisch kontrolliert. Weiterhin wurde regelmäßig die periphere Leukozytenzahl und das Differentialblutbild beobachtet. Veränderungen bedingt durch den Verlust der Lymphproteine wurden durch regelmäßige elektrophoretische Untersuchungen registriert.

Ergebnisse: Der Lymphflow zeigte mäßige Tagesschwankungen mit einem signifikanten Minimum von 4o ml/Std. um 5 Uhr morgens und einem relativ konstanten Wert von 65 ml/Std. von 8 - 23 Uhr. Es bestand eine Abhängigkeit von der oralen Flüssigkeitszufuhr: der Lymphflow stieg unmittelbar nach oraler Flüssigkeitsaufnahme. Der durch die Drainage bedingte Flüssigkeitsverlust betrug in 8 Tagen durchschnittlich 14,5 l pro Patient, pro Tag also 1,6 l. Der Zellausstoß in 1 Woche betrug 66 x 10^9 Zellen pro Patient, das entspricht einem Lymphzellverlust von 8 x 10^9 pro Tag. Dem entsprach ein deutlicher Abfall der Lymphozytenkonzentration im peripheren Blut (s. Tabelle).

Die Zusammensetzung der Ductus-thoracicus-Lymphozyten änderte sich im Laufe der Drainagezeit von anfänglich 5,6 μ kleinen zu grösseren 6,0 μ großen nach 5 Tagen und zu 6,6 μ großen Lymphozyten nach 8 Tagen. Diese spät erscheinenden großen Lymphozyten wiesen ultrastrukturelle Veränderungen in Form von Einschlußkörpern, gehäuften Polyribosomen und Kernmembranauflockerungen auf. Neben dieser Wirkung auf die zelluläre Immunantwort wurde auch das humorale Immunsystem beeinflußt, das sich in einem deutlichen Abfall der Gamma-Globulinkonzentration auf 65% des Ausgangswertes bemerkbar machte (s. Tabelle). Die Alpha- und Beta-Globulinkonzentrationen blieben durch die DD unbeeinflußt, ebenso der Albumingehalt. Nach Beendigung der Drainage steigt zwar die periphere Lymphozytenzahl und das Gesamtprotein wieder auf Ausgangswerte, aber sowohl die Gammaglobuline als auch die Leukozyten sind 1 Woche danach immer noch erniedrigt.

Nebenwirkungen, verursacht durch die DD, sind außer den seltenen operationsbedingten Komplikationen vor allen Dingen Unverträglichkeitserscheinungen gegen Humanalbumin. Diese Reaktionen waren bei 1 von 2o Patienten so intensiv, daß zur Bilanzierung des Eiweißhaushaltes die eigene Lymphflüssigkeit nach Zentrifugation steril reinfundiert werden mußte. Das seltene Auftreten von Lymphstauungen an der Operationsstelle verschwindet in der Regel ohne Behandlung innerhalb einer Woche.

Diskussion: Die gezielte Beseitigung von immunkompetenten Zellen und Immunglobulinen gewährleistet eine immunsuppressive Wirkung nicht nur bei der Behandlung von Autoimmunopathien (2), sondern auch bei Organtransplantationen (4). Die dabei auftretende und bei jeder Immunsuppression zu beobachtende Schwächung der Infektabwehr kann durch Antibiotika und andere Schutzmaßnahmen ohne Schwierigkeiten beherrscht werden (1). Die ultrastrukturellen Veränderungen in den Lymphzellen scheinen Ausdruck einer Neuproduktion oder Ausschwemmung normalerweise nicht zirkulierender Lymphozyten während der Drainage zu sein. Während die periphere Lymphozytenzahl damit schon 1 Woche nach Beendigung der DD wieder aufgefüllt werden kann, benötigt die Restitution der entzogenen Gamma-Globuline mehr als 1 Woche. Da man annehmen kann, daß die während der DD ausgeschwemmten Lymphozyten nicht voll ihrer immunologischen Funktion

Tabelle 1: Verhalten von Lymphozyten, Leukozyten, Serumeiweiß, Albumin und Gamma-Globulin im peripheren Blut während der Ductus thoracicus Drainage

	Lymphozyten x 10 x mm^{-3}	Leukozyten x 10 x mm^{-3}	ges. Protein g%	Albumin g%	γ-Globul. mg%
vorher	17,5 + 1,3	8 + 1,5	7,1 + 0,3	4,5 + 0,3	1000+20
5. Drainagetag	10,1 + 0,5	6,3 + 1,4	6,0 + 0,2	4,0 + 0,35	600+20
1. Woche nachh.	15,6 + 1,5	6,0 + 0,9	6,8 + 0,25	4,7 + 0,2	730+40

gerecht werden können (1) und die Erniedrigung der Immunglobuline nach Beendigung der DD fortdauert, ist die DD als immunsuppressive Maßnahme auch noch über eine längere Zeit nach Beendigung des Lymphentzugs effektiv. Deswegen sollte diese operative Möglichkeit der Immunsuppression bei Unverträglichkeitsreaktionen auf medikamentöse oder biologische Immunsuppressiva als Alternativ- oder zusätzliche Maßnahme angewendet werden.

Zusammenfassung: Die Drainage des Ductus thoracicus über die Dauer von 1 Woche bewirkt beim Menschen nicht nur eine effektive Senkung der Lymphozyten und Gamma-Globuline, sondern verändert auch die ultrastrukturelle Zusammensetzung der Lymphzellen. Da diese und die Erniedrigung der Gamma-Globuline auch nach der Beendigung der Ductus thoracicus Drainage fortdauert, erstreckt sich die Immunsuppression nicht nur über den Zeitraum der Drainage, sondern auch über eine längere Zeit danach. Diese operative Immunsuppression kann ohne größeres Risiko besonders bei Unverträglichkeit anderer immunsuppressiver Maßnahmen zur Anwendung kommen.

Summary: The drainage of the thoracic duct in men over a period of 1 week causes not only an effective decrease of the peripheral lymphocyte count and gammaglobulines but changes also the ultrastructure of lymph cells. Since these alterations can be observed even after the discontinuation of the drainage it can be concluded that the immunosuppression continues after the end of the lymphwithdrawal. This operative immunosuppression can be utilized without greater risks especially in patients with incompatibilities to other immunosuppressive procedures.

Literatur:
1. Brass, B., H. Theml, H. Backmund, G. Lob, J. Seifert, W. Brendel und F. Spelsberg: Drainage des Ductus thoracicus

beim Menschen. Med. Klin. 68, 1399 (1973)

2. Brendel, W., J. Seifert, G. Lob: Effect of "Maximum Immune Suppression" with thoracic duct drainage, ALG, Azathioprine and Cortisone in some neurological disorders. Proc. Royal Soc. Med. 65, 15 (1972)

3. Irvin, G.L. and P.P. Carbone: Immunosuppression with lymph depletion in man. Surgery 124, 1 (1967)

4. Mc Gregor, D.D. and J.L. Gowans: Survival of homografts of skin in rats depleted of lymphocytes by chronic drainage from the thoracic duct. Lancet, London 1, 629 (1964)

5. Ring, J., J. Seifert, G. Lob, W. Land, K. Coulin und W. Brendel: Zum Risiko einer ALG-Therapie: Mögliche Nebenwirkungen, Prophylaxe und Behandlung. Klin. Wschr. 51, 487 (1973)

Dr. J. Seifert
Institut für Chirurgische
Forschung an der Chirurgischen
Universitäts-Klinik
8ooo München 15
Nußbaumstr. 2o

74. Haemodynamische Aspekte der Abstoßung nach Homotransplantation der Lunge am Hund

G. Salem, A. Keiler, W. Kreuzer, Th. Radaszkiewicz und J. Navrátil

II. Chirurgische Universitätsklinik Wien (Vorstand: Prof. Dr. J. Navrátil)

Ein funktionelles Versagen auf Basis einer schweren Ventilations-Perfusions-Störung war in der Mehrzahl der Fälle der bisher durchgeführten Lungentransplantationen für die schlechten Ergebnisse verantwortlich. Da es Anzeichen dafür gibt, daß die Abstoßungsreaktion der transplantierten Lunge - verglichen mit anderen Organen - atypisch verlaufen könnte und da bisher nur geringe Informationen über die Haemodynamik der Abstoßung der Lungentransplantate vorliegen, haben wir in der gegenwärtigen Studie quantitative haemodynamische Veränderungen der transplantierten Hundelunge untersucht, um einen Hinweis auf die Ursache der funktionellen Insuffizienz nach klinischer Lungentransplantation zu finden.

Methodik: An 14 Hunden mit einem Durchschnittsgewicht von 19,5 kg wurde eine linksseitige Lungentransplantation unter Anwendung einer standardisierten Technik durchgeführt. Die Transplantate wurden mit 5oo ccm heparinisierter Ringers Laktatlösung hypotherm gespült. Postoperativ wurden laufend Lungenbiopsien, Lungenscans, Blutgasbestimmungen und Leukozytenanzahl bestimmt. 1o - 14 Tage postoperativ wurde in einer abschließenden haemodynamischen Studie elektromagnetisch das Perfusionsverhältnis der transplantierten Lunge bestimmt, indem mit Hilfe von elektromagnetischen Strömungsmeßköpfen das Herzminutenvolumen an der Aorta ascendens, sowie die Durchblutung des Transplantates an der linken Pulmonalarterie gemessen wurde. 7 der Tiere erhielten postoperativ immunsuppressive Therapie (5 mg/kg Imuran pro Tag, 5 mg/kg Methylprednisolon pro Tag).

Ergebnisse: Alle Tiere, die keinerlei immunsuppressive Therapie erhielten, zeigten eine massive Abstoßung des Transplantates innerhalb 7 - 11 Tagen postoperativ. Die Lungen zeigten histologisch massive perivaskuläre und peribronchiale Rundzellinfiltrationen mit Endothelzellschäden und Gefäßverschlüssen. Entsprechend diesen morphologischen Befunden fand sich das Perfusionsverhältnis der transplantierten Lunge in dieser Gruppe nahezu im Nullbereich und zeigte somit an, daß nur eine minimale Perfusion des transplantierten Organs stattfand. In der zweiten Gruppe, die unter immunsuppressiver Therapie stand, konnten wir bei 3 der Tiere röntgenologisch als Zeichen der Abstoßung des Transplantates zum Zeitpunkt der haemodynamischen Studie eine Opazifikation der Lunge links beobachten. Die 4 restlichen Tiere dieser immunsuppressiv behandelten Gruppe zeigten keinerlei röntgenologische noch sonstige Symptome der Abstoßung. Die haemodynamischen Ergebnisse in dieser immunsuppressiv behandelten Gruppe waren uniform: Das Perfusionsverhältnis des Transplantates lag bei allen 7 immunsuppressiv behandelten Tieren - auch bei diesen, die röntgenologische Zeichen der Abstoßung zeigten - im Durchschnitt bei o,4 und somit im nahezu normalen Bereich. Die histologischen Veränderungen der Abstoßung der transplantierten Lungen unter immunsuppressiver Therapie unterschieden sich dementsprechend auch wesentlich von der klassischen Abstoßungsform. Im Vordergrund standen hier die alveoläre Anschoppung mit Pneumozyten, Fibrin und Oedemflüssigkeit ohne signifikante perivaskuläre und peribronchiale Rundzellinfiltrationen.

Diskussion: Die Abstoßung der transplantierten Lunge scheint entsprechend unseren gegenwärtigen Untersuchungen in 2 verschiedenen Phasen abzulaufen, die die Funktion des Organs in verschiedener Weise beeinträchtigen können. Die typische Form der Abstoßung - ähnlich anderen Organen - zeigt die durch die herkömmliche immunsuppressive Therapie gut beeinflußbare peribronchiale und perivaskuläre Rundzellinfiltration, die infolge eines signifikanten Perfusionsabfalles des Organs zum funktionellen Versagen führt. Der "alveoläre Typ" der Abstoßung ohne signifikante peribronchiale und perivaskuläre Rundzellinfiltrationen, jedoch mit alveolärer Anschoppung ist durch immunsuppressive Therapie nur schwer zu beeinflussen. In dieser Phase der Abstoßung zeigt das Transplantat einen deutlichen Abfall der Ventilation bei nahezu normaler Perfusion und ist somit ebenfalls funktionell schwerst beeinträchtigt.

Zusammenfassung: Die gegenwärtige Studie zeigt, daß nach Lungentransplantation 2 verschiedene Phasen der Abstoßung unterschieden werden müssen:

1. Die typische Abstoßung mit perivaskulärer und peribronchialer Rundzellinfiltration und vaskulärer Schädigung, die mit einem ausgeprägten Abfall der Perfusion des Organs einhergeht, und

2. der alveoläre Typ der Abstoßung ohne signifikante peribronchiale und perivaskuläre Rundzellinfiltrationen - jedoch mit vorwiegend alveolärer Anschoppung, gefolgt von starker Beeinträchtigung der Ventilation des Transplantates bei nahezu normaler Perfusion, woraus eine schwere Ventilations-Perfusions-Störung mit funktioneller Insuffizienz des Transplantates resultiert.

Summary: The hemodynamics of rejection following canine pulmonary transplantation was investigated in 14 animals with and without immunsuppressive therapy. 2 different manifestations of rejections occured following pulmonary transplantation.

1. The typical rejection pattern accompanied by roundcell infiltration in vascular damage and decrease in perfusion of the transplant.

2. The alveolar type of rejection accompanied by near normal perfusion of the transplant, but decrease in ventilation, thus resulting in a severe ventilation perfusion imbalance and functional insufficiency.

Doz. Dr. W. Kreuzer
II. Chirurgische Universitäts-Klinik
1o9o Wien
Spitalgasse 23

75. Aktivitätsänderungen von Enzymen verschiedener zellulärer Lokalisation nach heterotoper auxiliärer Lebertransplantation der Ratte

O. Zelder, A. Paidlick, Christiane Bode, J. Ch. Bode, C. R. Jerusalem und H. Hamelmann

Chirurgische und Medizinische Universitätsklinik Marburg/Lahn und Labor voor Cytologie en Histologie, Universiteit Nijmegen, Nl.

Um Stoffwechselwege nach heterotoper, auxiliärer Lebertransplantation (LTR) zu untersuchen, wurden Schlüsselenzyme verschiedener zellulärer Lokalisation in Transplantat (T) und Empfängerrestleber (R) in der sogenannten Adaptationsphase (O - 7 Tage) (4) gemessen. Darüberhinaus wurde das Körper- und Lebergewicht und Leberprotein bestimmt; morphologische Veränderungen wurden durch lichtmikroskopische Untersuchungen kontrolliert.

Methode: Die Transplantationen erfolgten nach der Methode von Hess et al. (3) an SPF-Ratten aus geschlossener Zucht (CpbWi Wu, TNO-Zeist/Nl), die unter Normalbedingungen gebracht wurden. Die Lebern von nichtoperierten (K) und scheinoperierten Tieren (S), die unter gleichen Versuchsbedingungen (Paarfütterung) gehalten wurden, dienten als Kontrollen. Die Scheinoperationen wurden identisch zur Spenderoperation, jedoch ohne Hepatektomie, durchgeführt. 6 Ratten jeder Gruppe (LTR, K, S) wurden in bestem Allgemeinzustand 6, 24, 72, 168 Stunden nach der Operation getötet. Das Körpergewicht wurde täglich kontrolliert. Vor der Homogenisierung der Leber wurde das Lebergewicht bestimmt und Biopsien entnommen. Folgende Enzyme wurden bestimmt: ADH, G-6-PDH, F-6-PK, HK, GAPDH, GOT, CE, D-IDH, T-IDH, MDH, Arginase, G-6-P, Cytochrom-C-Reduktase-NADPH, Cytochrom-C-Reduktase-NADP; außerdem das gesamte, das lösliche und das mikrosomale Protein.

Ergebnisse: Das Körpergewicht nahm nach 3 Tagen sowohl bei LTR (-14,7 g) und S (-19,2g) deutlicher gegenüber K (-11,1g) ab. Nach 7 Tagen war der Unterschied noch geringer (LTR:-11,5 g; S: -11,2g; K: -8,2g). Während 168 Stunden nach Transplantation wurde ein Anstieg des Lebergewichtes um 95% bei T, 58% bei S und ein Abfall von 44% bei R beobachtet. Das Gesamtprotein

---
[+] Mit Unterstützung des SFB 122 der Deutschen Forschungsgemeinschaft

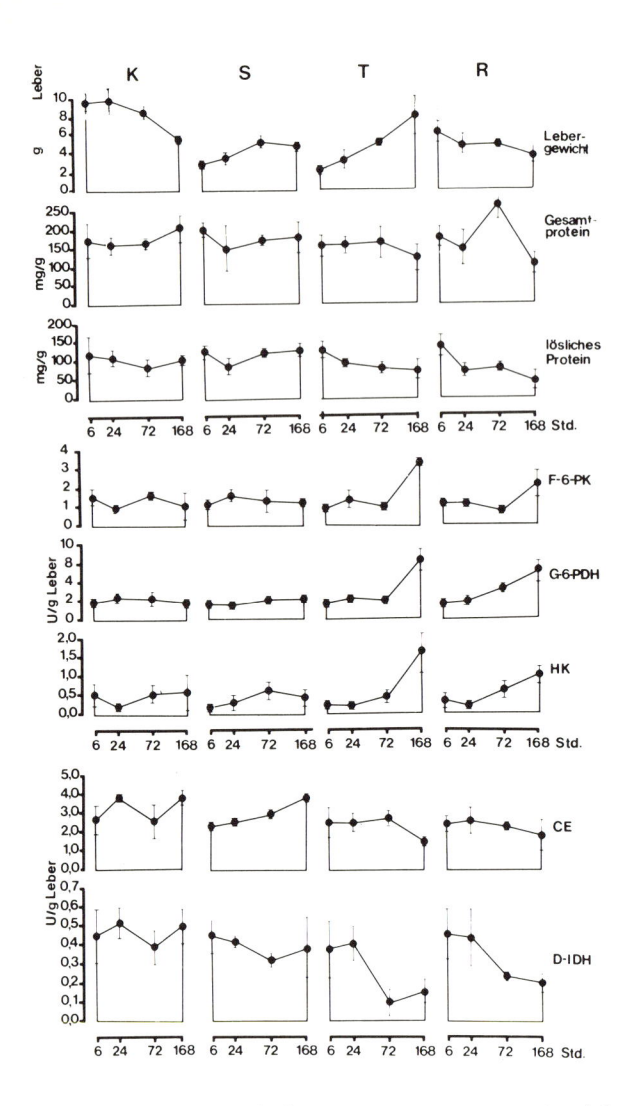

Abb. 1: Das Verhalten von Lebergewicht (g), gesamtem und löslichem Protein (mg/g Leber) und Enzymaktivitäten (U/g Leber) verschiedener zellulärer Lokalisation in Transplantat (T), Empfängerrestleber (R), nicht operierten (K) und scheinoperierten (S) Tieren M $\pm$ SD

der Leber war bei T und R nur nach 168 Stunden gegenüber K und S erniedrigt, während das lösliche Protein kontinuierlich abfiel. Die Aktivitäten der glykolytischen Enzyme (F-6-PK, G-6-PDH, HK) waren 168 Stunden nach Transplantation in T deutlich erhöht, während sie in R bereits nach 24 Stunden kontinuierlich anstiegen (Abb. 1). Die Aktivitäten einiger Enzyme der Glukoneogenese (G-6-P, F-1-6-Diphosphatase) und des Citratzyklus (CE, D-IDH, T-IDH, MDH) nahmen bei T und R deutlich ab, während sie

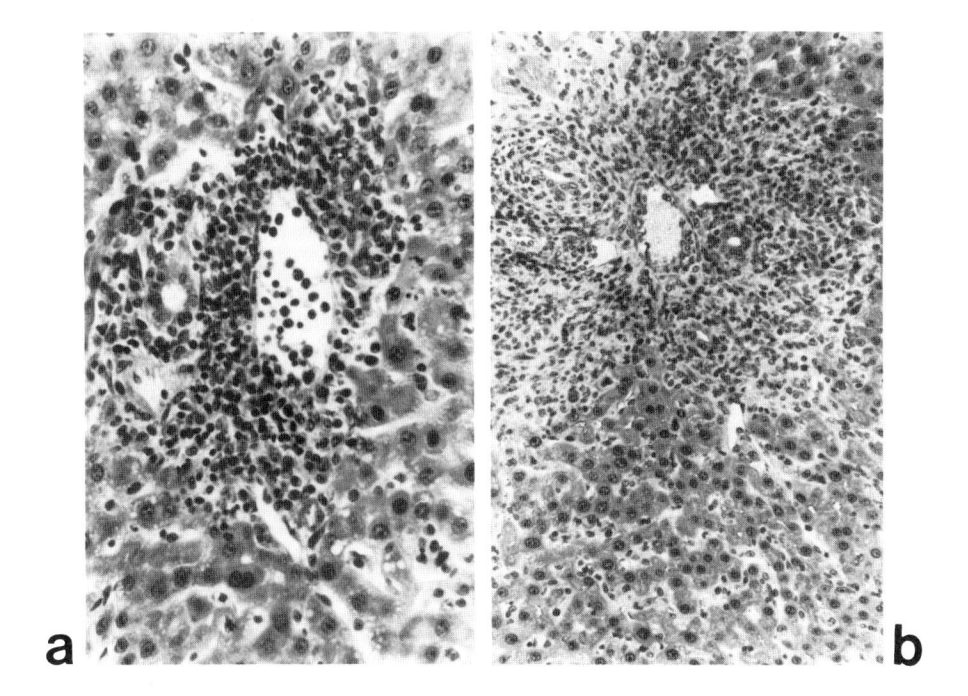

Abb. 2: a) LTR 14o, Transplantat, 72 Stunden nach Transplantation. Zeichen beginnender zellulärer Abstoßung. Anhäufung von Lymphozyten (cuffing) besonders um das Blutgefäß mit Infiltration von Lymphozyten in das Parenchym   Goldner 25o x
b) LTR 147, Transplantat, 168 Stunden nach Transplantation. Akute Abstoßung, deutlicher perivaskulärer Lymphozytenherd mit Zerstörung des Leberparenchyms. Lymphozytensaum intravasal
Goldner 16o x

bei S und K zunahmen oder unverändert blieben. Die Aktivitäten von Enzymen anderer Stoffwechselbereiche (Alkoholabbau: ADH, Harnstoffzyklus: Arginase, Glutamatstoffwechsel: GOT, sowie die mikrosomalen Enzyme NADH / NADPH abhängige Cytochrom-C-Reduktase und das mikrosomale Protein) fielen ab oder blieben unbeeinflußt. Die GP_{ox}, das geschwindigkeitslimitierende Enzym für den Wasserstofftransport im Alpha-Glycerophosphatzyklus (2) zeigte einen deutlichen Abfall bis 72 Stunden in T und in R, der später jedoch nicht mehr signifikant war. Auch bei S war dieses Enzym über 72 Stunden erniedrigt, nach 168 Stunden waren jedoch wieder Normalwerte erreicht.

Histologische Befunde: Während 6 und 24 Stunden nach Transplantation fanden sich , abgesehen von verstreuten Herdnekrosen in Transplantat und Restleber keine pathologischen Befunde. 72 Stunden nach Transplantation lagen in 3 Transplantaten Zeichen einer beginnenden zellulären, akuten Abstoßung (Abb. 2a) vor. 168 Stunden nach Transplantation wiesen alle 6 Transplantate ausgeprägte Zeichen einer zellulären, akuten Abstoßung mit schweren Parenchymschäden auf (Abb. 2b). Die Restlebern zeigten Cholestase und beginnenden cirrhotischen Umbau.

Diskussion: Der gleichsinnige Anstieg des Lebergewichtes bei den hinsichtlich Blutversorgung und Gallendrainage vergleichbaren T- und S-Lebern steht zunächst in scheinbarem Widerspruch zu den völlig divergenten Änderungen des löslichen Proteins und der Aktivitäten von Enzymen des Kohlenhydratstoffwechsels und des Citratzyklus in diesen Organen. Der Widerspruch wird gelöst durch den gemessen am Allgemeinbefinden der Tiere überraschenden histologischen Befund in T nach 168 Stunden. Die Verminderung der Enzyme des oxydativen Stoffwechsels und der Glukoneogenese sind vermutlich Folge der Ischämie mit nachfolgender O_2-Mangelversorgung des Lebergewebes bei diesen Tieren. Bemerkenswert ist die unter Berücksichtigung des ausgeprägten Verlustes an löslichem Protein (und damit an löslichen Enzymen) sehr starke Zunahme der Aktivität von Schlüsselenzymen der Glykose. Entsprechende adaptive Änderungen von Enzymen des O_2-abhängigen und des potentiell anaeroben energieliefernden Stoffwechsels in der Leber wurden von unserem Arbeitskreis bei anderen Formen einer veränderten Leberdurchblutung (p.-c. shunt, Lebercirrhose) (1, 5) beschrieben. Auffällig ist bei den Transplantationsversuchen, daß trotz einer offensichtlich akut eingetretenen deutlichen Schädigung nach 168 Stunden die Leberzellen noch eine Anpassung an die O_2-Mangelversorgung durch selektive Steigerung der Aktivität glykolytischer Enzyme leisten. In weiterführenden Untersuchungen wird zur Zeit geprüft, ob es sich hierbei um eine Neubildung von Enzymen handelt; was bei dem Verlust an löslichen Enzymen anderer Stoffwechselwege naheliegend ist.

Zusammenfassung: Stoffwechselwege der Leber werden in Transplantat und Restleber nach heterotoper, auxiliärer Lebertransplantation (Ratte) anhand von Messungen der Aktivitäten von Schlüsselenzymen verschiedener zellulärer Lokalisation überprüft. Insgesamt wurde ein uneinheitliches Verhalten beobachtet; charakteristische Veränderungen, besonders der glykolytischen Enzyme, wurden sowohl in Transplantat und Restleber erst nach schweren morphologischen Veränderungen erkennbar.

Summary: Pathways of liver metabolism in graft and host liver after heterotopic auxiliary liver-transplantation (rat) were studied by means of key-enzymes of different cellular localization. Altogether a biochemical imbalance was seen; characteristic alterations, e.g. on glycolytic-enzyme-activities could be observed only after severe liver damage in graft or host-liver.

Literatur:

1. Bode, Christiane, Zelder, O., Middeler, A., J.Ch. Bode:

   Einfluß einer portocavalen Anastomose auf die Aktivität cytoplasmatischer, mitochondrialer und mikrosomaler Enzyme in der normalen und in der cirrhotischen Rattenleber. Langenb. Arch. Chir. Suppl. Chir. Forum 1974 (im Druck)

2. Bücher, Th.: L-alpha-Glycerophosphatoxydase. Zitiert in: Hoppe-Seyler/Thierfelder. Handbuch der Physiolog. und patholog.-chem. Analyse. VI/A (1964) Berlin-Heidelberg-New-York, Springer, 836 - 837

3. Hess, F., C. Jerusalem, M.N. v. d. Heyde: Advantages of auxiliary liver-homotransplantation in rats. Arch. Surg. 1o4 75-8o (1972)

4. Jap, P.: Ultrastructural and histochemical investigations on auxiliary liver grafts in rats with some notes on the application to other species. Proefschrift, Nijmegen 22 (1972)

5. Zelder, O., Ch. Bode, C.G. Schmitt, H. Heinze, K. Hupe: Einfluß einer portocavalen Anastomose auf die Aktivität cytoplasmatischer, mitochondrialer und mikrosomaler Enzyme in der Rattenleber. Res. exp. Med. 157, 2o8 - 21o (1972)

Dr. O. Zelder
Chirurgische Universitätsklinik
355o   Marburg / Lahn
Robert-Koch-Str. 8

76. Die Anwendung von Antimakrophagenserum zum Nachweis zytogenetischer Zusammenhänge

A. Thiede, H. G. Sonntag, L. D. Leder, H. K. Müller-Hermelink und W. Müller-Ruchholtz

Chirurgische Klinik, Pathologisches Institut und Hygiene-Institut der Universität Kiel

In den letzten Jahren gelang es, mit zytotoxisch wirksamen Antiseren eine Reihe zytogenetischer Zusammenhänge aufzudecken oder zu bestätigen. Voraussetzung für solche Untersuchungen war die Einengung der Spezifität der Antiseren. Dies gelang durch Herausabsorbieren von Antikörpern, die mit zytogenetisch fremden Zellarten kreuzreagieren. Damit verblieben nur Antikörper, die auf Zellen relativ höherer Antigengemeinschaft wirkten. Im folgenden soll nun über Befunde berichtet werden, die mit heterologem Antimakrophagenserum erarbeitet wurden, welches zuvor mit Erythrozyten und Lymphozyten erschöpfend absorbiert worden war.

Material und Methoden: Für alle Versuche wurden Inzuchtratten und Kaninchen-anti-Rattenmakrophagen-Ser (KARMS) verwendet, welche Sonntag und Müller-Ruchholtz (1971) hergestellt und in vivo und in vitro ausgetestet hatten. In einem ersten Ansatz wurden Hautexzisate und regionäre Lymphknoten nach s.c. Gabe von KARMS entnommen und histologisch und histochemisch (saure Phosphatase-Reaktion, N-AS-D-Cl-Esterase-Reaktion) auf Veränderungen an Retikulumzellen und Gewebsmastzellen (GMZ) untersucht. Bei einem weiteren Kollektiv wurden nach i.v. Pulsinjektion von KARMS qualitative und quantitative Untersuchungen des weißen Blutbildes vorgenommen. Die Differenzierung der weißen Blutzellen erfolgte nach histochemischer Darstellung mittels Peroxydase- bzw. N-AS-D-Cl-Esterase-Reaktion, die eine einwandfreie Abgrenzung der Monozyten von den Lymphozyten ermöglichen. Einer dritten Gruppe wurde KARMS i.p. und mehrfach i.v. gegeben und danach durch Tuschegabe i.v. das Phagozytosevermögen von Milzretikulumzellen und Kupffer'schen Sternzellen in der Leber geprüft.

Ergebnisse: Die s.c. Injektion von KARMS bewirkte nach 2 h sichtbare Zerstörungen der Retikulumzellen, d.h. der sessilen Makrophagen, im regionalen Lymphknoten, optimal nachweisbar durch die an die Lysosomen geknüpfte, deutlich veränderte saure Phosphatase-Reaktion, die nicht mehr auf die Zellgrenzen beschränkt war, sondern diffus im Gewebe verteilt war. In Haut und Lymph-

**Experimentell durch Antimakrophagenserum (KARMS)
gesicherte Partialantigengemeinschaften**

Blutmonozyt
i.v. KARMS
(Erg.: Monozytopenie)

Granulozyt
i.v. KARMS
(Erg.: Granulozytopenie)

Makrophag aus der
Bauchhöhle(=extravasaler Monozyt)

Ausgangszelle für
die Immunisierung

s.c. KARMS

i.v. KARMS

Haut
Gewebsmastzellen
(Zellzerstörung)

Lymphknoten
a) Gewebsmastzellen
(Zellzerstörung)
b) Retikulumzellen
=sessile Makrophagen
(Zellzerstörung)

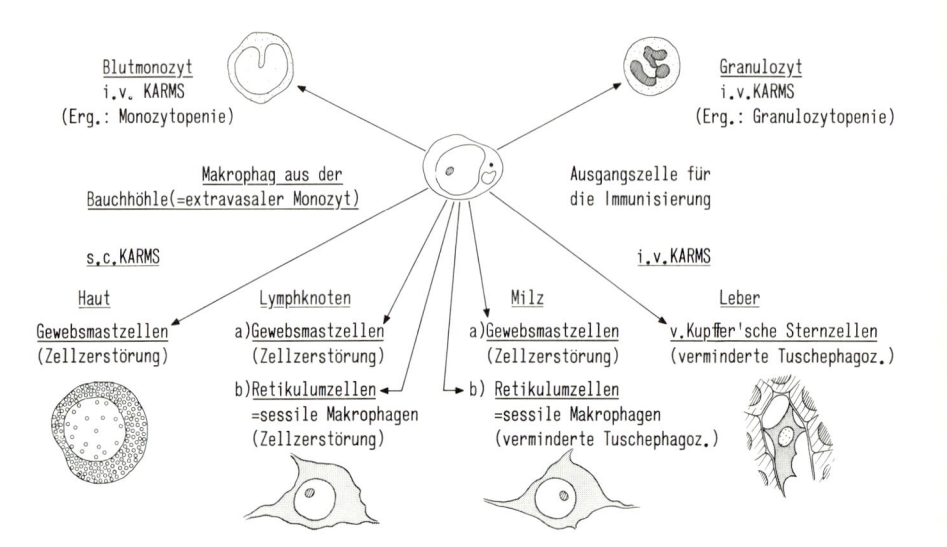

Milz
a) Gewebsmastzellen
(Zellzerstörung)
b) Retikulumzellen
=sessile Makrophagen
(verminderte Tuschephagoz.)

Leber
v. Kupffer'sche Sternzellen
(verminderte Tuschephagoz.)

Abb. 1: Zellen myeloischer Abstammung mit hoher Partialantigengemeinschaft

knoten waren außerdem die Gewebsmastzellen (GMZ) zerstört. Aufgrund der Lyse der Zytomembranen traten zuerst die Granula aus, später wurden die Zellen nekrotisch. Bei i.v. Pulsinjektion war im Differentialblutbild eine schwere Monozytopenie 3 h nach KARMS-Gabe bei nahezu unveränderten Lymphozytenabsolutzahlen nachweisbar. Nach mehrfachen i.v. und i.p. Injektionen von KARMS war die Phagozytose von i.v. gegebener Tusche durch die Kupffer'schen Sternzellen in der Leber und die Milzretikulumzellen 2 h p.i. stark vermindert. Die GMZ in der Milz zeigten bei diesem Ansatz ebenfalls Zeichen des Zellunterganges. Bei analogen Kontrolluntersuchungen, die mit Kaninchennormalser (KNS) und Kaninchen-anti-Rattenthymozyten-Ser (KARTS) durchgeführt wurden, kamen keine der oben beschriebenen Veränderungen vor.

Diese Ergebnisse bestätigen die schon erarbeiteten folgenden zytogenetischen Reihen: Zytochemisch konnte der Zusammenhang zwischen Monozyten und Makrophagen bestätigt werden. Zytochemisch und elektronenmikroskopisch wurde die Monozyten- bzw. Makrophagen - GMZ - Reihe aufgestellt.

Diskussion: Die gefundene zytotoxische Wirkung des mit Erythrozyten und Lymphozyten absorbierten Antimakrophagenserums auf morphologisch differente Zellarten wie Makrophagen bzw. Monozyten, Retikulumzellen, Kupffer'sche Zellen und Gewebsmastzellen ist durch eine hohe Partialantigengemeinschaft zwischen diesen

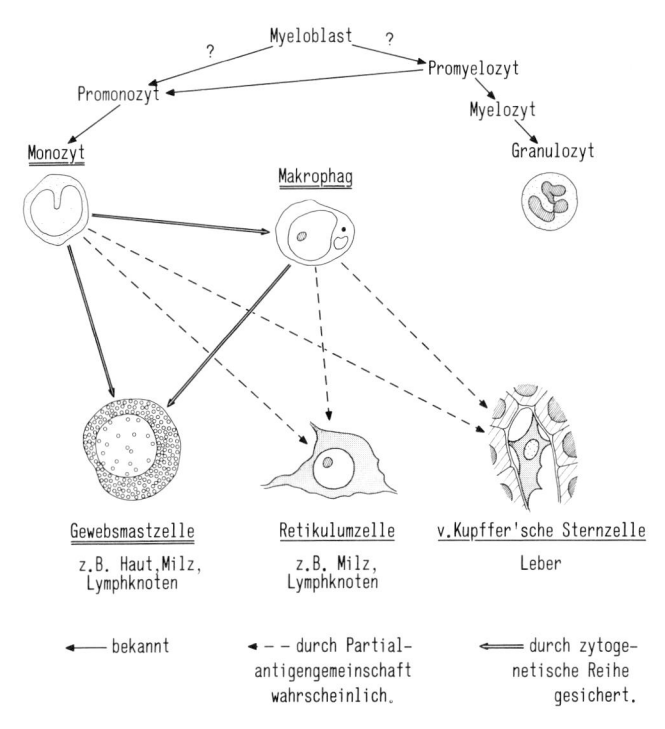

Zytogenetische Zusammenhänge des Monozyten-
Makrophagensystems und seiner Derivate.

```
              ?  Myeloblast  ?
                              → Promyelozyt
    Promonozyt ←
                              Myelozyt
  Monozyt
              Makrophag       Granulozyt
```

Gewebsmastzelle	Retikulumzelle	v. Kupffer'sche Sternzelle
z.B. Haut, Milz, Lymphknoten	z.B. Milz, Lymphknoten	Leber

⟵ bekannt   ◂ ─ ─ durch Partial-   ⇐ durch zytoge-
             antigengemeinschaft   netische Reihe
             wahrscheinlich.   gesichert.

Abb. 2: Angaben der untersuchten zytogenetischen Kriterien des Monozyten-Makrophagensystems

Zellen zu erklären. Diese hohe Partialantigengemeinschaft, d. h. eine sehr ähnliche oder identische Konfiguration antigener Determinanten auf den Zelloberflächen kann als Hinweis auf enge zytogenetische Beziehungen zwischen den genannten Zellen gewertet werden. Als Bestätigung dieser Hypothese sind übereinstimmende Befunde anzusehen, die mit völlig anderen Methoden, nämlich zytochemischen, autoradiographischen und chromosomenanalytischen gewonnen wurden. Die Beziehung Monozyt - Makrophag scheint uns hinreichend geklärt (Leder 1967). Zytogenetische Reihen zwischen Monozyten bzw. Makrophagen und Gewebsmastzellen konnten wir selbst aufstellen (Thiede et al. 1971) und elektronenmikroskopisch untermauern (Müller-Hermelink et al. 1971). Die These einer monozytogenen Abstammung der Kupffer'schen Zellen und der Retikulumzellen beruht auf beweiskräftigen chromosomenanalytischen Versuchen (Virolainen 1968).

Unsere Untersuchungen haben also gezeigt, daß heterologe, durch zweckentsprechende Absorptionen aufbereitete Antiseren sehr geeignet sein können, neben funktionellen auch zytogenetische Beziehungen zwischen verschiedenen Zellen aufzudecken oder zu bestätigen.

Zusammenfassung: Ratten wurde auf verschiedene Weise Kaninchen-anti-Rattenmakrophagenserum verabfolgt und dessen Wirkung auf Blutmonozyten, phagocytosefähige Retikulumzellen, Kupffer'sche Sternzellen und Gewebsmastzellen untersucht. Alle genannten Zellen wurden von dem Serum angegriffen. Dies beruht auf einer hohen Partialantigengemeinschaft zwischen den untersuchten Zellen, welche einen Parameter für enge zytogenetische Beziehungen darstellt.

Summary: Rats were injected with rabbit-anti-ratmacrophageserum in different ways. The effects of the serum on blood monocytes, phagocytic reticulum cells, Kupffer cells and tissue mast cells were tested. Each of these cell kinds showed effects, which were due to common antigenic determinants of the various cell kinds mentioned. This assay represents a suitable parameter for detection of cytogenetic relationship.

Literatur:

1. Leder, L.D.: Der Blutmonozyt. Berlin-Heidelberg-New York: Springer (1967)

2. Müller-Hermelink, H.K., A. Thiede, H.G. Sonntag, W. Müller-Ruchholtz u. L.D. Leder: Elektronenmikroskopische Untersuchungen zur Herkunft von Gewebsmastzellen bei Ratten. Beitr. Path. Bd. 144, 3o7 (1971)

3. Sonntag, H.G., W. Müller-Ruchholtz: In vitro und in vivo - Untersuchungen zur Wirkung heterologer Antimakrophagenseren 4. Tag. Ges. Immunol. Bern (1972)

4. Thiede, A., H.K. Müller-Hermelink, H.G. Sonntag, W. Müller-Ruchholtz, L.D. Leder: Zur Entstehung von Gewebsmastzellen. Beitr. Path. Bd. 143, 173 (1971)

5. Virolainen, M.: Hematopoietic origin of macrophages as studied by chromosome markers in mice. J. exp. Med. 127, 943 (1968)

Dr. A. Thiede
Chirurgische Universitätsklinik
23oo   Kiel
Hospitalstr. 4o

77. Die Wirkung von Corticosteroiden auf Kaninchenhaut-Xenotransplantate bei Ratten

P. Klaue, G. Renner, U. Notz und R. Mayerhofer

Chirurgische Universitätsklinik Würzburg (Direktor: Prof. Dr. E. Kern)

Billingham führte 1951 Cortison in die Transplantation ein, indem er durch tägliche Gabe von 1o mg Cortison das Überleben von Kaninchenhautallotransplantaten um das 3 - 4 fache verlängerte (1). Durch einmalige Gabe von 5 mg/kg Triamcinolonazetonid konnte das Überleben solcher Transplantate um das 5 - 6 fache gesteigert werden (2).

Ziel der vorliegenden Arbeit war es, die Wirkung der Corticosteroide Triamcinolonazetonid (TA), Methylprednisolonazetat (MP) und Fluocortoloncapronat (FC) auf Xenotransplantate zu untersuchen.

Material und Methode: Es wurden Ohrvollhauttransplantate von 2oo0 - 4ooo g schweren männlichen Kaninchen beliebiger Rassen auf durchschnittlich 2oo g schwere weibliche Wistar-Ratten übertragen. 1 cm^2 große Stücke wurden auf entsprechende Defekte am Rücken der Ratten mit Histoacrylkleber befestigt und durch Pflasterdruckverband geschützt. Die immunosuppressive Wirksamkeit wurde verglichen an Hand der mittleren Überlebenszeiten der Transplantate (MÜZ). Diese wurden makroskopisch und mikroskopisch vom 7. Tage an kontrolliert und als Abstoßungstag galt der Zeitpunkt, zu dem über 5o% des Transplantates nekrotisch waren. Die Nebenwirkungen wurden an Hand des mittleren Gewichtsverlustes (MGV), der Häufigkeit von lokalen Wundinfekten und von Diarrhoen sowie an Hand der Letalität kontrolliert. Die Steroide wurden als Kristallsuspension einmalig am Operationstag i.m. injiziert: TA und MP in den Dosierungen 2 mg, 2o mg und 4o mg/kg, FC 2 mg/kg, 2o mg, 4o mg, 1oo mg und 2oo mg/kg. Die statistische Auswertung erfolgte durch den Student-t-Test.

Ergebnisse Tabelle 1: Diese Daten zeigen, daß die bei Allotransplantaten wirksamen Dosen von TA und MP nur einen minimalen, jedoch signifikanten Einfluß auf die Verlängerung der MÜZ von Kaninchenhaut-Xenotransplantaten auf Ratten haben. Die theoretisch mögliche Verbesserung der Resultate durch eine Steigerung der Dosis scheiterte an den dadurch verursachten erheblichen

Wirksamkeit und Nebenwirkungen von Corticosteroiden bei
Kaninchenhaut-Xenotransplantation auf Ratten.

n	Therapie	mÜZ	mGV	Wundinfekte	Letalität
27	keine	7,8	6	0	0
13	2 mg/kg TA	8,9	60	0	1 (7,7%)
13	2 mg/kg MP	9,0	20	0	0
10	2 mg/kg FC	8,5	0	0	0
13	20 mg/kg TA	–	81	13 (100%)	5 (38,5%)
12	20 mg/kg MP	–	66	12 (100%)	0
14	20 mg/kg FC	12,9	19	0	0
11	40 mg/kg TA	–	78	11 (100%)	11 (100 %)
8	40 mg/kg MP	–	60	8 (100%)	3 (37,5%)
12	40 mg/kg FC	15,0	21	0	0
11	100 mg/kg FC	18,9	25	3 (27,2%)	0
11	200 mg/kg FC	–	52	11 (100%)	0

mÜZ mittlere Überlebenszeiten der Transplantate in Tagen
mGV mittlere Gewichtsverluste der Empfängertiere in 8 Tagen

TA Triamcinolonacetonid
MP Methylprednisolonacetat
FC Fluocortoloncapronat

Tabelle 1: Wirksamkeit und Nebenwirkungen von Corticosteroiden auf Kaninchenhaut-Xenotransplantate bei Ratten

Nebenwirkungen in Form von Wundinfekten sowie der gesteigerten Letalität, die bereits bei einer Dosis von 2o mg/kg TA und von 4o mg/kg MP 1oo% beträgt. Das in der experimentellen und klinischen Transplantation bisher noch nicht verwandte FC zeigte in vergleichbaren Dosen eine ebensogute immunsuppressive Wirksamkeit wie TA und MP. Auf Grund einer erstaunlichen Toleranz der Tiere gegenüber diesem Steroid konnte dieses in 5o mal höherer Dosierung gegeben werden bis ähnliche Nebenwirkungen bemerkt wurden. Dabei konnte eine Verlängerung der MÜZ um das 2 - 3 fache erreicht werden.

Zusammenfassung: TA, MP und FC zeigen einen geringen, jedoch signifikanten Effekt auf die Verlängerung der Überlebenszeit von Kaninchenhaut-Xenotransplantaten bei Ratten in einer Dosierung, in der TA und MP die Überlebenszeit von Allotransplantaten um das 5 - 6 fache steigern. Mit FC konnte jedoch auf Grund der geringen allgemeinen Nebenwirkungen eine Dosissteigerung um das 5ofache durchgeführt werden. Damit gelang eine Verlängerung der MÜZ der Xenotransplantate um das 2 - 3fache.

Summary: Triamcinolonacetonid, methylprednisolonacetate and fluocortoloncapronate caused little but significant prolongation of the mean survival time of rabbit skin xeno-grafts on rats in doses in which TA and MP prolonged the survival of allografts five to six times. Because of very little side effects FC allowed a 5o-fold increase of the dosage. Thus the survival of the xeno-grafts could be prolonged two to three times.

Literatur:

1. Billingham, R.E., Krohn, P.E., Medawar, P.P.: Effect of cortisone on survival of skin homografts in rabbits. Brit. Med. J. $\underline{1}$, 1157 (1951)

2. Klaue, P.: Vergleichsuntersuchungen von immunosuppressiver Aktivität und schädlichen Nebenwirkungen der Corticosteroide MP und TA bei Hautallotransplantation bei Kaninchen. Langenbecks Arch. Chir. Suppl. Chir. Forum 1973: 83

Dr. P. Klaue
Chirurgische Universitätsklinik
87oo Würzburg
Josef-Schneider-Str. 2

Chirurgisches Forum 1975

beim 92. Deutschen Chirurgenkongreß in München vom 7. 5. bis 10. 5. 1975.

Die Spezialsitzungen sind ein fester Bestandteil des Gesamtkongreßprogrammes. Sie bestehen aus 8-Minuten-Vorträgen mit ausreichender Diskussionszeit über Ergebnisse aus der *experimentellen* und *klinischen Forschung*. Zur Beteiligung sind bevorzugt der chirurgische Nachwuchs, aber auch junge Forscher aus anderen medizinischen Fachgebieten zur Pflege interdisziplinärer Kontakte aufgefordert. Verhandlungssprachen sind Deutsch und Englisch.

Als Leitthemen der einzelnen Sitzungen sind vorgesehen: Schock – Herz – Gefäßsystem – Lunge – Magen und Darm – Leber, Galle, Pankreas – Niere – Transplantation – endokrine Organe – Trauma – prä- und postoperative Behandlung – Wundheilung und -behandlung.

Die Auswahl der Sitzungstitel für das endgültige Programm richtet sich nach dem zahlenmäßigen Überwiegen der eingereichten Beiträge zu den Themenkreisen auf der Basis der Qualitätsbewertung.

Bedingungen für die Anmeldung

1. Für die Anmeldung ist ein Abstrakt in *6facher Ausfertigung* bis spätestens 1. November 1974 an die Forum-Kommission der Deutschen Gesellschaft für Chirurgie

    Sekretariat „Chirurgisches Forum"
    Chirurgische Universitätsklinik
    6900 Heidelberg

    einzusenden.

2. Das Abstrakt soll in klarer Gliederung ausschließlich objektive Fakten über die Zahl der Untersuchungen oder Experimente, die angewandten Methoden und endgültige Ergebnisse enthalten. – Ausführliche Einleitungen, historische Daten und Literaturübersichten sind zu vermeiden. – Nur Mitteilungen von wesentlichem Informationswert ermöglichen eine sachliche Beurteilung durch die Mitglieder des wissenschaftlichen Beirats.

3. Das Abstrakt beginnt mit dem Arbeitstitel. Nachfolgend sind sämtliche Autoren mit vollem Namen und akademischem Grad sowie der Adresse ihrer Klinik- bzw. Institutszugehörigkeit aufzuführen. Der Umfang darf maximal *2 Seiten* (doppelzeilig geschrieben mit 4 cm Rand) nicht überschreiten. – Die Einsendung hat per Einschreiben zu erfolgen. Sammelsendungen ist eine Liste der Einzelbeiträge beizufügen.

4. Die Beiträge sollen von den Autoren durch einen Vermerk für eine der oben zitierten Forumsitzungen vorgeschlagen werden.

5. Vor der Sitzung der Forum-Kommission werden die Beiträge *anonym* (ohne Nennung der Autoren und der Herkunft) zur Beurteilung an die Mitglieder des wissenschaftlichen Beirats versandt.

6. Die Autoren der angenommenen Beiträge werden bis zur ersten Dezemberwoche 1974 verständigt. Das *endgültige Manuskript* muß in doppelter Ausfertigung bis zum 15. Januar 1975 an das Forum-Sekretariat der Deutschen Gesellschaft für Chirurgie eingereicht werden. (Siehe 1.)

7. Die endgültige Fassung wird in einem eigenen zitierfähigen Forumband als Supplement zu Langenbecks Archiv vor dem nächsten Kongreß gedruckt vorliegen. Sie darf den Umfang von insgesamt 3 Schreibmaschinenseiten DIN A 4 mit je 35 Zeilen bei 1 1/2 zeiliger Schaltung nicht überschreiten. – Alle Manuskripte müssen eine klare Gliederung mit *Zielsetzung, Methodik, Ergebnissen* und einer Zusammenfassung (deutsch und englisch) sichtbar aufscheinen lassen.
Zusätzlich ist die Wiedergabe von 2 Schwarz-weiß-Abbildungen (schematische Strichabbildungen oder Halbtonbilder) und 2 Tabellen möglich. Erbeten werden die *Originalzeichnungen* in tiefschwarzer Tusche in doppelter Endgröße mit einer Kopie, die eine nachträgliche Mindestverkleinerung auf 4/5 erlauben muß. Der zur Verfügung stehende Satzspiegel ist 12,0 cm breit und 19,5 cm hoch. Die Beschriftungen sollen einer Verkleinerung um 50% entsprechend 4 mm hoch sein. Für Halbtonbilder sollen rechtwinklig beschnittene kontrastreiche Hochglanzfotos eingereicht werden. Für jede Abbildung und Tabelle wird eine kurze prägnante Legende auf besonderem Blatt erbeten.
Die Bibliographie soll 5 Zitate nicht überschreiten.

8. Von jedem Beitrag werden 40 Sonderdrucke kostenlos zur Verfügung gestellt.

9. Manuskripte, die bis zum 15. Januar 1975 nicht eingegangen sind, können im Forumband nicht berücksichtigt werden und schließen eine Aufnahme im endgültigen Kongreßprogramm aus.

10. Die redaktionellen Vorschriften sind sorgfältig zu beachten. Gelegentlich trotzdem erforderlich werdende redaktionelle Änderungen im Rahmen der gegebenen Vorschriften muß sich die Schriftleitung vorbehalten.

11. Grundsätzlich ist die Anmeldung mehrerer verschiedener Beiträge möglich. Die Auswahl des wissenschaftlichen Beirats orientiert sich dahingehend, daß der Erstautor im endgültigen Programm nur einmal aufscheinen kann.

12. Die Einsendung vieler Beiträge einer Arbeitsgruppe sollte vermieden werden.

Forum-Kommission der Deutschen Gesellschaft für Chirurgie
gez. F. Linder, Heidelberg
gez. J. Schmier, Heidelberg